건강증진을 위한 보완대체요법

발반사학 3판

발반사학 3판

FOOT REFLEXOLOGY

2003년 6월 30일 1판 1쇄 발행
2009년 4월 30일 2판 1쇄 발행
2020년 10월 20일 3판 1쇄 발행

지은이 | 조수현
펴낸이 | 김진환
펴낸곳 | 학지사메디컬
04031 서울특별시 마포구 양화로 15길 20 마인드월드빌딩
대표전화_ 02-330-5188 팩스_ 02-326-0338
등 록 | 2010년 2월 8일 제313-2010-36호
메 일 | hakjisamd@hakjisamd.co.kr
홈페이지 | http://www.hakjisamd.co.kr

ISBN 978-89-6069-902-1 93510

가 격 | 30,000원

건강증진을 위한 보완대체요법

발반사학

3판

조수현 저

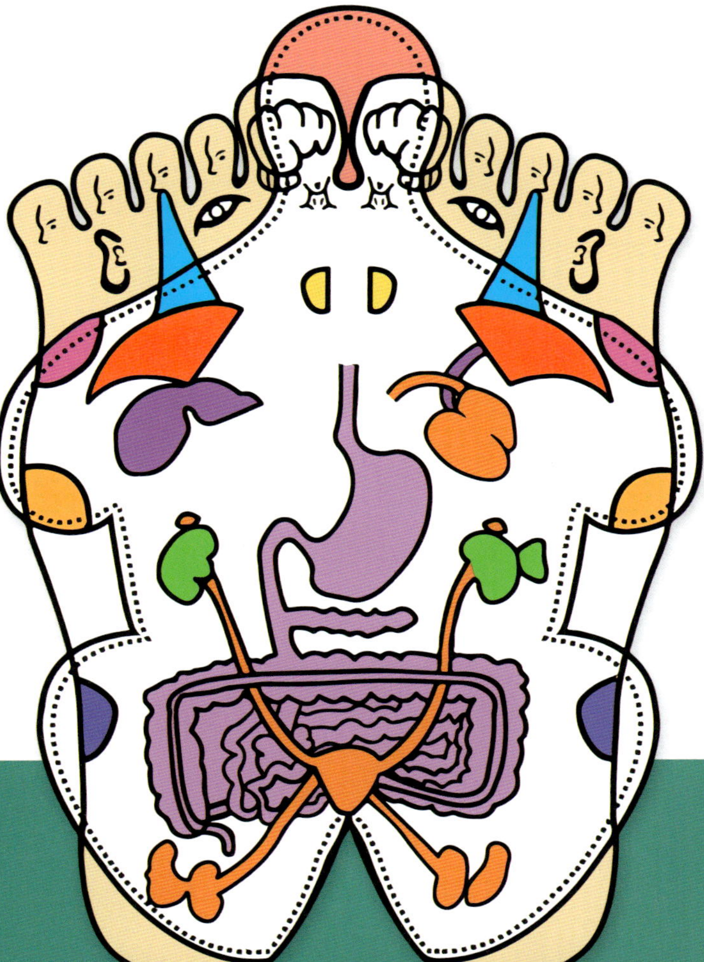

FOOT REFLEXOLOGY

학지사메디컬
HAKJISA MEDICAL

저자소개

조수현

전남대학교 대학원 간호학과졸(간호학석사)

경상대학교 대학원 신경생물학과졸(이학박사)

청암대학교 간호학과교수(기본간호학, 보완대체간호 강의)

청암대학교 발건강교육연구센터 소장

E-mail: csh216@hanmail.net

머리말

오늘날 Covid-19 같은 전염력이 매우 강한 바이러스의 위협으로 인해 전 세계가 정상적인 일상에서 벗어난 삶을 살아가고 있으며, 자유롭게 활동할 수 없는 제한된 불편한 삶을 살아가고 있다. 이제는 그동안 누리던 지극히 평범한 삶이 얼마나 행복한 삶이었는지를 뒤돌아보며 강력한 바이러스들과 함께 미래가 불확실한 삶을 살아갈 수 밖에 없다.

현대인은 운동 부족과 정신적 스트레스에 크게 노출되어 있다. 고령화 시대를 맞이하면서 만성 퇴행성질환과 암발생률의 증가와 관련하여 건강에 대한 새로운 인식이 대두되고 있다. 질병이 없다고 해서 누구나 똑같은 건강상태에 있는 것이 아니며, 더 나은 수준의 건강과 상대적으로 낮은 수준의 건강상태가 있다. 즉, 최상의 건강상태를 목표로 건강증진을 추구하는 건강관리 수요자가 급증하고 있는 것이다. 우리는 이제 삶의 연장과 함께 삶의 질을 생각해 보아야 할 때이다. 오래 살면서 건강할 수 있다면 그것이 바로 가정의 행복이며, 복지사회의 궁극적 목표를 실현하는 건강한 국가가 될 것이다.

따라서 몸과 정신의 복합적 유기체인 인체를 생기로 가득 찬 건강상태로 유지하기 위해서는 현대의 서양의학뿐만 아니라 다양한 방법의 건강증진 체계가 요구된다. 서양의학의 질병에 대한 치료 및 예방법의 주류는 약물투여 및 수술요법이다. 약물을 지속적으로 인체에 투여하게 되면 약물 독성분의 축적에 따른 부작용과 역효과가 나타날 수 있다. 따라서 약물에 의한 질병치료보다 인체가 가지고 있는 자연 치유 능력을 극대화시켜 질병에 대한 저항력과 함께 질병 예방을 유도하는 보완대체요법의 필요성이 대두되고 있다.

서양의학의 목표 역시 질병을 예방하고 치료하여 인류의 건강과 복지증진에 이바지하고자 하는 것이다. 따라서 고도로 발달된 서양의학에 최고의 보완대체요법이 더해질 경우, 인류의 건강증진 및 질병 예방을 위한 또 다른 돌파구가 될 수 있을 것이다.

보완대체요법의 한 영역인 발반사요법(foot reflex zone therapy)은 인체의 신경 연결에 관한 의학적 이론에 바탕을 두고 있으며, 인체 각 영역별로 상응되는 발의 반사구를 정확히 찾아 자극을 가하는 치유 기술이다. 또한 발반사요법은 인간을 육체, 정신 및 영혼이 한데 어우러진 전체로 보고 다루고 있어 총체적인 치유요법(holistic therapy)이라 할 수 있다. 적당히 발을 주무르거나 마사지하는 수준이 아닌 대체의학적 자연건강요법 차원의 발반사요법은 발바닥에 고이기 쉬운 노폐물을 제거하여 혈액순환을 원활하게 한다. 즉, 각 장기의 기능 강화와 면역력 증강 등 건강증진에 반드시 필요한 요법이라 할 수 있다.

머리말

발반사요법은 1970년대 중반부터 미국과 유럽 각 국에서 대체의학의 한 분야로 등장하기 시작하였고, 중국 병원에서는 오래전부터 족심도라고 하여 발반사요법을 치료 수단으로 이용해오고 있다. 또한 최근 미국을 비롯한 세계 각 국의 간호학분야에서 발반사학에 대한 교육과 연구가 활발히 진행되고 있으며, 마침내 병원에서 환자에게 발반사요법이 적용되고 있다. 따라서 우리나라의 간호학에서도 보완대체요법인 발반사요법이 교과과정에 도입되어 체계적인 연구와 교육이 이루어지고, 동시에 제도권에서 인정받을 수 있어야 할 것이다. 이는 전문직으로서의 간호영역 확대뿐만 아니라 곧 다가올 의료 시장 개방에 대처할 수 있는 하나의 영역이 될 수 있으며, 간호사의 독자적 간호중재로서 창업할 수 있는 한 분야가 될 것으로 기대된다.

발반사요법은 가정간호, 아동간호, 노인간호, 자가간호, 호스피스 및 만성질환자간호 그리고 여성건강 등 증상완화를 위한 모든 간호영역에서 활용될 수 있는 독자적 간호중재이다. 발반사요법이 간호영역으로 확고히 자리잡기 위해서는 발반사요법에 대한 교육, 실무 그리고 그 효과를 객관적으로 검증할 수 있는 많은 연구가 동시에 이루어져야 할 것이다.

저자는 발반사요법으로 자신과 가족의 건강을 되찾고 행복하고 화목한 가정을 이루게 된 분들의 감사와 격려 속에 그저 만족할 수 없었다. 임상실험과 연구결과 자연 치유를 돕는 건강요법인 발반사요법을 전 국민이 생활화하여야 할 필요성을 절실하게 느꼈으며, 이를 알리고자 하는 마음과 간호 대상자의 건강증진을 위한 간호영역의 확대에 도움이 되기를 바란다. 또한 Covid-19로 고통받고 있는 인류의 건강증진과 면역력 향상에 보탬이 되기를 간절히 바라는 바이다.

끝으로 오랜 임상 경험으로 터득된 비법을 저에게 아낌없이 전수해 주셨던 세계반사학회 명예회장 이영일 선생님께 충심으로 감사드리며, 발반사요법의 효력을 크게 인정하여 제가 연구할 수 있도록 발건강교육연구소를 마련해 주었던 청암대학교 故 강길태 총장님께 깊이 감사드린다. 이 책의 출간을 위해 출판에 도움을 주신 학지사메디컬 김진환 사장님과 임직원 여러분께 깊은 감사를 드린다.

2020년 10월

저자 **조수현**

이 책은 「건강증진을 위한 발반사학(조수현 저, 정담출판사)」 절판으로 인하여 이 책을 바탕으로 하여 수정 보완하였음을 알려드린다.

차례

차례

차례

차례

차례

차례

차례

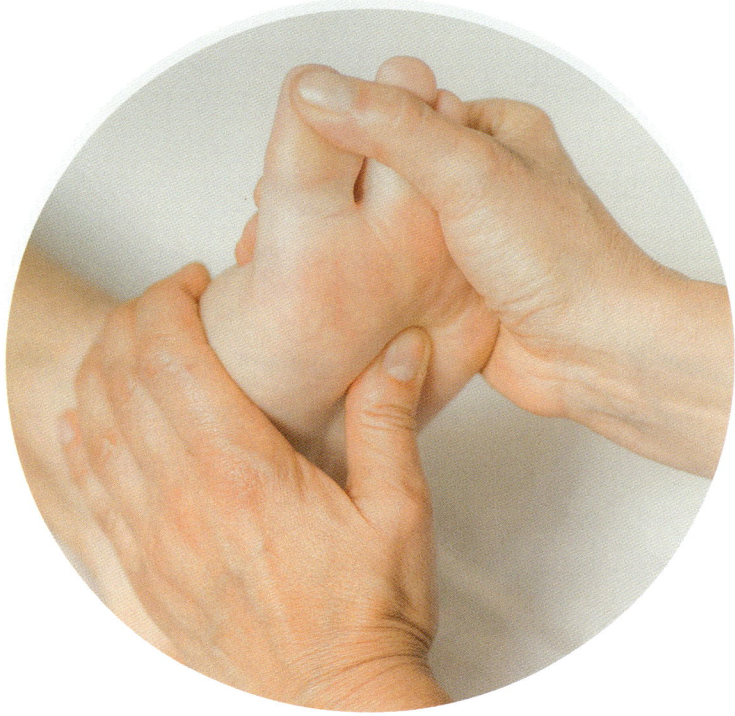

CHAPTER 1

발반사요법 개론

1. 발반사요법이란?
2. 발반사요법의 역사
3. 발반사요법과 건강과의 관계
4. 발반사요법의 현대의학 적용

1 발반사요법이란?

1.1 보완대체요법과 간호

발반사요법은 질병의 치료와 건강증진을 위한 보완대체요법의 한 영역에 속한다. 동양의학과 사상적 전통의 맥을 같이 하는 '보완대체요법'은 최근 미국 등 구미 선진국에서도 급속도로 확산되고 있다. 대체요법은 전통적인 서양의학에 추가된 의학의 한 종류로 'Alternative Therapy'라는 용어로 사용되고 있으며, 대체요법이라는 용어가 전통의학에 반대적 어감이 있어 영국에서는 'Complementary Therapy(보완요법)' 즉, '전통의학'에 대한 보완적 요법으로 표현하고 있다.

1990년대 이후 미국에서는 막대한 비용을 투자하여 보완대체요법에 대한 많은 연구와 노력이 쏟아지고 있다. 인간의 유전자 완전 해독과 그 이용을 목전에 두고 있는 21세기에 모든 가능한 분야의 유기적 통합과 전인 의학적 접근의 한 일환으로 보완대체요법의 필요성이 더욱 요구되고 있다.

기존 서양의학은 질병제거 즉, 증상 및 검사 수치에 기본을 두고 무너진 건강균형을 회복시켜주는데 중점을 둔 치료법으로 약물이나 수술요법 등 인공적인 방법을 주로 사용한다. 반면, 보완대체요법은 질병에 대한 인체의 자연 치유 능력을 회복시켜 주는 것에 중점을 둔 자연 치유법이다.

보완대체요법은 어느 날 갑자기 생겨난 것도 아니며, 서양에서 발달되어 우리가 받아들인 것도 아니다. 보완대체요법은 동양의 철학과 환경에 접하고 있는 우리가 서양인들보다 생활 속에서 더 많이 활용하고 있었다. 따라서 이를 서구의 연구 방법을 이용하여 검증, 연구한다면 보다 큰 발전을 이룰 수 있을 것으로 사료된다.

1) 보완대체요법 Complementary-Alternative Therapy의 정의

보완대체요법(Complementary–Alternative Therapy)이라는 용어 자체는 서양의학 중심적인 사고에서 출발하였으며 정통 서양의학이 아닌 의학의 개념 틀과 각 민족 고유의 전통의학들을 모두 합쳐 보완대체요법이라고 정의 내리게 되었다. 우리나라의 예를 들어보면 한의학이 역사가 더 오래된 전통의학인데도, 서양에서는 대체의학의 한 분야로 정의 내리고 있으며 동양의 한의학이 대체의학의 대부분을 차지하고 있다. 우리나라에서는 새로운 용어 정의가 필요하지만 본 교재에서는 세계적으로 확산되고 있는 서구의 정의에 입각하여 소개하고자 한다.

WHO에서 보완대체요법은 '육체적, 정신적, 사회적 불균형의 진단, 예방 및 제거에 사용되는 모든 지식과 실제적인 경험 및 관찰에 근거한 것으로 기록이나 구전에 의해 세대를 통해 계승되어져 온 것'이라고 정의하고 있다. 또한 WHO는 1990년~1995년까지의 회의를 통해 '보완대체요법은 서양의학의 발전과 보급 이전에 수 백년간 존재해 왔었고 현재에도 사용되고 있는 치료 경험들로 구성되는 것이다'라고 정의하였다.

(1) 보완요법 Complementary therapy

보완요법은 전통적인 서양의학 방법과 병행할 수 있으며 서양의학으로 완전한 해결이 어려운 경우에 보완적으로 적용하여 환자의 고통과 어려움을 완화시켜 주는데 도움을 주는 방법이다. 보완요법의 예를 들면, 아로마요법을 이용한 우울증과 불면증 등의 해소와 고혈압환자에게 혈압강하제와 더불어 발반사요법을 통한 약물 용량의 감소 등이다.

(2) 대체요법 Alternative therapy

대체요법은 생의학적 차원에서 일반적으로 수용할 수 없는 의료 처방이나 의료체계로서 질병 해결을 위해 서양 의학적 방법을 배제하고 단독으로 적용하는 방법이다. 대체요법의 예를 들면, 요통환자에게 수술 대신 카이로프락틱을 적용하여 통증을 완화하는 것 등이다.

2) 보완대체요법의 종류

1995년에 미국국립보건원(National Institutes of Health, NIH)의 대체의학국(Office of Alternative Medicine, OAM)에서는 대체의학을 7개의 범주 혹은 실무분야로 나누었다. 여기에는 심신중재법(mind-body intervention), 생체전자기요법(bioelectromagnetic therapy), 대체요법적 의학체계(alternative system of medical practice), 수기치유법(manual healing method), 약물 및 생물학적치료법(phamacological & biological treatment), 약초요법(herbal medicine)과 식이와 영양요법(diet & nutritional therapy) 등이 있다.

(1) 심신중재법 Mind-body interventions

심신중재법은 마음과 신체가 깊게 연관되어 있고 서로 영향을 미칠 수 있다는 가설을 기초로 한다. 심신중재법에는 명상, 참선, 최면, 음악요법, 심리요법, 단전호흡, 바이오피드백, 심상유도요법, 요가, 기도와 정신치유법 등이 있다.

(2) 생체전자기요법 Bioelectromagnetic therapy

생체전자기요법은 인체에 전자기장을 가하여 나타나는 효과로 환자의 치료 및 회복을 꾀하는 방법이다. 골절의 치료에 전기자극이나 자기장을 가하여 골유합을 촉진시키거나 피부를 통한 전기신경자극으로 통증을 감소시키는 것 등이 있다.

(3) 대체요법적 의학체계 Alternative system of medical practice

대체요법적 의학체계는 전통적인 중국의학과 같은 동양의학의 침술(acupuncture), 동종요법(homeopathy) 등이 있다.

(4) 수기치유법 Manual healing method

수기치유법은 손을 사용하여 인체의 구조와 기능을 증진시키는 기술이다. 수기치유법에는 골격과 근육의 이상을 손으로 교정하는 카이로프락틱, 손의 접촉으로 특정부위를 이완시키는 치료적 마사지, 인체의 각 기관과 연결된 반사구를 자극하여 질병예방 및 치료를 도모하는 반사학 및 기공 등이 있다.

(5) 약물 및 생물학적치료법 Phamacological & biological treatment

약물 및 생물학적치료법은 현대의학의 약물치료를 대신하여 화학물질이나 자연물질을 인체에 투여하는 것이다. 예를 들어, 암환자에게 상어연골 치료를 한다거나 후천성면역결핍증 환자에게 혈관 내로 오존을 투여하는 등의 치료를 하는 것이다. 서양의학으로 치료불가능 판정을 받거나 부작용이 심한 경우에 사용하는 것으로 알려져 있으나 아직 연구가 미흡한 실정이다.

(6) 약초요법 Herbal medicine

약초요법은 가장 오래된 치료법의 하나로, 오늘날 대부분의 문화권에서 사용되고 있다. 대표적으로 한의학에서 사용되는 약초, 알로에, 아카시아, 구기자, 오미자, 인삼, 호박 및 석류 등의 생약 성분의 약제들이 사용되고 있다. 이러한 약제나 성분들은 인체와 활성작용을 교환하여 에너지를 전달하고 체내에 독성 물질이 축적되지 않도록 하고 있다.

(7) 식이와 영양요법 Diet & nutritional therapy

식이와 영양요법은 음식이 곧 치료약이라는 히포크라테스의 주장에 근거한다. 오늘날 많은 건강 전문가들은 지방 성분이 많고 가공된 현대의 풍요로운 식이에서 자연 그대로의 음식과 신선한 과일 및 야채를 먹는 식이로 돌아가야 한다고 주장하고 있다. 식이와 영양요법은 암이나 각종 질병을 치료 또는 예방하기 위한 치료식과 함께 금식, 주스요법 및 효소요법 등을 포함한다.

3) 보완대체요법의 특성

보완대체요법은 총체적인 치유요법(holistic therapy)으로 다음과 같은 특성이 있다.

- 인간은 특별한 치료가 없어도 질병에 대한 스스로의 자연 치유력을 어느정도 가지고 있으므로 보완대체요법에서는 면역기능과 회복 능력이 스스로 높아질 수 있도록 도와주는 다양한 자연적인 방법이 동원된다.
- 인체의 병변 부위에만 치중하지 않고 육체, 정신, 사회 · 환경적 부분까지 관찰하여 종합적으로 균형과 조화를 이루게 한다.
- 건강은 단지 질병이 없는 상태가 아니라 최적의 건강상태를 유지하는 것이므로 보완대체요법에서는 치료뿐만 아니라 질병의 예방과 건강증진에 중점을 둔다.

4) 보완대체요법에 대한 관심이 높아진 배경

최근에는 보완대체요법에 대한 관심과 흥미가 높아지고 있으며, 그 이유는 다음과 같다.

(1) 기존 서양의학의 한계성 및 보완대체요법에 의한 질병의 치유 가능성 증가

계속 증가하고 있는 만성퇴행성질환에 대해 기존 서양의학에서는 해결하지 못하는 건강문제를 보완대체요법으로 해결하는 경험들이 증가하면서 보완대체요법의 질병치유 가능성에 대한 신뢰도가 높아지게 되었다.

(2) 안전한 자연 치유법의 요구 증가

인체는 몸과 마음과 정신의 각 부분마다 생기로 가득 차 있는 복합적인 유기체이다. 이러한 인체에 질병이 생기면 대부분 수술과 현대의약품에 의한 치료를 시도한다. 그러나 현대의약품은 대개 실험실에서 만들어 낸 무기화합물로서 지속적으로 투여하게 되면 약물의 독성분이 몸 안에 축적되어 부작용 및 역효과를 일으키는 경우가 많다. 따라서 주로 약물요법을 적용하는 서양의학에 대한 거부감이 생기면서 보다 안전한 자연 치유법에 대한 관심과 요구가 증가되고 있다.

(3) 보완대체요법은 총체적인 접근법이다

보완대체요법은 어떤 한 기관이나 증상에만 관심을 갖는 정통 서양의학과는 달리 인간 전체를 하나로 보고 치료하는 총체적인 접근법이므로 이를 보다 선호하는 경향이 커지고 있다.

(4) 의료비를 절감할 수 있다

보완대체요법은 약물사용이나 의료시설을 찾기 전에 건강문제를 해결할 수 있기 때문에 의료비를 절감할 수 있다. 특히 배우면 누구나 쉽게 할 수 있는 발반사요법은 인체의 장기를 활성화시키는 자연요법으로 가족의 건강증진에 도움을 줄 수 있으므로 의료시설을 찾는 횟수를 줄여 의료비의 지출이 감소된다.

5) 보완대체요법의 간호적용

인간은 세포들이 집합되어 이루어진 단순한 생물체가 아니다. 자연과 더불어 존재하는 생명체이며 창조물이다. 따라서 어느 한 방법만으로 인체의 건강증진과 모든 질병을 치료할 수 있다고 주장하기는 어렵다. 인류의 건강과 복지 증진을 위해서는 서양의학과 함께 보완대체요법을 동시에 적용할 필요가 있다. 또한 인체는 질병에 대해 스스로 치유되는 자연 치유 능력을 가지고 있다. 보완대체요법의 목적은 이러한 자연 치유 능력을 극대화해주는 것이다. 서양의학이 인류의 건강증진에 지대한 공헌을 해왔다는 점은 분명하다. 그러나 서양의학의 급속한 발전에도 불구하고 많은 사람들이 난치병을 극복하기 위한 대안으로 보완대체요법을 꾸준히 사용해오고 있다. 따라서 고도로 숙련된 보완대체요법과 서양의학의 결합은 인류의 건강을 위한 위대한 돌파구가 될 것이다.

따라서 서양의학에 보완대체요법이 수용되어 국민 건강증진에 실질적인 도움을 줄 수 있으려면, 보완대체요법의 효과를 객관화할 수 있는 체계적인 연구와 인체에 대한 동·서양 의학적 지식과 보완대체요법의 정확한 방법을 습득할 수 있는 정규교육이 시급하게 이루어져야 할 것이다. 또한 무엇보다 제도권의 보장과 자격제도의 표준화가 우선되어야 할 것이다. 그리하여 대상자 간호에 보완대체요법을 적용하여 증상 완화, 면역력 향상, 질병예방 등 국민건강증진에 실질적인 도움이 되기를 기대한다.

1.2 발반사요법의 정의

발반사요법은 발반사구에 압력(pressure)을 가하여 신체 모든 부위의 정상적인 기능을 원활하게 해주는 과학적인 기술(scientific technique)이라 할 수 있다.

보완대체요법의 한 영역인 발반사요법은 인체의 신경 연결에 관한 의학적 이론에 바탕을 두고 있으며 최근 그 효능을 인정받고 있다.

발반사요법은 인간의 육체, 정신 및 영혼을 포괄적으로 다루는 '총체적인 치유요법(holistic therapy)'으로 질병의 증상만을 치유하는 것도 아니며 인체 조직 중 어느 한 곳에서 발생된 문제에 중점을 두지도 않는다. 발반사요법에서는 인체를 총체적인 균형과 조화의 상태로 이끌어 주며 인간의 자연 치유 능력을 강화시켜 주는 데 초점을 맞추고 있다. 이를 위하여 발의 특정 반사구(reflex zone)를 자극하여 그 반사구와 상응하는 내부 장기의 질병, 스트레스, 통증 및 생리적 불균형 상태를 경감시켜 주고 인체의 항상성을 유지시켜 준다.

1.3 발반사구 Foot reflex zone

인체에 주어지는 자극은 수용기와 효과기를 통해 반응을 나타낸다. 반사란 중추신경계로 전달된 자극이 다시 기관(organ)이나 선(glands) 등의 말단 기관으로 연결되어 스스로 반응하는 현상이다. 한편 인체의 모든 기관 및 선은 손 또는 발의 특정 구역으로 연결되어 그 해당 구역의 영향을 받게 되는데, 손발에 있는 특정 구역을 반사구(reflex zone)라고 한다. 즉, 반사구는 인체의 여러 기관과 선 및 신경에 자극을 보내는 작용을 한다.

중국 의서 '황제내경'에는 발로부터 인체의 각 기관으로 통하는 반사구가 있다는 사실을 기록하고 있으며, 서양에서는 1913년 미국인 의사 윌리엄 피츠제랄드(1872~1942)가 반사구에 대한 체계적 이론을 확립하였다. 그는 머리부터 손발의 끝까지 수직으로 구분한 10개의 구역과 손발에 특정한 반사 부위가 있음을 주장하였다(그림 1-1).

피츠제랄드의 반사이론에 기초하여 인간의 손과 발에 반사구가 있다는 것이 알려졌고, 병증이 있을 때에는 그 기관과 연계되는 반사구 부위에 가장 먼저 민감한 반응이 나타난다는 사실도 확인되었다.

반사구는 전신에 분포하지만 특히 손, 발, 귀와 눈 등에 더욱 밀집되어 있다. 그 중 손은 외부와 접촉이 많아 항상 자극이 주어지고 있다. 발은 양말 또는 신발에 싸여 있어 외부와의 접촉이 적고, 손보다 면적이 넓어 반사구의 면적도 넓으며, 반사신경이 밀집되어 있어 발을 자극했을 때 손의 자극보다 더 민감하고 빠른 효과를 볼 수 있다. 따라서 반사요법의 중심은 발이 된다. 그러나 손과 발의 반사구에는 각각 서로 대응하는 관계가 있어 같은 부위를 자극해 주면 두 배 이상의 상승효과를 기대할 수 있다. 발의 엄지는 손의 엄지, 새끼발가락은 새끼

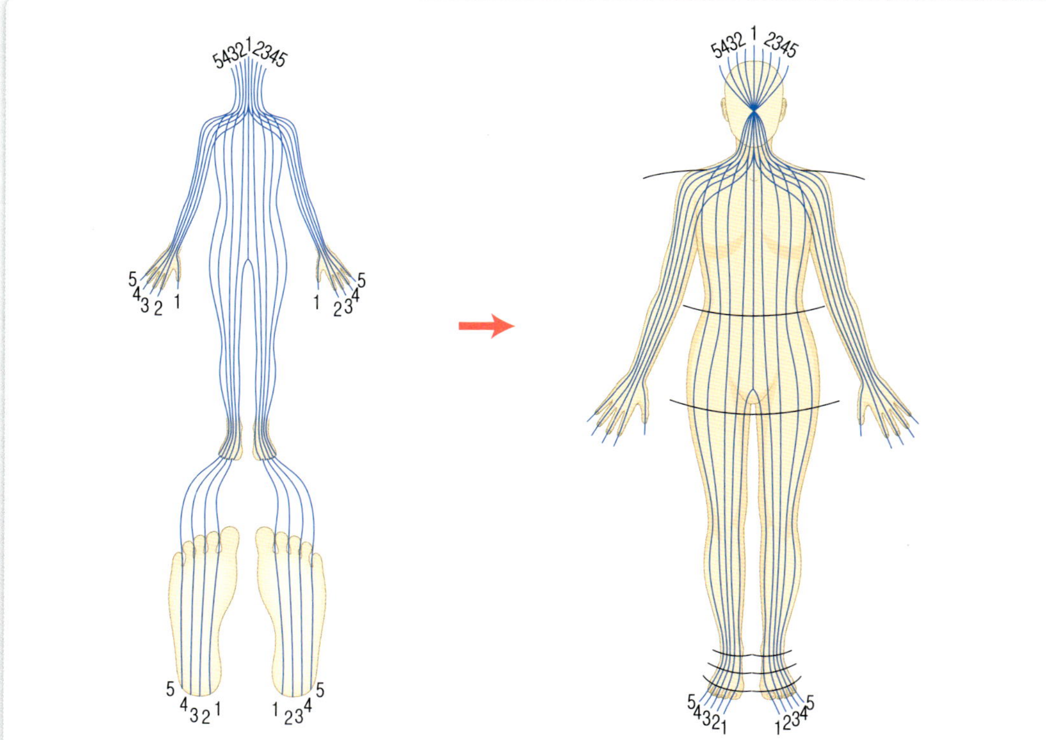

머리에서 손 · 발의 끝까지 수직으로 구분한 10개의 구역과 손 · 발에 특정 반사점이 있다.

수직으로 올라간 구역선은 연수에서 교차한다.

그림 1-1 신체와 발반사구 상응도

손가락 등 발가락 하나 하나가 반응을 일으키고, 발목은 손목, 무릎은 팔꿈치, 허벅지는 위팔과 연결되어 있으므로 손과 발은 상호 반응한다고 할 수 있다.

손과 발에서 수직으로 올라간 신경섬유는 연수에서 교차되므로 경부를 기점으로 그 위에 위치하는 기관의 반사구는 좌우로 교차하여 분포한다(그림 1-2). 발반사구(foot reflex zone)는 3가지로 구분하며 다음과 같다.

1) 기본반사구

기본반사구는 인체 질병의 예방 및 치료를 위해 기본적으로 자극해 주어야 하는 반사구이다. 기본반사구는 뇌하수체, 신장, 요관 및 방광반사구이며, 기본반사구의 자극은 체내 유독물질을 배설하게 해줄 뿐만 아니라 원기 회복과 기(氣)를 보충해 주는 기능이 있다. 따라서 기본반사구는 모든 질병치유와 증상 완화, 건강유지와 증진을 위해 반드시 자극해야 하는 반사구이다. 따라서 발반사요법을 시술할 때는 항상 기본반사구의 자극으로 시작과 끝을 맺는다.

2) 직접반사구(병증반사구)

직접반사구는 질병이 발생한 부위와 서로 상응하는 반사구를 의미한다. 예를 들어 질병이 발생한 부위가 눈이면 눈반사구를, 위장에 문제가 있으면 위반사구를 자극한다.

3) 간접반사구(상관반사구)

간접반사구는 질병의 예방 및 치료에 간접적인 영향을 줄 수 있는 반사구를 말한다. 예를 들어 암을 예방하기 위해 비장, 림프선, 부신, 갑상선, 부갑상선 등의 반사구를 자극하는 것이다. 따라서 간접반사구를 직접반사구와 함께 자극해 줌으로써 더 큰 효과를 얻을 수 있다.

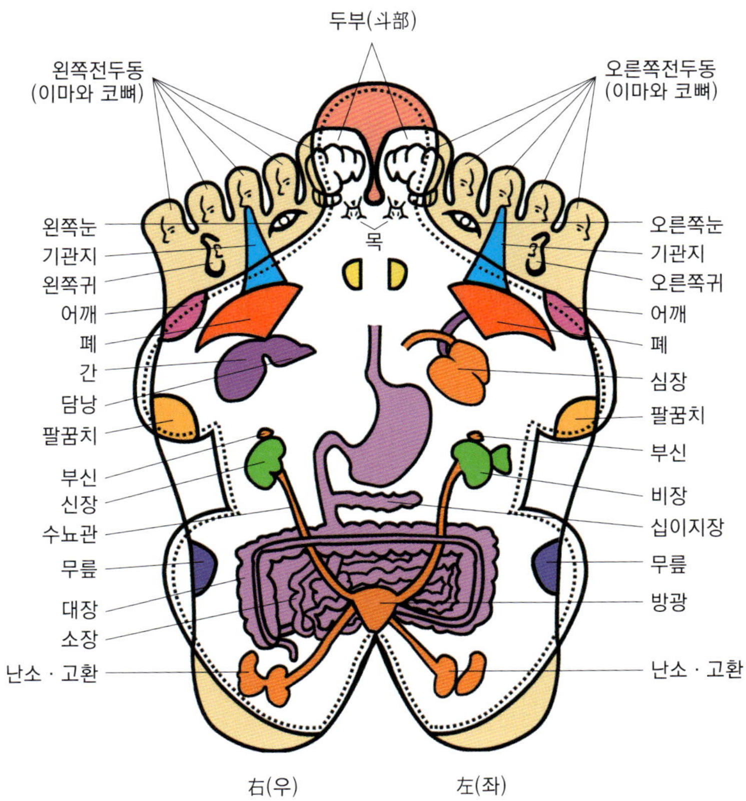

그림 1-2 발반사구 위치도

1.4 발에 감추어진 건강의 비밀

1) 이상적인 위치에 있는 제1의 심장

심장은 인체의 혈류를 유지시켜 준다. 심장은 1분에 약 70회 정도의 수축으로 6,000cc나 되는 혈액을 전신에 보내고 있다. 심장에서 나온 혈액은 가까이 있는 머리로, 멀리 있는 다리와 발끝까지 보내지게 된다.

심장은 간이나 위장 등 중요 장기보다 위에 있고, 전신을 4등분했을 때 머리 쪽 1/4의 높이에 위치한다(그림 1-3). 심장에서 뿜어낸 혈액은 중력의 영향을 받아 내려가기는 쉽지만 중력을 거슬러 올라가기는 쉽지 않은 일이다. 사실 인체 중 혈액 공급이 잘되지 않을 때 가장 치명적인 장기는 뇌(brain)이다. 만약 심장이 하복부에 위치하였다면 뇌의 혈액 공급에 보다 큰 문제들이 자주 발생되지 않았을까!

만물의 영장인 인간의 뇌를 최고 높은 위치에 두고, 여기에 원활한 혈액 공급을 위하여 가장 가까운 곳에 심장이 위치하고 있다는 것은 이상적이고 의미있는 신의 창조가 아니겠는가?

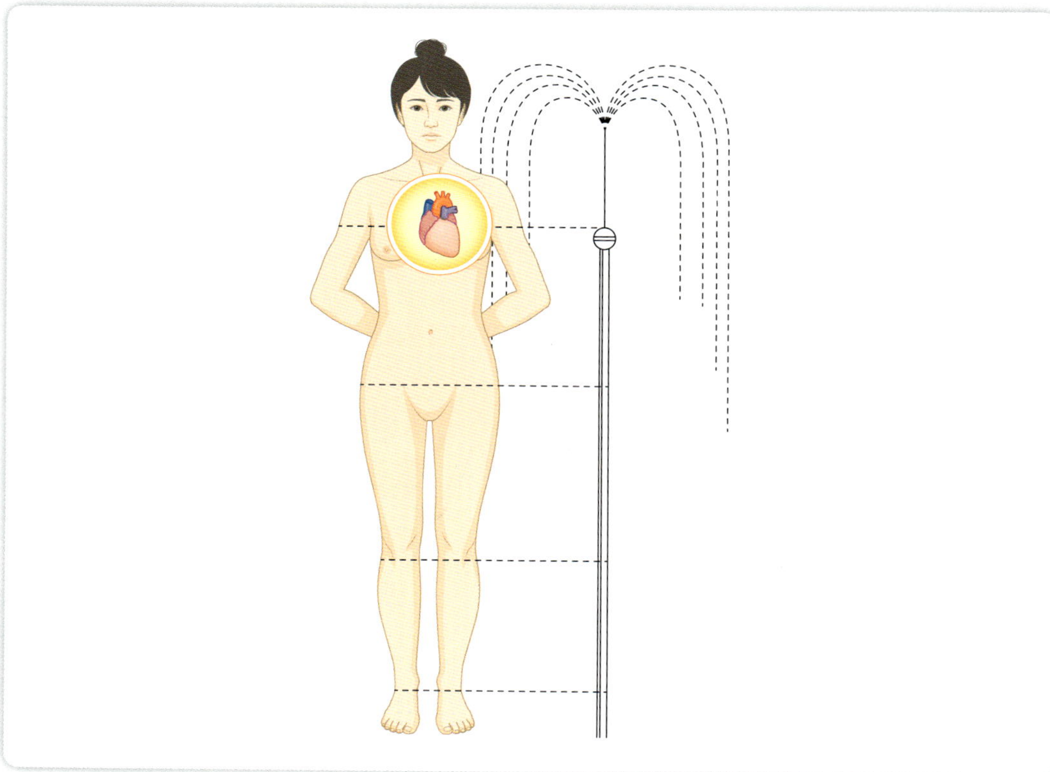

그림 1-3 이상적인 위치에 있는 제1의 심장의 펌프작용

2) 발은 제2의 심장

혈액이 낮은 압력으로도 온몸을 순환할 수 있는 것은 세포가 끌어당기기 때문이다. 세포가 공복상태일 경우 모세혈관과 소정맥의 결합부에 진공이 생기는데, 여기에 모세관 현상이 생겨 심장으로부터 혈액을 빨아들인다. 이 흡인력이 혈액순환의 원동력이다. 혈액을 심장의 펌프력만으로만 온몸에 보내려면 엄청난 압력이 필요하다.

결국 세포들이 혈액을 끌어당기기 때문에 미력한 심장의 펌프력으로도 혈액이 온몸을 순환할 수 있는 것이다. 온몸의 혈관 중 약 97%가 모세혈관이며, 약 51억 개나 되는 모세혈관이 있고, 이는 60조 개의 세포에 영양소와 산소를 보낸다. 모세혈관 안쪽에는 혈관 내피세포가 있다. 이 세포의 벽이 얇아서 세포의 틈새나 작은 구멍을 통해 세포와 물질교환을 한다. 모세혈관은 필요에 따라 열리거나 닫힌다. 동맥이나 정맥은 세포에 영양소를 주지 못하고 모세혈관이 산소와 영양소를 공급한다.

제1의 심장에서 뿜어진 혈액은 동맥을 거쳐 몸 구석 구석의 모세혈관까지 간다. 심장에서 내보내는 힘만으로 혈액이 흐르는 것은 아니며 양쪽 종아리 근육, 복근, 횡격막 등도 관여한다. 발끝까지 내려온 혈액은 하반신 근육의 수축과 이완, 발바닥 모세혈관의 흡인력, 신경 반사의 도움을 받아 물고기가 시냇물을 거슬러 올라가듯 다시 심장으로 보내진다. 이러한 작용을 가리켜 발을 '제2의 심장'이라 한다(그림 1-4).

혈액이 노폐물을 회수하여 중력을 거슬러 심장까지 되돌아가는 모습에서 제2의 심장인 발의 기능을 알 수 있다. 발에 거미줄같이 얽혀있는 모세혈관의 흡인력은 심장으로의 혈액의

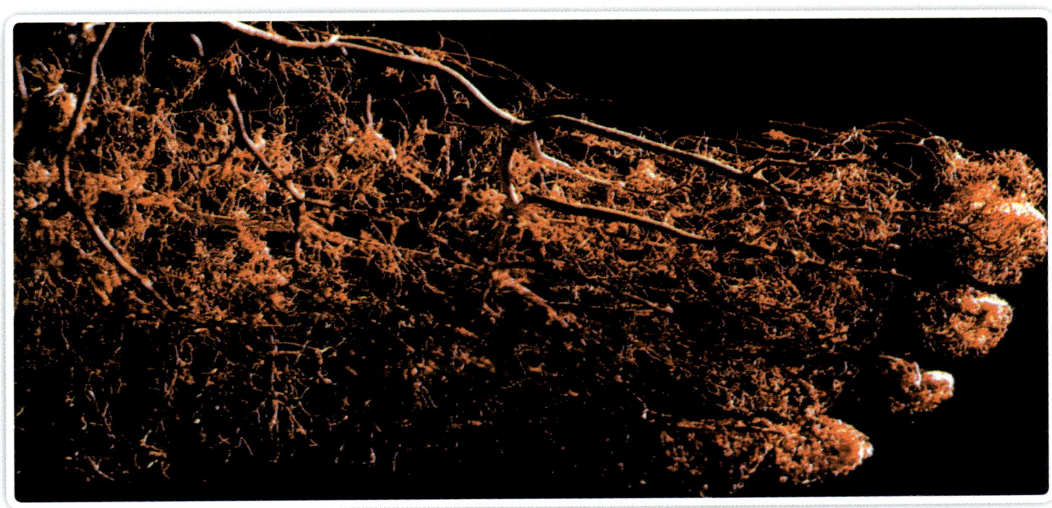

그림 1-4 제2의 심장 역할을 하는 발의 모세혈관

흐름을 도와주게 된다. 지면을 힘차게 밟고 걸으면 발바닥이 지면에 닿는 순간 압축되고, 지면으로부터 발이 떨어지는 순간에는 눌렀던 힘이 없어진다. 이렇게 발로 걷는 동작은 발바닥의 혈관을 눌렀다 놓았다를 반복하여 심장이 박동하는 것처럼 혈액순환을 촉진시키게 되는 것이다.

따라서 제2의 심장인 발의 기능이 약해지면 혈액의 흐름이 원활하지 못하게 된다. 적당히 발을 주무르거나 마사지하는 수준이 아닌 대체의학적 자연 건강요법 차원의 발반사요법을 시술하면 전신의 혈액순환 및 노폐물 배설을 촉진시킴으로써 각 장기의 기능 강화 및 건강증진을 도모할 수 있을 것이다.

1.5 발반사요법의 특징

발반사요법의 가장 대표적인 효과는 인체 각 기관의 질병에 대한 저항력 증강 및 자연 치유력을 강화하는 것이다. 발반사요법의 특징을 살펴보면 다음과 같다.

1) 부작용이 없고 안전하다

발반사요법은 비침습적이며 손으로 발을 자극하는 순수한 자연요법으로 부작용이 없고 안전하다. 다만 개인에 따라 반사구 자극에 의해 노폐물이 배출되는 과정에서 오히려 증상이 심해지는 치유반응이 다양하게 나타날 수 있다. 이러한 치유반응은 각 장기의 기능이 개선될 때 나타나는 호전반응이다.

2) 어린이와 노약자에게도 시술할 수 있다

유아들은 신체가 자연스럽게 이완되어 있고 신경전달이 빠르므로 발반사요법의 효과가 아주 뛰어나다. 특히 노인들에게는 순환기계통이나 관절이 뻣뻣해지는 증세에 효능이 있다.

3) 효과가 빠르게 나타난다

발반사요법의 효과는 특정 장기의 상태, 질병의 진행 정도, 장기간의 약물복용 여부 및 각 개인의 특성에 따라 서로 다르게 나타날 수 있다. 그러나 일반적으로 발반사구의 자극은 신경전달에 의한 빠른 효과를 나타낸다.

4) 급 · 만성질환 모두에 효과가 좋다

수술이 필요한 경우 등 특별한 경우를 제외하고는 급성질환이나 만성질환 모두에 적용할 수 있으며 효과가 좋다.

5) 질병의 예방 및 조기 진단과 치유가 가능하다

대부분의 심각한 질환들이 병원에서 진단 내려질 때는 이미 상당히 진행되어 있는 경우가 많다. 그러나 발에서는 각 기관의 작은 기능 감소에도 그 반응이 일찍 나타나게 되어 조기 진단이 가능하고, 기능이 감소된 반사구를 자극함으로써 미리 질병을 예방할 수 있으며, 치유 또한 가능하다.

6) 굳은 혈액을 풀어 주고 막힌 혈관을 개선한다

고혈압, 당뇨병 등으로부터 초래되는 동맥경화는 심장질환, 뇌혈관질환 등 인체의 중요 장기에 치명적인 손상을 가져올 수 있다. 이러한 경우 적절한 치료와 발반사요법의 시술은 혈관을 이완시켜 주고 굳은 혈액을 풀어 준다.

7) 노폐물 및 가스를 배출시킨다

발반사요법은 혈액순환을 촉진시켜 체내에 쌓여있는 노폐물과 가스를 쉽게 배출시킨다. 발 자극 시 잦은 소변과 장내 가스 배출이 잘 일어나며, 변비로 힘들어하는 사람들이 발 자극 후 쾌변을 보았다는 경우는 흔한 일이다.

8) 각 장기에 대한 자가 진단이 가능하다

발반사요법은 본인이 직접 발을 만져 이상 부위나 각 장기의 상태에 대한 질병의 진단이 가능하다.

9) 언제 어디서나 시술이 가능하며 의료비 지출을 줄일 수 있다

발반사요법은 시간과 장소에 구애 없이 항상 실시할 수 있으며, 가까운 지인들끼리의 시술로 의료비 지출을 줄일 수 있다.

2 발반사요법의 역사

5,000년 전 고대 중국에서는 관지법(觀趾法)이라고 하는 반사구 원리를 이용한 의료가 행해지고 있었으며, 특히 침, 뜸 등의 시술은 주로 팔과 다리에서 이루어졌다. 고대 중국인들은 이미 건강의 열쇠가 발에 있다는 사실을 알아내고 실제로 발의 자극을 시행하였으며, 한나라 시대에는 족심도(足心道)라는 발의 이론적 체계가 정립되어 질병의 치료에 이용되어졌다.

고대 이집트에서는 기원전 2330년경으로 추정되는 사콰라(Saqqara) 지역의 의사 앙크마호 무덤의 벽화를 통해 발반사요법이 시행되고 있었음을 알 수 있다.

근대 반사구학의 태동은 1913년 미국인 의사 윌리엄 피츠제럴드(Dr. William Henry Hope Fitzgerald, 1872~1942)가 현대의학에 입각한 구역치료법(Zone Therapy)이라는 체계적이고 구체적인 반사치료이론을 통해 이루어지고 있다. 또한 1916년에는 의사 Bowers 박사에 의해 임상실험을 통하여 반사이론이 정립되었다. 이러한 연구가 의학계에 보고되면서 미국, 영국, 스위스, 오스트리아, 독일 등의 학자들도 발반사요법에 대한 연구를 시작하여 많은 논문들을 발표하기에 이르렀다.

현재 세계 각국의 의학자들은 발반사요법은 효과가 뛰어나고 간편할 뿐만 아니라 부작용이 전혀 없는 자연 치유 요법임을 인정하고 있으며, 실제로 많은 환자들에게 적용하고 있다.

〈중국〉

중국에서는 5,000년 전의 의학서적인 황제내경의 소녀편에 기록된 관지법(觀趾法)이 그 기원으로 발의 혈도(穴道)를 자극하고 그 반사작용으로 질병에 대한 치료 효과를 도모하는 건강법이 있었다. 또한 황제내경의 족심편에는 족안마법에 대한 기술이 있다. 한(漢)나라의 명의 화타는 관지법과 족안마법 등을 집대성하여 화타비급을 저술하였는데, 이것이 족심도(足心道)의 시초이다. 그러나 족혈안마법의 유래지인 중국에서는 자신들의 비술을 전수시키지 않으려는 중국인 특유의 배타적인 관습, 전쟁, 천재지변, 여러 왕조의 교체, 진시황제의 분서갱유 등의 혼란기를 거치면서 족심도는 중국 의학사에서 자취를 감추게 되었으며, 민간요법 차원에서만 맥이 이어져 왔다. 그러나 최근에는 전통적인 족심도 방법이 아닌 대만 등 다른 나라의 방법이 중국으로 도입되고, 이는 발반사마사지의 형태로 대중화되어 외국인 여행자를 대상으로 하는 관광 수입원이 되고 있다.

〈영국〉

현대에 이르러 영국의 반사학 연구의 과학적 기초는 1890년대 영국 런던의 시장이던 헨리 경의 신경학 연구로부터 출발하고 있다. 1898년 헨리경은 인체 기관이 질병에 걸리면 그것과 신경 연결을 가지고 있는 피부의 일정 구역이 지압에 과민하게 반응한다는 새로운 사실을 밝히면서 수년간의 임상 실험 결과를 통해 통각과민구역이라 알려진 분야를 확립하였다. 이후 1978년 반사요법 학교가 설립되었으며, 1984년 영국 반사학자 협회가 창설되어 현재 수많은 회원이 활동하고 있다.

〈러시아〉

러시아에서는 정신과적 측면에서 반사에 대한 연구가 이루어졌다. 조건반사이론을 주장한 파블로프(러시아 생리학자, 1849~1936)는 어떠한 자극이든지 자극과 반응 사이에는 직접적인 연관관계가 있는 조건부 자극임을 발견하였다.

〈미국〉

1913년 미국인 의사 윌리엄 피츠제럴드는 현대의학에 입각한 구역치료법이라는 체계적이고 구체적인 반사치료이론을 정립하였다. 피츠제랄드의 구역이론은 발이 전신의 모든 부분과 반사대를 통해 서로 연관을 맺고 있다는 것으로 당시에는 인정을 받지 못하다가 1916년 의사 Bowers 박사에 의해 검증되어 발반사요법이 확산되었다. 이후 현대 발반사요법의 어머니로 불리며, 정형외과 물리치료사였던 유니스 잉검(Eunice Ingham)이 발에 반사구, 즉 각 신체 부위를 그려 넣어 발반사요법을 실제적으로 확립시켜 물리치료과에 소개하였다. 그리고 발반사요법이 환자들의 통증치료 및 운동성의 향상뿐만 아니라 수술 직후의 환자에서도 인체의 자연 치유 능력을 향상시켜 준다는 것을 검증하였다. 또한 그녀는 1938년 '발이 우리에게 하는 이야기'라는 책을 통하여 발반사요법의 효과를 일반인에게 널리 알렸다. 이후 반사요법사를 양성하기 위한 특수학교를 세워 교육과 연구를 거듭한 끝에 반사요법의 이론적 체계를 확립하였다. 1996년 밀드레드 카터(Mildred Carter) 여사가 '발의 반사요법으로 당신의 건강을 지킨다(Helping Yourself with Foot Reflexology)'라는 책을 출판하면서 반사요법은 경이적인 발전을 이루게 되었다. 이 요법을 시행하는 사람들은 발반사요법사(reflexologist)로 불리며, 이들은 각 주에서 다양한 강습회 등을 통하여 반사요법을 보급하고 있다. 미국에서는 반사학회가 1989년 최초로 창설되어 현재는 각 주마다 반사학회가 창설되고 있으며, 윌리엄 피츠제랄드의 반사이론에 기초하여 거듭된 임상 실험에 의해 발반사요법이 과학적이라는 것이 이미 밝혀져 의료의 한 분야로 각광받고 있다. 대체의학 특히 자연요법에 지대한 관심과 지속적인 연구가 집중되고 있는 미국은 병원에서 일반 환자들에게 발반사요법을 실제로 적용하고 있으며, 그 신비한 효과에 환자들의 좋은 반응을 얻고 있는 실정이다.

〈스위스〉

스위스는 간호사 헤디 마자프레드(Hedi Masafret)가 중국에서 선교사로 근무한 후 귀국하여 '미래의 건강(Good Health for the Future)'이라는 발반사건강법에 관한 책을 펴냄으로써 발반사요법이 국민들에게 널리 알려지게 되었다.

〈대만〉

1980년 대만에서 선교 활동을 하던 요셉(Josef, 吳若石, 스위스인) 신부는 류마티스로 고생을 하던 중 어느 수사로부터 7일간의 발반사요법을 받고 난 후 약간의 호전됨을 느낄 수 있었다. 발반사요법에 매력을 느낀 요셉 신부는 헤디 마자프레드의 '미래의 건강'이라는 책을 보며 스스로 연구와 실험을 거듭하여 '약석 건강법'이라는 책을 발표하여 대만에서 큰 호응을 얻었다. 이후 요셉 신부는 발반사이론의 학술연구와 보급을 목적으로 하는 국제약석건강연구회를 발족시켜 세계 50여 개국의 지회를 두는 단체로 발전시켰다.

〈독일〉

독일은 유니스 잉검의 사사를 받은 마르카트(Marquardt)에 의해 발반사요법이 도입되었다. 독일인들은 지압을 싫어하여 부드러운 마사지 기법인 독일식 발관리(푸쓰플레게)로 발달되었으며, 일찍부터 제도화되었다.

〈일본〉

일본은 중국에서 전해진 족심도라는 민간요법이 전래되어 왔다. 우리나라에 전해 줄 정도로 일찍 발반사요법을 도입한 것으로 알려져 있는 일본은 발반사요법의 효과를 과학적으로 검증하여 방송매체를 통해 이미 대중화되었다. 세계보건기구(WHO)는 1990년 동경에서 개최된 세계학술연구회에서 발반사요법의 효과를 이미 인정하였다.

〈한국〉

우리나라에서는 1980년 이완분(1924~1994) 여사가 족심도에 의한 건체강심법(楗體康心法, 일본 시바다 저 家政健康法의 번역판)을 출간하여 처음 알리기 시작하였고, 1987년에 오약석 신부가 2년여 간 한국에 체류하면서 대만의 약석건강법을 보급하였으나 활성화되지는 못하였다. 이후 동양 민속 의학 연구가이며 미국에 본부를 둔 세계반사학회 명예 회장인 이영일 회장이 중국 심양시 의사인 金德鉉선생으로부터 전수 받아 10여 년 이상 연구하고 임상 실험을 거듭하면서 족심도의 비법을 터득하여 새롭게 정립하였다. 이후 이영일 회장은 한국족심도협회를 창립하였고, 족심도건강법을 미국, 중국, 일본, 한국 등에 보급하여 인류의 건강증진에 기여하고 있다. 최근 중국, 대만, 일본, 독일 등지에서 발 건강 관리법을 배우고 온 일반인들에 의해 발 건강 관리가 시중에서 이루어지고 있으며, 많은 협회가 설립되고 있다. 그러나 학문적 체계가 미흡하고, 그 형태나 시술 방법이 다양하며, 제도권에서 인정되고 있지 않아 발전의 걸림돌이 되고 있다.

요즈음 우리나라도 발 건강 관리에 대한 사회적 인식이 높아지면서 발관리학이 일부 대학의 교과과정에 도입되고 있기는 하다. 그러나 국민건강증진에 실질적인 도움을 줄 수 있으려면 체계적인 연구와 정규 교육이 시급하게 이루어져야 하며, 무엇보다 발 건강 관리에 대한 제도권의 보장과 자격 제도의 표준화가 우선되어야 한다.

3 발반사요법과 건강과의 관계

3.1 발반사요법과 스트레스 완화

1) 스트레스의 정의

스트레스란 '지나친 심리적 육체적 요구에 대한 개체의 반응'이다. 즉, 개인이 인지한 위협적인 상황에 대처하기 위해 신체적 · 정신적 긴장도가 증가하는 것이다. 이러한 스트레스가 완화되지 않고 지속되면 신체적 · 정신적 장애를 일으키는 원인이 될 수 있으며, 실제로 성인병의 70%가 스트레스에 의한 것으로 보고되고 있다. 현대 사회에서 스트레스를 전혀 경험하지 않는 사람은 없다. 적당한 스트레스는 일과 생활에 동기와 에너지를 부여하는 새로운 자극이 될 수도 있으나 과도한 스트레스에 대해서는 슬기로운 극복 방법이 필요하다.

2) 스트레스의 작용 원리

스트레스의 요인은 항상 존재하며, 스트레스 요인에 의한 신체 반응은 몸을 보호하는데 매우 중요한 역할을 한다. 과도한 자극이나 만성적인 자극은 주로 신경 내분비계통에 작용하여 수많은 질병을 일으키게 된다. 스트레스 상황에서는 카테콜라민(catecholamine) 및 글루코

코티코이드(glucocorticoid)로 대별되는 두 가지 스트레스 호르몬이 분비된다. 이러한 호르몬에 의해 분해된 지방은 단백질의 이화작용을 촉진하여 새로운 형태의 당을 유리하여 필요한 에너지를 공급하게 된다. 공급된 에너지는 스트레스 상황에 필요한 조직에 공급되어 심박출량의 증가 등 혈류량을 증가시키며 폐 긴장도를 증가시켜 심폐기능을 증가시킨다. 그러나 이러한 변화에 적절하게 대처해 나가지 못하면 스트레스로 인한 에너지는 신체 내에서 부적절한 상태를 일으키게 된다. 당뇨병, 비만, 심장 질환 및 우울증 등이 대표적인 스트레스성 질환으로 분류되고 있다.

3) 스트레스와 발반사요법

인체의 각 장기 및 조직은 그물망과 같은 신경조직으로 서로 연결되어 있다. 몸과 마음이 긴장되면 이로 인해 경직된 척추 주변의 근육이 척수를 포함하는 중추신경계에 영향을 주어 전신 또는 특정 부위의 통증이 유발될 수 있다. 이때 발반사요법을 통해 긴장을 풀어 주면 경직된 근육이 풀어지게 되고 혈관도 이완되어 혈액순환이 원활해진다. 결과적으로 인체의 모든 기관과 조직이 필요로 하는 산소와 영양분의 이동이 용이해져 신체의 독소와 불순물을 제거하는데 도움을 주게 된다.

발반사요법의 가장 큰 장점은 스트레스를 완화시켜 주는 것이다. 질병의 발생 이유 중 70% 이상이 스트레스 및 신경과민과 관계가 있는 것으로 알려져 있다. 발반사요법을 시행하면 스트레스와 근육 긴장을 완화시키고 이완을 증진시키며, 인체의 다른 기능에까지 영향을 미치게 되어 있다. 또한 발반사요법은 대상자가 숙면 등 깊은 휴식을 취할 수 있게 하여 스트레스로부터의 빠른 회복을 유도한다. 이러한 휴식은 신경조직이 제 기능을 찾을 수 있도록 하며, 인체는 스스로 항상성을 유지하게 된다.

3.2 발반사요법과 에너지(기, 氣)

모든 생명과 물질에는 에너지(氣)가 작용한다. 생명체는 기(氣) 혹은 생명력이라고 알려져 있는 에너지로 인해 삶을 유지한다. 중국인들은 에너지(氣)가 혈액이나 신경, 림프액처럼 인체 내 12경락을 따라 순환한다는 사실을 알아내었다. 이러한 에너지(氣)가 세포를 활성화시켜 주요 기관과 조직의 기능을 조절하는 인체의 생명력이다.

기(氣)는 한 기관에서 다른 기관으로 순환한다. 각 기관이 건강한 상태를 유지하기 위해서는 이 에너지가 경락을 따라 막힘 없이 흐르는 것이 무엇보다 중요하다. 에너지가 조화를 이루고 있다면 몸과 마음이 병에 걸릴 염려가 없다. 모든 병은 에너지(氣)의 흐름이 원활하지 못한데서 기인하기 때문이다.

인체의 주요 기관을 통과하는 6개의 경락은 발에 있다. 따라서 에너지(氣)가 차단되었을 경우 발에 있는 경락을 지압하면 에너지(氣)의 순환 경로를 열어 주어 인체 내 에너지 흐름이 원활해진다.

근래에 와서 과학자들과 의사들도 우리 신체를 움직이도록 하는 것이 바로 에너지(氣)라는 사실에 많은 생각을 같이하고 있다. 그리고 발반사요법을 행하면 에너지(氣)가 활기를 찾게 된다는 사실도 밝혀졌다. 앤 질랜더스(Ann Gillanders, 영국, 발반사학자)는 인체의 에너지 흐름에 대해 "인체에도 양극과 음극으로 나뉘는 전기 회로처럼 전류가 순환하고 있다. 발반사요법은 우리 몸에 전기를 넣어주는 것과 마찬가지라고 할 수 있다. 각종 인체 기관과 선(腺), 세포로 이어지는 부분이 발에 있기 때문에 일정 지점을 자극하면 원활한 에너지 흐름이 가능하다."라고 언급한 바 있다.

또한 현대 발반사요법의 어머니로 불리는 유니스 잉검(Eunice Ingham, 미국, 물리치료사)은 "인체의 신경은 전기와 비슷하다. 환경으로부터 전기에너지를 얻는 것은 개인의 능력이고 각 기관이 정확한 기능을 하도록 만드는 것은 에너지의 강도이다. 발에서 이러한 신경의 전달이 제대로 이루어지도록 하는 것은 전기기구를 충전하는 것과 같은 원리이다."라고 하여 인체에서 에너지의 중요성을 지적하고 있다.

인체 각 기관의 기능을 최적화하기 위해서는 에너지의 순환이 막힘 없이 이루어져야 하며, 음(陰)에너지와 양(陽)에너지가 상호 보완적인 역할을 해야 한다.

발은 음(陰)과 양(陽)이 만나는 곳이며, 음(陰)과 양(陽)이 바뀌는 곳이기도 하다. 발에 자극을 주면 에너지 경로나 경락으로 연결된 인체 기관에서는 자극에 대한 반사작용이 나타난다. 이러한 반사작용은 인체의 모든 기관에서 연쇄적으로 일어나 에너지(氣)가 지나가는 모든 경로가 개방됨으로써 인간의 신체적, 정서적 및 정신적 측면에 이르기까지 에너지(氣)를 전달할 수 있다.

따라서 항상성이 무너졌을 경우 발반사요법을 실시하면 인체의 에너지(氣) 흐름의 평형상태를 유지해 주고 원기를 회복시켜 우리 몸을 역동적인 조화 상태로 되돌려 놓을 수 있을 것이다.

3.3 발반사요법과 노폐물 제거

생명 유지와 건강의 증진을 위해 끊임없이 산소와 영양분이 요구된다. 인체의 이러한 신진대사는 많은 노폐물을 만든다. 대표적인 노폐물로는 탄화수소와 지방의 연소 찌꺼기인 이산화탄소, 노후한 적혈구 파괴에서 파생하는 담즙산염과 담즙색소, 음식물의 과잉 섭취에 의한 각종 무기염, 단백질 분해 과정에서 발생된 요소 및 과량의 물 등이 있다. 이산화탄소는 숨을 내쉴 때에 수증기와 함께 폐에서 배출되며, 담즙산염과 담즙색소는 일부가 재흡수되고 나머지는 변과 함께 배설된다. 또한 잉여의 물과 요소는 비뇨기계통을 통한 소변으로, 나머지 수분과 염류 및 요소의 일부는 땀이 되어 피부의 땀구멍으로 배출된다(그림 1-5).

이러한 노폐물의 축적은 인체의 항상성 유지에 가장 큰 저해 요인으로 지적되고 있다. 적시에 배출되지 않은 노폐물은 우리 몸의 가장 낮은 위치에 있는 발에 축적되기 쉽다. 신경말단(nerve ending) 부위에 결정체(crystal)로 축적된 노폐물은 제2의 심장인 발에 영향을 주게 되어 혈액과 에너지(氣)의 흐름 및 신경 흥분 전달의 통로를 막는다. 따라서 발에 위치한 신경반사구의 기능을 약화시켜 상응 부위인 각 장기 및 조직의 기능에 악영향을 미치게 된다(그림 1-6).

질병을 예방하고 건강을 유지하기 위해서는 원활한 혈액순환과 노폐물(독소)의 배출을 위한 심장과 제2의 심장인 발의 기능이 무엇보다 중요하다.

따라서 걷기 운동이나 발반사요법에 의한 발의 자극으로 혈액 흐름의 조절과 신경말단에 축적되어 신경흥분 전도와 에너지 흐름을 차단시키는 젖산과 칼슘 결정체 등의 노폐물을 배출시켜야 한다. 이러한 노폐물의 배출은 인체의 세포, 조직 및 장기의 기능을 강화시켜 준다.

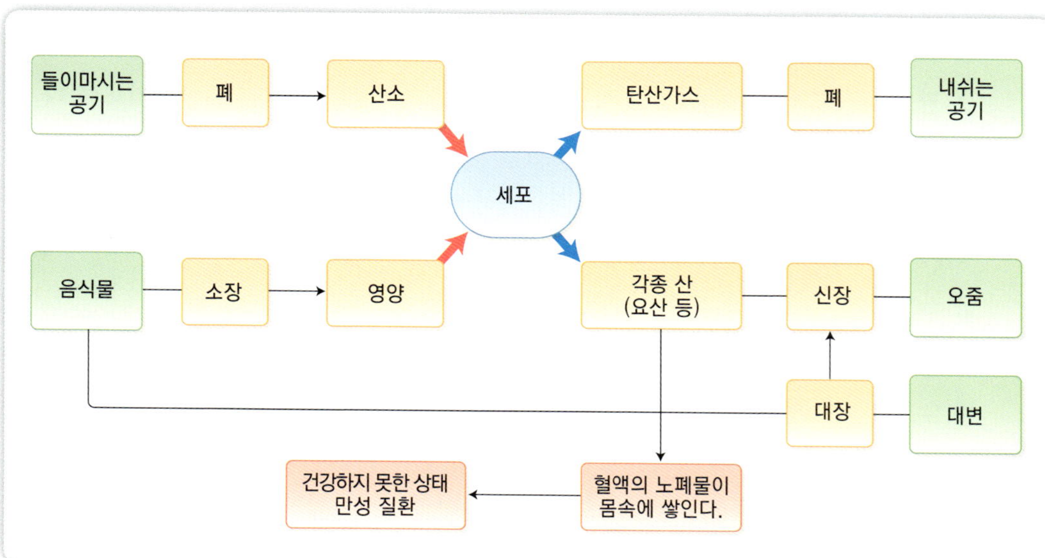

그림 1-5 노폐물 생성과정

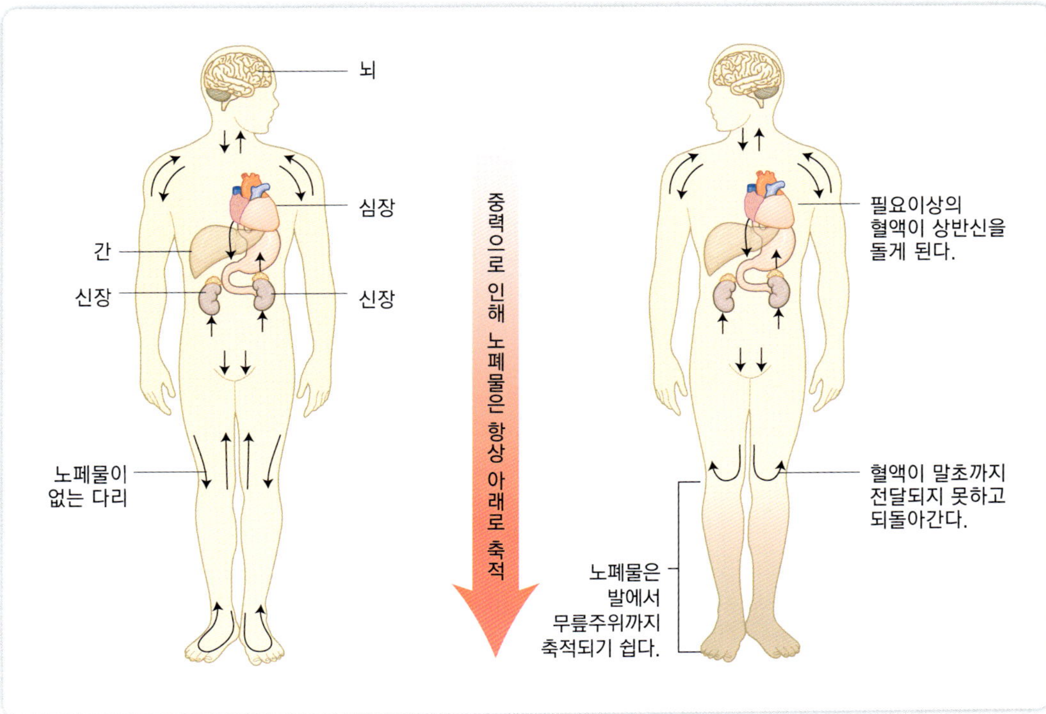

그림 1-6 노폐물 축적

노폐물을 체외로 효과적으로 배출시키기 위해서는 운동과 걷기만으로는 부족하다. 발바닥에 있는 기본반사구인 뇌하수체, 신장, 요관 및 방광의 반사구를 지속적으로 자극하여 배설 기능을 높여 주어야 한다. 또한 발반사구 자극과 함께 무릎 위 10cm 정도까지 순환 마사지를 실시하고, 온수를 마시면 체외로 노폐물 배출을 더욱 촉진시킬 수 있다.

발에 축적되는 노폐물의 종류는 다음과 같다.

1) 가스

발에 축적되는 노폐물 중 가스는 발바닥 중심 부위(아치가 형성된 부분)에 잘 생긴다. 발바닥을 꾸준히 자극하면 기체 형태로 고여 있던 가스가 트림이나 호흡 및 항문을 통해 배출된다. 특히 소화가 잘 안될 때 가스형의 노폐물이 잘 생긴다.

2) 수분

수분은 발등에 주로 축적되며, 발등을 손으로 잘 마사지 해주면 축적된 수분이 쉽게 제거된다. 수분 축적은 오랫동안 서 있는 경우나 림프에 문제가 있어 면역력이 저하될 때 흔히 나타난다.

3) 지방

지방은 주로 복숭아뼈 둘레에 축적되며, 비만이나 고관절의 상태가 좋지 않을 때 잘 생긴다. 한 두 번의 자극으로는 잘 풀리지 않으므로 양손을 이용하여 꾸준히 자극하면 없어질 수 있다.

4) 요산

단백질이 분해될 때 생기는 요산은 주로 발가락 사이 및 발바닥에 잘 생긴다. 요산은 독성 물질의 노폐물로 육류나 생선을 즐기는 사람의 발가락과 발바닥에 분말 형태로 생겨 점점 단단하고 굵은 알맹이들이 돌이 박힌 것처럼 쌓여 혈행을 둔화시킨다. 요산의 수치가 높을 경우 통풍성관절염이 우려되며, 축적된 부위를 꾸준히 자극하고 식이 요법을 병행하면 완화시킬 수 있다.

5) 중금속

중금속은 발 전체에 축적되어 발의 혈색이 검어진다. 대부분의 중금속은 신체 밖으로 배출되지 않고 인체에 축적되어 중독 현상을 일으킬 수 있으며 발등, 발목, 무릎관절 등 주로 관절 부위를 침범하여 통증을 유발시키거나 전신 증상을 일으킬 수도 있다.

3.4 발반사요법과 증상 완화

1) 증상 완화

올바른 방법을 적용하여 정확한 반사구 위치에 발반사요법을 수행하게 되면, 인체 내에서의 많은 생화학적 변화를 일으켜 정신 · 심리적 및 신체적 측면의 각종 증상이 완화된다.

(1) 정신 · 심리적 증상 완화

① 긴장 완화

과다한 업무와 스트레스로 긴장되어 있을 때, 신경반사원리에 바탕을 둔 발반사요법을 시행하면 자율신경계 중 부교감신경을 활성화시켜 전신이 이완(relax)되고 편안해진다.

② 신경증의 증상 완화

발반사요법은 전신을 이완시켜 주고 인체의 기능 회복을 촉진시켜 주므로 우울증(depression), 신경쇠약증(neurasthenia) 및 신경성 불안증(anxiety)이 완화되고 기분이 좋아진다.

③ 치매예방

발반사요법은 뇌반사구의 자극으로 뇌 세포의 노화 현상인 치매를 예방할 수 있다.

④ 불면증해소

발반사요법은 혈액순환을 촉진시키고 전신을 이완시켜 숙면을 취하게 하여 깊은 휴식을 유도함으로써 불면증을 해소시켜주고 원기 회복에 특히 효과적이다.

(2) 신체적 증상 완화

① 근골격계

발반사요법은 관절염, 목부위동통, 목을 돌릴 수 없을 때, 어깨가 뻣뻣하게 굳어 있을 때, 요통, 등의 통증, 무릎관절통 및 통풍 등의 증상을 완화시킨다.

② 신경계

발반사요법은 다발성경화증(multiple sclerosis), 안면마비(facial palsy), 뇌졸중(stroke), 백내장, 불면증(insomnia), 자세 불안정, 어지러움증, 두통, 이명, 요통, 손발저림, 손발에 힘이 없을 때, 좌골신경통 등 각종 신경계 증상을 완화시킨다.

③ 순환 · 림프계

발반사요법은 혈관을 이완시켜 혈액 순환을 촉진시키고, 림프기능을 향상시켜 면역력을 강화함으로써 자연 치유력을 향상시켜 준다. 심장문제(heart problem), 동맥경화, 고혈압, 혈액순환 장애로 인한 수족냉증, 피로(fatigue), 면역력 감소 등에 효과적이다.

④ 소화기계

발반사요법은 내장의 기능을 호전시켜 식욕부진, 소화불량, 변비, 치질 및 설사 등의 증상과 위염, 식도 질환, 간 질환으로 인한 오심, 구토, 만성 피로 및 빈혈 증상 등을 완화시켜 준다. 또한 당뇨병에서의 혈당 조절이 가능하다.

⑤ 호흡기계

발반사요법은 호흡기관의 기능을 강화시켜 기관지천식, 호흡기계감염, 폐렴 등에서 나타나는 인후통(sore throat), 호흡곤란(dyspnea), 기침, 가래, 콧물 등의 호흡기 증상을 완화시켜 준다.

⑥ 내분비계

발반사요법은 자율신경계의 조절로 빠르게 내분비계를 조절한다. 발반사구 자극은 여성에게 주로 발생되는 갑상선기능항진증과 저하증, 폐경기(menopause) 및 갱년기장애로 나타나는 안면홍조, 심계항진, 가슴답답, 우울증, 호르몬 불균형 및 비만 등의 증상을 완화시켜주며, 어린이 성장 발육에도 도움을 준다. 갱년기장애 등 내분비계에 문제가 있을 때 유방암 발생률이 높은 호르몬요법을 적용하는 것은 매우 위험한 일이다. 따라서 자연요법인 발반사요법의 적용은 그 증상을 효과적으로 완화시켜 줄 수 있을 뿐만 아니라 가장 안전한 방법이 될 것이다.

⑦ 비뇨기계

발반사구 자극은 노폐물 배설 기관인 신장, 요관 및 방광의 기능을 강화시켜주며, 신석(renal stone), 방광염(cystitis), 배뇨곤란(dysuria), 빈뇨(frequency), 야뇨증(nocturia) 및 유뇨증(enuresis) 등의 증상을 호전시켜 준다.

⑧ 생식기계

발반사구 자극은 남성의 경우 전립선문제(prostate problems), 발기불능, 성욕감퇴 등의 성기능부전 및 갱년기 증상 등을 개선시켜 주는 효과가 크다. 여성의 경우에는 월경전증후군, 생리통, 월경불순, 불임, 불감증, 골반염증(pelvic inflammatory), 난소종양(ovarian cyst) 및 자궁근종(uterine myoma) 등에 효과적이다.

⑨ 피부계

발반사요법은 세포를 활성화시켜 각 장기의 기능을 강화시켜 주고 전신의 혈액순환 및 노폐물 배출을 촉진시켜 주므로 노화를 지연시켜 준다. 따라서 윤기 있고 탄력 있는 피부를 유지하게 해주며, 장기의 기능 장애로 생기는 피부 트러블을 개선시켜 준다. 여드름은 생식기반사구를 자극하고, 일반 피부질환은 내분비계와 비장반사구를 자극하면 효과적이다.

⑩ 종양계

발반사요법은 암환자들에게 신체적, 정서적 및 영적 안정 상태를 증진시켜 준다. 발반사요법은 암환자의 질병치료에 대한 대처능력을 향상시켜줄 뿐만 아니라 미래에 대한 두려움 및 불안감 완화, 항암요법에 의한 오심, 구토, 변비, 호흡곤란, 식욕부진, 통증 등의 증상을 완화시켜 줌으로써 보다 편안한 상태를 유지하게 해준다. 또한 자신의 존엄성을 갖도록 해주는 등 삶의 질을 향상시켜 준다.

2) 엔돌핀 Endorphin 생성과 통증 완화

우리 인체는 스스로 통증을 완화하기 위해 중추 및 말초신경계에 작용하는 내인성 몰핀인 엔돌핀(endorphin)을 생성 · 분비한다. 이 엔돌핀은 몰핀제재보다 5~10배 강한 효력이 있다고 알려져 있다. 뇌의 시상하부 외 몇 곳에서 분비되는 엔돌핀은 척수를 통해 통증이 뇌에 전달되지 못하도록 막는다. 척수 후면의 신경 경로를 따라 전달된 감각 자극은 다시 시상으로 전해져 열, 냉, 통증, 촉감 등을 감지한다. 시상에서는 다시 대뇌피질로 자극을 전달하며 대뇌

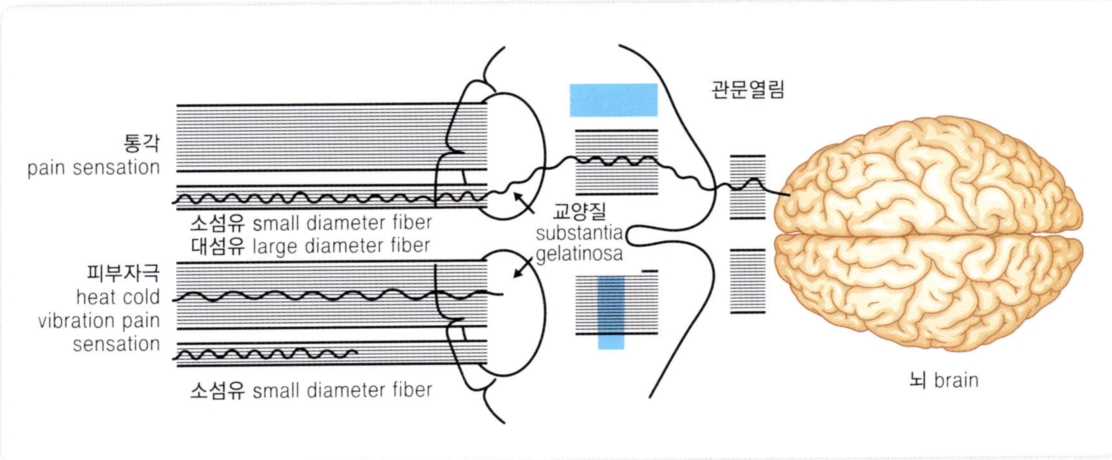

그림 1-7 관문통제계

에서 통증의 강도나 위치 등을 인식한 후 엔돌핀을 분비하게 한다. 또한 엔돌핀은 주로 감정(emotion)을 담당하고 있는 대뇌피질의 전전두엽영역(prefrontal region)의 명령에 의해 방출되기도 한다(Nelson, 1986).

Malkin(1994)은 마사지가 직경이 큰 베타 신경섬유를 자극하여 통증을 차단시킨다고 하였고, Melzack과 Wall(1965)의 '관문통제이론(gate control theory)'에 의하면 직경이 굵은 신경섬유의 자극은 척수로부터 뇌로 통증에 관한 흥분이 전달되는 것을 막아 준다고 주장하였다. 척수 후각의 교양질(substantia gelatinosa) 세포는 관문통제시스템을 작동시켜 뇌로의 흥분 전달을 결정한다(그림 1-7).

발반사요법을 시행하면 대뇌가 엔돌핀을 더 많이 생산할 수 있도록 자극하여 인체 스스로 통증의 전달경로를 막는 효과가 있는 것으로 알려져 있다. 이때 엔돌핀 생성을 촉진시키는 발에서의 반사구는 시상하부와 연결되어 있는 뇌하수체반사구이며, 부갑상선반사구의 자극은 신경전달을 빠르게 하기 때문에 함께 자극하면 통증 완화 효과가 더욱 신속하게 이루어진다. 발반사요법은 주로 두통, 편두통, 흉통, 생리통, 견통, 요통 등의 통증, 관절통 및 암환자의 통증 완화 등에 이용되고 있다.

4 발반사요법의 현대의학 적용

4.1 건강증진을 위한 통합의학의 필요성

통합의학(Integrative medicine)은 심리학, 중의학, 인도 자연의학 아유르베다(Ayunveda), 동종요법, 자연치료, 생약치료, 도수요법, 심신의학, 음악, 미술치료 등 보완 · 대체요법과 서양의학의 과학적 성과와 결합함으로써 통합적인 심신 자연치유 학문이다. 즉, 인간의 몸과 마음, 정신 그리고 영혼의 안녕까지 추구하기 위해 자연적 · 심리적 방법을 총체적으로 접근하여 인체의 면역기능과 회복력을 향상시키는 비공격적인 치유법을 적용하는 학문이다.

통합의학은 서양의학이 가지고 있는 치료방법의 한계점과 문제에서 비롯된 의학이며, 현대의학이 할 수 없는 질병 즉, 스트레스와 관련한 마음, 육체, 정신의 질병을 대부분 통합의학에서 치료한다는 것이다. 특히 암환자, 말기 암환자, 중풍, 당뇨, 고혈압 환자들은 현대의학에서 완전치료 방법이 없으며, 이로 인해 불안, 공포, 우울증, 수면장애, 정서불안과 고통, 항암제로 인한 오심, 구토 등을 동반하게 되는 것이 현실이다.

통합의학은 생활습관과 적은 비용으로 치료할 수 있으며, 특히 예방 의학 및 건강증진에 효과적이다.

결론적으로 현대의학에서 해결할 수 없는 건강문제를 치유 · 보완할 수 있는 방안을 마련하여 환자 치료에 적용할 수 있도록 의료인들은 통합의학에 대한 깊은 관심을 갖고 연구, 교육, 실무에 적용할 수 있는 기술을 연마하기 위한 투자가 시급히 이루어져할 것이다. 또한 현대의학에 집중하고 있는 의료인들의 통합의학의 필요성에 대한 새로운 인식이 요구된다.

4.2 발반사요법과 통합간호실무

건강증진을 위한 보완대체요법 중 하나인 발반사요법은 신체적, 정신적, 영적 간호를 제공하여 통합간호를 실무에 적용할 수 있는 안전한 자연요법이다. 발반사요법은 발에 있는 반사구를 자극하여 신경 전달에 의한 각 장기를 활성화시키는 비침습적 자연요법으로서 효과가 빠르기 때문에 대상자의 증상 완화를 위한 간호실무에 적용하기 매우 적합한 자연요법이다.

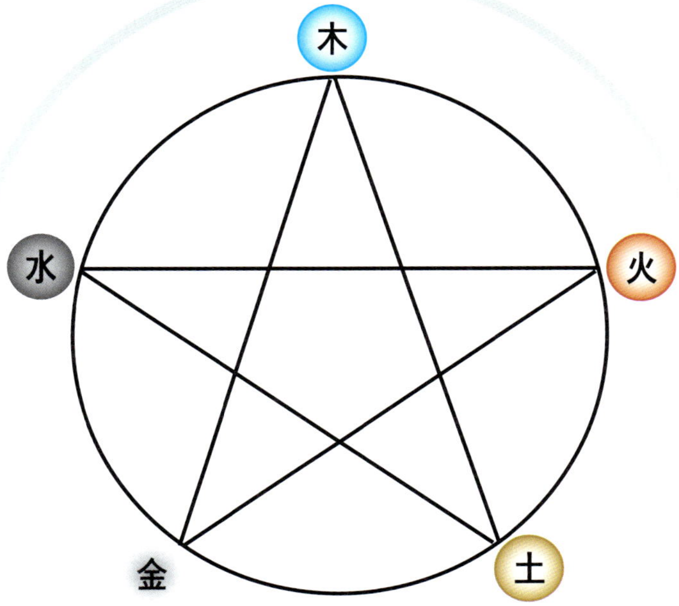

CHAPTER 2

동양의학의 이론

1. 음양(陰陽)학설
2. 오행(五行)학설
3. 장부(臟腑)학설: 오장(五臟)과 육부(六腑)
4. 경락(經絡)학설

1 음양(陰陽)학설

음양(陰陽)학설은 자연계의 모든 만물이 음양(陰陽)의 속성을 지니고 있으며, 우주 만물의 생성과 소멸이 음양(陰陽)의 상호 작용의 결과로 이루어진다는 것이다.

1.1 음양(陰陽)의 의미

음양(陰陽)은 동양의학의 가장 중요한 개념이다. 어떤 대상을 인식하거나 판단할 때 기준을 음(陰)과 양(陽)이라는 개념을 이용하여 이해하고 받아들인다.

음(陰)과 양(陽)이 내포하고 있는 속성은 음(陰)이란 수동적인 것, 정지하는 것, 모여들려는 것이며, 양(陽)이란 능동적인 것, 활동적인 것, 펼쳐지려는 것을 의미한다.

1.2 음양(陰陽)의 기본 이론

음양(陰陽)의 기본 이론에는 상호대립(相互對立), 상호의존(相互依存), 상호소장(相互消長), 상호전화(相互轉化)의 내용이 포함된다.

1) 상호대립(相互對立)

상호대립(相互對立)은 모든 사물이 서로 대립되는 음(陰) · 양(陽)의 양면으로 한 조를 이룬다는 것이다. 하늘은 양(陽), 땅은 음(陰)이고, 낮은 양(陽), 밤은 음(陰)이며, 인체의 기능은 양(陽)에 속하고, 물질은 음(陰)에 속하며, 기(氣)는 양(陽), 혈(血)은 음(陰)에 속하고, 동(動)은 양(陽), 정(靜)은 음(陰)이 되는 것 등이 그 예가 된다.

이러한 각각의 음(陰)과 양(陽)은 다시 하나가 둘로 나뉘어져 한 개체나 그 자체 내에서 또 다른 음(陰)과 양(陽)을 가지게 된다. 즉, 낮은 양(陽)이지만 오전은 양(陽) 중의 양(陽)이 되고, 오후는 양(陽) 중의 음(陰)이 되는 것이다.

2) 상호의존(相互依存)

상호의존(相互依存)은 음(陰)과 양(陽)은 서로 대립을 이루고 있는 동시에 서로 의존하기도 함으로써 그 어느 것도 다른 한 면과 분리되어 단독으로 존재할 수 없다는 것이다. 예를 들어, 양(陽)에 속하는 온열(溫熱)과 음(陰)에 속하는 한냉(寒冷)은 상호 의존하여, 온열이 없으면 한냉도 없으며, 한냉이 없으면 온열도 존재할 수 없다는 것을 의미한다. 또한 인체에서 보면 양

(陽)은 인체의 기능이며, 음(陰)은 인체의 물질인데 이 또한 상호의존의 관계에 있는 것이다. 따라서 물질이 없으면 기능이 있을 수 없고, 기능이 없다면 기혈(氣血) · 진액(津液) 등의 물질도 만들어지지 않을 것이다.

3) 상호소장(相互消長)

음양(陰陽)의 원리 중 상호소장(相互消長)은 음양(陰陽)이 정지 · 불변의 상태에 있지 않고 끊임없는 운동 및 변화를 거듭하고 있다는 것을 의미한다. 사계절의 변화에서 보면 겨울에서부터 봄 · 여름까지는 기후가 점차 한(寒)에서 열(熱)로 변해 가는 음소양장(陰消陽長)의 과정을 이루고, 여름에서부터 가을 · 겨울까지는 열(熱)에서 한(寒)으로 변해 가는 양소음장(陽消陽長)의 과정을 이루게 된다.

인체의 각종 기능은 양(陽)에 속하는데 이러한 기능 활동이 이루어지기 위해서는 음(陰)에 속하는 영양물질이 반드시 소모되어야 하고, 각종 영양물질의 신진대사는 일정한 에너지를 필요로 하므로, 이러한 음양(陰陽)의 상호소장(相互消長)이 상대적인 평형 상태를 유지하지 못하면 질병이 발생하게 된다.

4) 상호전화(相互轉化)

상호전화(相互轉化)는 사물이 발전 과정에서 일정한 관계에 이르면 각자 그와 상반되는 쪽으로 음(陰)은 양(陽)이 되고, 양(陽)은 음(陰)이 되기도 한다는 것을 의미한다. 예를 들면, 중독성 폐렴(中毒性肺炎) 환자의 경우 처음에는 고열이 나고 얼굴이 붉어지며, 맥이 빠르고 힘있게 뛴다. 그러나 병이 발전하여 위중한 단계에 이르면 손 · 발이 얼음처럼 차가워지고 안색이 창백해지며 맥이 가늘고 약해지는 것을 볼 수 있다.

1.3 음양(陰陽)이론의 응용

1) 인체 구조의 표현

인체의 내부는 음(陰), 외부는 양(陽), 오장(五臟)은 음(陰), 육부(六腑)는 양(陽), 하체는 음(陰), 상체는 양(陽), 복부는 음(陰), 등(背)은 양(陽)으로 본다.

2) 인체 생리와 병리의 표현

인체의 생명력은 음허(陰虛), 양허(陽虛), 기허(氣虛), 혈허(血虛) 등으로 표현되며, 인체의 생리, 병리적 변화도 양승즉한(陽勝則寒), 음승즉열(陰勝則熱), 양허즉한(陽虛則寒) 및 음허즉

열(陰虛則熱) 등과 같이 음양(陰陽)으로 표현된다.

질병은 음양(陰陽)의 평형상태가 파괴되어 생긴다. 병을 일으키는 원인을 사기(邪氣)라고 하며, 사기(邪氣)로 작용하는 외인(外因)을 육음(六淫: 風, 寒, 署, 濕, 燥, 火)이라 한다. 인체는 일정한 적응 능력을 지니고 있으나, 기후 변화가 급격할 때나 저항력이 저하되었을 때 인체에 사기(邪氣)가 침범하여 질병이 일어나게 된다.

3) 진단의 표현

인체에 나타나는 증후를 진단하여 설명할 때 표열(表熱), 이한(裏寒), 실열(實熱), 허열(虛熱) 등으로 표현하는데, 양증(陽症)은 표(表), 열(熱), 실(實)로 나타내고, 음증(陰症)은 리(裏), 한(寒), 허(虛)로 나타낸다.

4) 치료의 표현

인체에 나타나는 증후를 치료할 때 양증(陽症)은 사법이나 한법(寒法), 음증(陰症)은 보법(補法)이나 열법(熱法)으로 치료한다.

2 오행(五行)학설

오행(五行)학설은 우주 만물이 목(木) · 화(火) · 토(土) · 금(金) · 수(水)의 오종(五種)의 구성 요소를 지니고 있으며, 이들 간의 상생(相生), 상극(相克), 상승(相乘)과 상모(相母)의 관계를 설명하여 만물의 본질과 운동 변화의 규율로 삼는 것이다.

2.1 오행(五行)의 의미

오행(五行)학설은 우주의 모든 사물은 다섯 가지 물질의 운동과 변화로 인하여 이루어진다는 것이다. 오(五)는 목(木) · 화(火) · 토(土) · 금(金) · 수(水)를 의미하고, 행(行)은 운동(運動) 및 변화(變化)를 의미한다. 이러한 5종 물질은 상호 자생(自生)과 제약(制約)의 관계 속에서 끊임없이 운동하고 변화하고 있으며, 이를 가리켜 오행(五行)이라고 한다. 모든 사물의 특징이나 변화를 상세히 표현하기 위해서는 음양(陰陽)으로는 부족하기 때문에 오행(五行)을 사용하여 사물의 특징과 변화를 더 상세히 설명하고자 하는 것이다. 오행(五行)학설은 의학에도 응용되어 인체의 생리학적 또는 병리학적 기전뿐만 아니라 인체와 외계 환경과의 상호 관계 등을 설명하여 진단과 치료에도 중요한 이론적 근거가 되고 있다.

2.2 오행(五行)의 성질

1) 목(木) = 생(生)

목(木)은 '나무'를 상징화하는 것으로 '묵힌 데서 나온다'는 의미인 '발진' 혹은 '승달(升達)'이라는 뜻을 갖고 있다. 즉, 출발, 시작 등의 의미가 목(木)의 특성이다. 사계절 중 봄과 같이 겨우내 움츠렸던 만물이 소생하듯 생명의 시작을 의미한다.

2) 화(火) = 장(長)

화(火)는 '불'을 상징화한 것으로 '염상(炎上)'이라는 단어로 설명된다. 목(木)으로 출발한 상태에서 가장 활발한 시점을 말하는 것으로, 여름이 되어 모든 만물이 활짝 핀 상태로 가장 왕성한 생명력을 표현한다.

3) 토(土) = 화(化)

토(土)는 '흙'을 상징화한 것이다. 자연에서는 음양에서 양(陽)적인 특징을 지닌 목(木)과 화(火)를 팽창으로 본다면 다음에 오는 수축과정[(음(陰)적인 특징을 지닌)] 즉, 금(金)과 수(水)로 변화시키는 중간 작용을 하는 것이 토(土)이다. 토(土)는 각 변화 과정에 모두 작용하여 중재하는 역할을 한다.

4) 금(金) = 수(收)

금(金)은 '쇠'를 상징화한 것으로 겉으로 자라나는 단계가 끝나고 안으로 익어 가는 시점을 설명한다. 즉, 팽창이 끝나고 수축의 단계가 시작된다. 계절로는 가을이며, 가을에 성장의 결실인 열매가 안으로 익어 가는 과정이 금(金)의 속성이고, 이 속성을 수렴(收斂)이라고 표현한다.

5) 수(水) = 장(臧)

수(水)는 '물'을 상징화한 것으로 금(金)에서 거두어들인 것을 다음의 출발을 위해서 모든 만물이 안으로 저장되는 것을 의미한다. 겨울철에 모든 만물이 겨울잠을 자듯이 다음을 위한 힘을 비축하는 것이다.

이러한 오행(五行) 각각의 속성은 제각기 다르다. 목(木)은 끊임없이 뚫고 나아가려 하고, 화(火)는 끊임없이 흩어지려 하고, 금(金)은 끊임없이 모으려 하고, 수(水)는 끊임없이 단단해지려는 것이다. 이러한 목(木), 화(火), 금(金), 수(水)를 부드럽게 달래 주며 중재하는 것이 토(土)의 작용이다.

2.3 오행(五行)의 기본 이론

오행(五行)의 기본 이론에는 상생(相生), 상극(相克), 상승(相乘)과 상모(相侮)가 포함된다.

1) 상생(相生)

상생(相生)은 서로 공생하는 의미를 가지고 있다. 오행(五行) 간에는 모두 상호자생(相互資生), 상호조장(相互助長)의 관계가 있는데, 이것을 상생(相生)이라고 표현한다. 오행상생(五行相生)의 순서는 목생화(木生火), 화생토(火生土), 토생금(土生金), 금생수(金生水), 수생목(水生木)이다(그림 2-1).

(1) 목생화(木生火)

목(木)의 기운이 화(火)의 기운을 왕성하게 함을 의미한다. 팽창 단계의 일 단계는 목(木)인데, 솟아오르는 기상이 점차 전체로 펼쳐지는 화(火)의 기상을 낳는다.

(2) 화생토(火生土)

팽창하듯 펼쳐지는 화(火)의 기상이 수축의 단계에 들어가는데, 이 변화를 달래 주고 중재 해주기 위하여 토(土)가 나타나는 것이다.

(3) 토생금(土生金)

팽창의 기상인 목(木)과 화(火)를 잘 달래서 토(土)는 수축 기상의 단계인 금(金)을 나오게 하는 것이다.

(4) 금생수(金生水)

안으로만 수렴하는 기상인 금(金)은 더 내려와서 저장을 하는데, 이 저장하는 기상이 수(水)인 것이다.

(5) 수생목(水生木)

저장이나 비축을 해놓는 것은 다음에 쓰려고 하는 것인데, 저장을 한 수(水)가 팽창을 시작하는 목(木)을 생(生)한다.

2) 상극(相克)

오행(五行)의 상극(相克)이란 오행(五行) 상호 간에 '서로 억제하고 저지하는 것'의 의미를 가지고 있는데, 무조건 억제하고 저지하는 것이 나쁜 것이 아니고 정상적인 상생(相生)을 도와주기 위한 작용이다. 상극(相克)의 순서는 목극토(木克土), 토극수(土克水), 수극화(水克火), 화극금(火克金), 금극목(金克木)이다(그림 2-1).

(1) 목극토(木克土)

토(土)는 약간 완만한 성질이 있으므로 목(木)의 승달(升達)기상이 너무 완만하지 않도록 조절해 주는 작용을 한다. 그리하여 토(土)는 토(土)다운 기상을 유지할 수 있다.

(2) 토극수(土克水)

물이 부드럽고 완만한 성질을 갖고 있는 것은 원래 완만한 성격인 토(土)의 극(克)을 받아서이다. 또한 비가 오면 실지로 땅에서 많은 수분을 흡수하여 물의 흐름을 조절해 주는 것도 이 같은 원리이다.

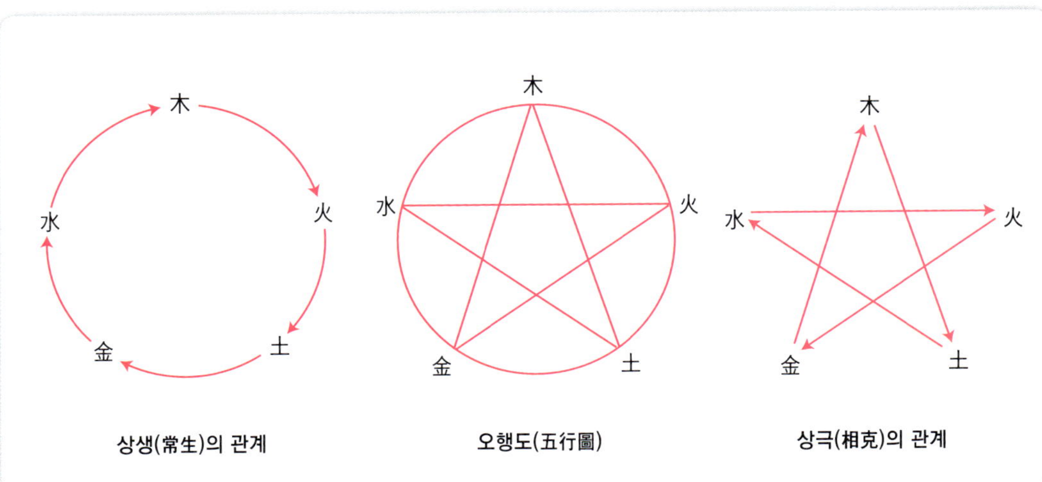

그림 2-1 오행도(상생과 상극)

(3) 수극화(水克火)

화(火)의 펼쳐지는 기상이 과(過)하게 작용하는 것을 방지하기 위해 수축기상의 끝인 수(水)의 극(克)을 받아야 정상적인 화(火)의 기상이 나타난다.

(4) 화극금(火克金)

금(金)은 수렴하는 성질이 강한데, 여태까지 팽창하던 기상이 갑자기 수렴할 때 충격이 일어나며, 여기에 화(火)의 기상이 제어를 하여 적당히 수렴할 수 있게 해준다.

(5) 금극목(金克木)

목(木)의 팽창 기상은 빠르고 강하다. 이때 금(金)의 수렴 기운이 작용하여 팽창을 할 때도 적당한 형태를 갖추며 할 수 있게 한다.

3) 상승(相乘)과 상모(相母)

(1) 상승(相乘)

승(乘)이란 허(虛)한 틈을 타고 침입한다는 뜻으로서 지나치게 억제한다는 것이다. 예를 들면, 목(木)이 토(土)를 억제하는데 이때 목(木)의 억제가 지나쳐 토(土)를 상하게 하는 경우를 말한다.

(2) 상모(相母)

모(母)에는 자신의 강함을 믿고 약한 것을 업신여기며 모욕한다는 뜻이 있다. 예를 들면, 금(金)이 목(木)을 억제하는데, 오히려 목(木)의 기운이 강하여 금(金)이 모멸 당하는 경우를 말한다.

2.4 오행(五行)과 배속표

오행(五行)	목(木)	화(火)	토(土)	금(金)	수(水)
육장(六臟)	간(肝)	심장(心腸) 심포(心包)	비장(脾腸)	폐(肺)	신장(腎臟)
육부(六腑)	담(膽)	소장(小腸) 삼초(三招)	위장(胃腸)	대장(大腸)	방광(膀胱)
오미(五味)	산(酸): 신맛	고(苦): 쓴맛	감(甘): 단맛	신(辛): 매운맛	함(鹹): 짠맛

오행(五行)	목(木)	화(火)	토(土)	금(金)	수(水)
오색(五色)	청(靑)	적(赤)	황(黃)	백(白)	흑(黑)
오규(五竅)	눈(目)	혀(舌)	입(口)	코(鼻)	귀(耳)
오지(五志)	노(怒)	희(喜)	사(思)	비(悲)	공(恐)
오체(五體)	근(筋)	혈(血)	육(肉)	피부(皮膚)	골(骨)
오계(五季)	춘(春)	하(夏)	장하(長夏)	추(秋)	동(冬)
오화(五化)	생(生)	장(長)	화(化)	수(收)	장(藏)
오기(五氣)	풍(風)	서(暑)	습(濕)	조(燥)	한(寒)
오영(五榮)	조(爪: 손톱)	색(色: 색깔)	순(脣: 입술)	모(毛: 솜털)	발(髮: 머리털)
오성(五聲)	호(呼: 울부짖음)	소(笑: 웃음)	가(歌: 노래)	곡(哭: 슬픔)	신(呻: 신음)
오음(五音)	각(角)	치(致)	궁(宮)	상(商)	우(羽)
병재(病在)	근(筋)	오장(五臟)	설본(舌本: 혓바닥)	견(肩: 어깨)	계(谿: 뼈사이)
오축(五畜)	계(雞: 닭)	양(羊)	우(牛: 소)	마(馬: 말)	돈(豚: 돼지)
오곡(五穀)	맥(麥: 보리)	서(黍: 기장)	직(稷: 피)	도(稻: 벼)	두(豆: 콩)
오수(五數)	삼(三) · 팔(八)	이(二) · 칠(七)	오(五) · 십(十)	사(四) · 구(九)	일(一) · 육(六)
오취(五臭)	조(臊: 누린냄새)	초(蕉: 불냄새)	향(香)	성(腥: 비린냄새)	부(腐: 썩는냄새)
오액(五液)	읍(泣: 눈물)	한(汗: 땀)	연(挻: 침)	체(涕: 콧물)	타(唾: 침뱉음)
천간(天干)	갑을(甲乙)	병정(丙丁)	무기(戊己)	경신(庚辛)	임계(壬癸)
지지(地支)	인묘(寅卯)	사오(巳午)	진술축미(辰戌丑未)	신유(申酉)	해자(亥子)
방향(方向)	동(東)	남(南)	중앙(中央)	서(西)	북(北)
오상(五常)	인(仁)	예(禮)	신(信)	의(義)	지(智)
오정(五精)	혼(魂)	신(神)	의지(意智)	백(魄)	정지(精志)
오역(五役)	색(色)	취(臭)	미(味)	성(聲)	액(液)
오과(五果)	이(李: 오얏)	행(杏: 은행)	조(棗: 대추)	도(挑: 복숭아)	율(栗: 밤)
오채(五菜)	구(韮: 부추)	해(薤: 염교)	규(葵: 아욱)	총(葱: 파)	곽(藿: 콩잎)

3 장부(臟腑)학설: 오장(五臟)과 육부(六腑)

오장(五臟)은 음장부(陰藏腑)인 간(肝), 심장(心臟), 비장(脾臟), 폐(肺), 신장(腎臟)을 말하는데 심포(心包)를 포함하여 육장(六臟)이라 하며, 오장(五臟)이라 할 때는 심포(心包)를 심장(心臟)에 포함시킨다. 오장(五臟)은 저장, 분비 등의 기능을 수행하여 정신 기능의 근원인 동시에 감정 발현의 근본이 되는 정(精)과 기(氣)를 만들어 내는 장기를 말한다.

육부(六腑)는 양장부(陽藏腑)인 담(膽), 소장(小腸), 삼초(三焦), 위(胃), 대장(大腸), 방광(膀胱)이다. 이것은 내부가 비어 있는 장기로, 외부로부터 받아들이는 음식물을 변화시켜 정(精)과 기(氣)를 제조하기도 하고, 대변과 소변으로 배출시키는 역할을 담당한다.

3.1 간(肝)과 담(膽)

간(肝)과 담(膽)은 오행 중 목(木)에 해당되며 표리(表裏) 기관이다.

1) 간(肝)의 기능

(1) 간(肝)은 혈액을 저장한다

간(肝)의 혈액 저장 기능에 문제가 발생하면 전신 각 부위로 분포되는 혈액이 생리 활동의 수요를 충족시킬 수 없게 되어 각 장기의 다양한 이상을 초래한다. 예를 들어 여성의 경우에는 월경 양이 적어지거나 없어질 수 있다.

(2) 간(肝)은 근(筋)을 주관한다

간의 이상으로 근육에 충분한 영양분을 주지 못하면 근경련이 나타나거나 몸을 굽히거나 펴는데 지장을 받게 된다.

(3) 간(肝)은 눈의 기능에 관여한다

혈액이 눈에 충분한 영양분을 주지 못하면 눈앞에 불꽃이 보이거나 야맹증 등 눈에 문제가 생긴다. 이러한 문제는 간의 회복에 의해 개선될 수 있다. 간(肝) 다음으로 눈과의 관계가 밀접한 장기는 심(心), 신(腎)으로 심화(心火)가 너무 왕성해도 눈이 빨개지고 신음(腎陰)이 허(虛)해도 시력이 감퇴된다.

(4) 간(肝)은 혈액응고에 관여한다

간(肝)에서는 혈액응고에 관여하는 다양한 단백질(혈액응고인자)이 만들어지고 있어 간(肝)의 기능이 저하되면 출혈 경향이 높아진다.

2) 담(膽)의 기능

담(膽)은 좌 · 우 간엽 사이에 위치하고 있으면서 담즙의 저장 및 가공 기능을 가진다. 담(膽)은 다른 육부(六腑)와 같이 음식물이나 대변, 소변과 같은 탁한 물질을 저장 혹은 운송하지 않고 정즙(精汁) 즉, 담즙으로 소화하는 기운을 도와주므로 가장 맑은 부(腑)이다. 담즙의 분비와 배설은 간 기능의 중요한 부분이다. 담즙의 분비와 배설 이상으로 황달, 구고(입안에서 쓴맛이 난다), 구토황수(노란물을 토함), 옆구리가 뻐근하며 아픈 증상, 복부팽만 및 식욕저하 등의 증상이 나타날 수 있다.

3.2 심장(心臟)과 소장(小腸), 심포(心包)와 삼초(三焦)

심장(心臟)과 소장(小腸), 심포(心包)와 삼초(三焦)는 화(火)에 해당되며 서로 표리 기관이다.

1) 심장(心臟)의 기능

(1) 심장(心臟)은 정신 상태, 의식 및 사유 활동 또는 중추신경의 활동에 관여한다

뇌가 정상적인 기능을 수행하기 위해서는 반드시 심혈(心血)의 유양 즉, 심장(心臟)으로부터 원활한 혈액 공급을 받아야만 뇌가 제 기능을 할 수 있다는 의미이다.

(2) 심장(心臟)은 혈맥을 주관하고 얼굴의 색깔과 윤기를 반영한다

심장(心臟)과 혈맥이 약해졌을 경우, 그것이 얼굴에 반영되어 창백해지고 광택이 없어진다. 심기(心氣)가 쇠갈하면 혈액을 순환시키는 기능이 감퇴된다. 또한 혈행이 불충분하거나 어체(瘀滯)된 경우에는 얼굴이 암회색 또는 청자색을 띠게 된다.

(3) 심장(心臟)은 혀와 관계가 있다

심장(心臟)이 편안한 경우, 혀는 다섯 가지 맛을 정상적으로 인지할 수 있는 능력을 가진다. 또한 그 형태도 말랑말랑하고 매끄러우며 움직임도 활발하다. 그러나 심혈이 부족한 경우에는 혀가 담백해지고 붉어지거나 암자색을 띤다. 또한 혀가 뻣뻣해지고 말이 잘 나오지 않는 등의 현상이 나타나기도 한다.

2) 심포(心包)의 기능

심포(心包)는 해부학적으로는 없는 장기로 심포락(心包絡)이라고도 한다. 그러나 생체 에너지를 활성화시키는 기능을 가지며 각 장부를 조절하는 운전 기능을 한다. 또한 심장(心臟)의 기능을 도와주기도 하고, 외사(外邪)가 심장(心臟)에 침입하지 못하도록 심장(心臟)을 보호하는 기능도 한다.

3) 소장(小腸)의 기능

소장(小腸)은 음식물로부터 얻어진 영양분을 간(肝)을 통해 전신에 공급하고 찌꺼기는 대장(大腸)으로 내려보낸다. 또한 소장(小腸)은 심(心)의 표리(表裏) 기관으로, 심장(心臟)의 생리 · 병리학적 상태가 소장(小腸)에 많은 영향을 미친다.

4) 삼초(三焦)의 기능

삼초(三焦)는 형상이 없는 인체 육부(六腑)의 하나로 수액의 통로이며, 기화(氣化)작용을 가지고 있다. 삼초(三焦)는 상초(上焦), 중초(中焦), 하초(下焦)로 나뉜다. 상초(上焦)는 목에서 명치까지의 가슴 부위로 심장(心臟)과 폐(肺)를 포함하며, 중초(中焦)는 명치에서 배꼽까지로 상복부에 해당하고 비장(脾臟)과 위(胃)를 포함한다. 하초(下焦)는 배꼽에서 치부까지의 하복부로 간(肝), 담(膽), 신장(腎臟), 방광(膀胱), 대장(大腸) 및 소장(小腸) 등을 포함한다.

상초(上焦)는 받아들이는 것을 주관하며 기(氣)를 온몸에 산포하여 피부를 따뜻하게 하고 몸을 충족하게 하며 모발을 윤택하게 하고 피부에 영향을 준다. 상초(上焦)에 문제가 생기면 스트레스로 인한 두통, 화병, 심장병 등이 생길 수 있다.

중초(中焦)는 음식물을 운화하고 기혈(氣血), 진액(津液)을 훈증 변화시키고 전신을 자양한다.

하초(下焦)는 배출을 주관하며 수액 및 대소변 배설을 담당한다. 하초(下焦)에 문제가 생기면 신기능장애, 허리문제, 정력약화 및 발기부전 등이 생길 수 있다.

3.3 비장(脾臟)과 위(胃)

비장(脾臟)과 위(胃)는 토(土)에 해당되며 서로 표리(表裏) 기관이다. 두 기관은 음식물을 소화, 흡수하여 온몸에 수곡의 정기를 골고루 나누어주는 기능을 한다. 이 기능은 생명체가 태어나서 살아갈 수 있게 하는 가장 중요한 요소 중 하나가 된다.

1) 비장(脾臟)의 기능

비장(脾臟)은 음식물을 소화시키고 소화된 영양물질과 수분을 흡수하여 온몸에 운반하고, 그 운반된 영양물질을 나누어주는 기능을 하며, 기혈(氣血)의 생성에 있어서 중요한 작용을 일으킨다. 그러므로 기혈(氣血)을 혈액 생화의 근원이라 한다. 비장(脾臟)의 기능은 췌장(膵臟)의 기능과 비슷한 점이 있다.

비장(脾臟)은 유혈(流血)을 주관한다. 비장(脾臟)은 혈을 생성하고 통제하는 작용이 있어 경맥을 따라 운행하지만 경맥 밖으로 넘쳐 나지 않도록 한다. 혈액이 정상 궤도를 벗어나면 각종 출혈성질환(장출혈, 치질, 월경과다 등)이 발생한다.

비장(脾臟)은 피육(살갗과 근육)과 사지를 주관하고 구(口)에 관여한다. 비장(脾臟)이 건강하면 식욕이 왕성해지고 입맛도 좋아지며 입술이 빨갛고 윤기가 있다. 반면에 그렇지 않으면 식욕이 떨어지고 입맛이 없어지며 입술이 윤기가 없고 구진 등이 발생한다.

2) 위(胃)의 기능

위(胃)는 음식을 받아들이고 소화시켜 비장(脾臟)의 운화를 위한 준비를 한다. 위가 음식물을 잘 받아들이지 못하면 비장의 기혈(氣血)을 생화시키는 자료가 부족하게 된다. 또한 식욕은 좋으나 소화가 불량하면 먹어도 기혈(氣血)을 생화하지 못하여 질병이 생길 수 있다. 임상적으로 위(胃)에 병이 있을 경우에는 식욕부진 또는 그 반대로 쉽게 허기를 느낄 수 있다. 그러나 소화불량, 식후 포만감, 묽은 대변 등의 증상은 주로 비장(脾臟)에 질병이 있을 때 나타나는 증상이다.

생리작용 중 비장(脾臟)은 운화하고 위(胃)는 수납한다. 그리고 비장(脾臟)은 상승하고 위(胃)는 하강하여 서로 반대작용을 하면서 균형을 유지하는 길항관계로 존재한다. 또한 비장(脾臟)은 건조한 것을 좋아하고 습한 것을 싫어하며, 위(胃)는 윤활한 것을 좋아하고 건조함을 싫어한다. 따라서 비장(脾臟)과 위(胃)의 질병을 치료할 때는 이러한 길항관계를 판별하여 치료하여야 한다.

3.4 폐(肺)와 대장(大腸)

폐(肺)와 대장(大腸)은 금(金)에 해당되며 서로 표리(表裏) 기관이다.

1) 폐(肺)의 기능

(1) 폐(肺)는 기(氣)를 주관하여 호흡을 담당한다

폐(肺)는 체내외의 기체교환 장소이다.

(2) 폐(肺)는 기(氣)를 맑게 하여 아래로 내려가게 한다

인체의 장기 중 가장 상부에 있어 경청한 기상을 가지므로 탁한 기운은 아래로 끌어내리는 작용을 한다.

(3) 폐(肺)는 수액 대사를 주관한다

폐기(肺氣)에는 수분 대사의 평형을 유지 · 촉진시키는 작용이 있다. 인체 내 수액의 운행은 주로 폐기(肺氣)의 체액 조절, 비장(脾臟)의 운수, 신장(腎臟)의 개폐(開閉)에 의해 이루어지며, 나머지 수액은 소변, 땀, 호흡, 대변의 형태로 배출된다.

(4) 폐(肺)는 피모(皮毛)를 주관한다

피모(皮毛)는 인체의 겉 표면을 덮고 있는 조직으로 땀을 분비하고, 피부를 윤택하게 하며, 외부의 침습을 방어하는 등의 기능을 가지고 있다. 피모(皮毛)는 폐(肺)의 진액(津液)을 얻어 피모(皮毛)의 건강과 기능을 유지한다. 폐기(肺氣)가 쇠하여 피모(皮毛)에 정기(精氣)를 수송하지 못하면 피모(皮毛)가 건조하고 갈라지며 윤기가 없어진다. 또한 땀을 많이 흘리거나 적게 흘리는 증상이 나타난다.

(5) 폐(肺)는 코에 관여한다

폐(肺)가 호흡을 주관하는데 코는 호흡의 통로이다. 코의 후각 작용은 폐기(肺氣)가 원활해야 정상적인 기능을 할 수 있다. 폐(肺) 부위의 질병으로 코막힘, 콧물 등의 증상이 나타날 수 있다. 후두는 호흡의 통로에 있으며, 호흡의 관문이자 발음기관이다. 폐기(肺氣)가 충족하면 음성이 크고 맑으며, 허해지면 음성이 낮고 약해진다. 풍사(風邪)가 폐(肺)에 침입하면 목구멍이 간질간질하고 목이 쉬거나 목소리를 낼 수 없다.

2) 대장(大腸)의 기능

폐(肺)는 무형의 공기로 노폐물을 배출하지만, 대장(大腸)은 소장에서 내려온 음식의 대사산물을 대변을 통해 체외로 배출하는 기능을 가진다. 따라서 폐(肺)와 대장(大腸)은 배출의 측면에서 보면 같은 기능 체계로 인식된다. 그러므로 대장(大腸)의 병변이 폐(肺)에 영향을 줄 수 있으며, 폐(肺)의 병변도 대장(大腸)에 영향을 줄 수 있다.

3.5 신장(腎臟)과 방광(膀胱)

신장(腎臟)과 방광(膀胱)은 수(水)에 해당되며 서로 표리(表裏) 기관이다.

1) 신장(腎臟)의 기능

(1) 신장(腎臟)은 정(精)을 저장하며 생장, 발육 및 생식을 주관한다

인체의 생장, 발육 및 생식은 신장(腎臟)이 저장하고 있는 정(精)에 의존한다.

(2) 신장(腎臟)은 수액을 주관한다

신장(腎臟)은 인체 수분대사에 가장 중요한 역할을 한다. 신장(腎臟)은 노폐물과 이온의 배출을 조절하여 체내 수액의 균형을 유지한다.

(3) 신장(腎臟)은 골(骨)을 주관하고 수(髓)를 생산한다

신장(腎臟)은 인체에서 가장 단단한 조직인 뼈를 주관한다. 신(腎)의 정(精)이 생장 발육을 촉진시키는데 신(腎)은 정(精)을 저장하고, 정(精)은 수(髓: 골수, 척수, 뇌수)를 생산하며 수(髓)는 뼈를 기른다. 신(腎)의 정(精)이 부족하면 수해(髓海)를 공허하게 하여 현기증, 사유지둔(생각을 느리고 둔하게 함), 기억력 감퇴 등의 증상을 나타낸다.

(4) 신장(腎臟)은 이(耳)를 관여한다

신장(腎臟)은 귀와 밀접한 관계가 있다. 신장(腎臟)의 정(精)이 부족하면 이명, 청력감퇴 등이 나타난다.

2) 방광(膀胱)의 기능

소장(小腸)에서 비별청탁(泌別淸濁)되어 삼초(三焦)의 작용으로 방광(膀胱)에 보내진다. 방광(膀胱)은 진액(津液)을 저장하므로 인체의 진액(津液)과 소변 그리고 땀에 영향을 미친다.

4 경락(經絡)학설

4.1 경락(經絡)의 의미

경락(經絡)은 인체에서 생명의 기본 물질인 기혈(氣血) 및 진액(津液)을 운행시켜 장부와 사지, 관절을 연락하고 상하 · 내외를 소통시키는 통로이다. 경락은 경맥(經脈)과 낙맥(絡脈)으로 구성된다. 경맥(經脈)은 일정한 순행 경로가 있으며, 인체를 세로로 이어주고, 대부분 깊은 부위를 순행하는 기본 줄기를 의미하며 정경(正經)과 기경(奇經)으로 나뉜다. 낙맥(絡脈)은 경맥의 분지이며 비교적 얕은 부위를 순행하고 연락망처럼 가로와 세로로 전신을 감싸고 있어 인체의 모든 기관, 피부 및 근골 등을 연결함으로서 인체를 하나의 완전한 유기체로 구성시켜 준다.

4.2 경락(經絡)의 작용

1) 경락(經絡)은 기혈(氣血)을 운행시키고 신체를 자양(滋養)하는 작용을 한다

경락, 즉 경맥(經脈)과 낙맥(絡脈)은 인체 생명 활동의 원동력이 되는 기혈(氣血)과 진액(津液)을 운행시키고, 각 신체의 조직들이 정상적으로 활동할 수 있게 한다.

2) 경락(經絡)은 인체의 병리 변화를 반영한다

경락(經絡)은 신체 내부의 이상을 전달해 주기 때문에 진단에도 응용되어진다. 인체 장부의 변화가 경락을 통해서 체 표면으로 이어진 부위를 반응점이라 한다. 반응점의 변화를 살펴보면 관련 장부의 질병의 유무와 경중을 진단할 수 있다.

3) 경락(經絡)은 자극을 전도하는 작용을 가진다

경락(經絡)은 자극을 멀리까지 전달해 주는 전도작용이 있어 안면 부위의 질병뿐만 아니라 오장육부의 내장 병도 손발을 자극함으로서 치료할 수 있는 것이다. 이러한 치료를 위하여 인체에 주어지는 자극의 예로 기계적 자극요법으로는 주로 침(鍼)을, 온열적 자극요법으로는 뜸을 들 수 있다.

4.3 경락(經絡)의 구성

경락(經絡)은 크게 경맥(經脈)과 낙맥(絡脈)으로 구성된다(그림 2-2). 경맥(經脈)은 주로 인체의 깊은 부위를 순행하는 주선으로 정경(政經)과 기경(寄經)으로 구분된다. 정경은 규칙적으로 분포되어 있는 반면, 기경(寄經)은 전신의 오장육부에 관계되며 인체의 정중앙이나 측면에 불규칙하게 분포되어 있다. 낙맥(絡脈)은 경맥(經脈)으로부터 갈라져 나온 가지와 같은 경락(經絡)으로, 각 경맥(經脈)을 연결하고 있으며 전신에 모세혈관처럼 미세하게 나뉘어져 분포하고 있어 경맥(經脈)의 부족한 부분을 보충하는 작용을 한다.

4.4 십이경맥(十二經脈)

1) 십이경맥(十二經脈)의 의미

십이경맥(十二經脈)은 전신의 기혈(氣血)을 운행하는 경락계통의 주요한 통로로 6장(간,

- 경맥(經脈)
  - 십이경맥(十二經脈)
    - 수(手)
      - 삼음(三陰)
        - 수태음폐경(手太陰肺經)
        - 수소음심경(手少陰心經)
        - 수궐음심포경(手厥陰心包經)
      - 삼양(三陽)
        - 수태양소장경(手太陽小腸經)
        - 수소양삼초경(手少陽三焦經)
        - 수양명대장경(手陽明大腸經)
    - 족(足)
      - 삼음(三陰)
        - 족태음비경(足太陰脾經)
        - 족소음신경(足少陰腎經)
        - 족궐음간경(足厥陰肝經)
      - 삼양(三陽)
        - 족태양방광경(足太陽膀胱經)
        - 족소양담경(足少陽膽經)
        - 족양명위경(足陽明胃經)
  - 기경팔맥(奇經八脈): 독맥(督脈), 임맥(任脈), 충맥(衝脈), 대맥(帶脈), 양유맥(陽維脈), 음유맥(陰維脈), 양교맥(陽橋脈), 음교맥(陰橋脈)
- 낙맥(絡脈)
  - 별락(別絡) = 십오락맥(十五絡脈)
  - 손락(孫絡)
  - 부락(浮絡)

그림 2-2 경락의 분류

심장, 비장, 폐, 신장) 6부(담, 소장, 삼초, 대장, 방광)에 각각 한 경맥씩 연계되어 상호연결, 배합함으로써 기능을 발휘한다. 십이경맥(十二經脈)은 일정한 시작점과 끝점이 있고, 일정한 순행 부위와 접하는 순서가 있으며, 체내의 장부와도 직접적인 낙속(絡屬) 관계가 있어 인체의 생리기능과 병리변화에 매우 중요하다.

십이경맥(十二經脈)은 여섯 개의 수경(手經)과 여섯 개의 족경(足經)으로 나누어지는데, 각각은 서로 다른 장부와 연결되는 독특한 특징이 있다. 그 예로 수삼음경(手三陰經)은 흉부로 이어지며 안으로 폐(肺), 심포(心包) 및 심장(心臟)에 속(屬)한다. 반면에 족삼음경(足三陰經)은 복부로 이어지며 안으로 비장(脾臟), 간(肝), 신장(腎臟)에 속(屬)한다. 한편 수삼양경(手三陽經)은 대장(大腸), 삼초(三焦), 소장(小腸)에 속(屬)하며, 족삼양경(足三陽經)은 위(胃), 담(膽), 방광(膀胱)에 속(屬)한다.

십이경맥(十二經脈) 중 음경(陰經)은 장(臟)에 속(屬: 그 경락의 해당 장부에 연결되는 것)하고 부(腑)에 락(絡: 표리장부에 연결되는 것)하며, 양경(陽經)은 부(腑)에 속(屬)하고 장(臟)에 락(絡)한다. 예를 들면, 수태음폐경(手太陰肺經)은 폐(肺)에 속(屬)하고 대장(大腸)에 락(絡)하며, 수양명대장경(手陽明大腸經)은 대장(大腸)에 속(屬)하고 폐(肺)에 락(絡)하는 등이다.

십이경맥(十二經脈) 중 양경(陽經)은 사지의 외측에 분포하며 인체의 외측과 관련되며 위에서 아래로 운행한다. 또한 음경(陰經)은 사지의 내측에 분포하며 인체의 내측과 관련되며 아래에서 위로 운행한다. 이러한 양경(陽經)과 음경(陰經)의 분포와 운행은 수승화강(水升火降)의 원리와 정확히 일치한다. 또한 경락은 살아 있을 때에만 존재하여 사체에서는 발견할 수가 없다. 사체는 죽은 형상으로 수(水)와 화(火)가 융합하지 못하고 서로 떨어져 있는 상태이기 때문이다.

2) 십이경맥(十二經脈)의 유주 순서

십이경맥(十二經脈)의 유주(흐름) 순서는 다음과 같다.

(1) 수삼음경(手三陽經)은 흉부에서 시작하여 팔 안쪽 부위를 지나 손끝으로 흐른다.
(2) 수삼양경(手三陽經)은 손끝에서 시작하여 팔 바깥쪽 부위를 지나 두부로 흐른다.
(3) 족삼양경(足三陽經)은 두부에서 시작하여 다리 바깥쪽 부위를 지나 발끝으로 흐른다.
(4) 족삼음경(足三陰經)은 발끝에서 시작하여 다리 안쪽 부위를 지나 흉부로 흐른다.

즉, 수태음폐경 → 수양명대장경 → 족양음위경 → 족태음비경 → 수소음심경 → 수태양소장경 → 족태양방광경 → 족소음신경 → 수궐음심포경 → 수소양삼초경 → 족소양담경 → 족궐음간경의 순으로 유주하며, 수태음폐경으로 다시 연결되는데 낮에 25회, 밤에 25회로 쉼 없이 흐른다.

3) 십이경맥(十二經脈)의 특징

(1) 수태음폐경(手太陰肺經)

① 수태음폐경(手太陰肺經)의 순환경로

수태음폐경(手太陰肺經)은 중초혈(배꼽에서 위로 4촌 되는 중완혈 부위)에서 시작하여 대장에 락(絡)한다. 위(胃) 입구를 순환하여 폐에 속(屬)한다. 폐(肺)를 지나 옆 겨드랑이 아래 천부혈로 내려와 상완 내측 및 전완 내측을 지나 요골 경상돌기 옆 태연혈과 어제혈을 따라 엄지손가락 끝의 외측 소상혈에서 끝난다. 다시 그 가지가 손목 위 열결혈에서 둘째 손가락 안쪽 끝으로 가서 수양명대장경(手陽明大腸經)으로 연결된다(그림 2-3).

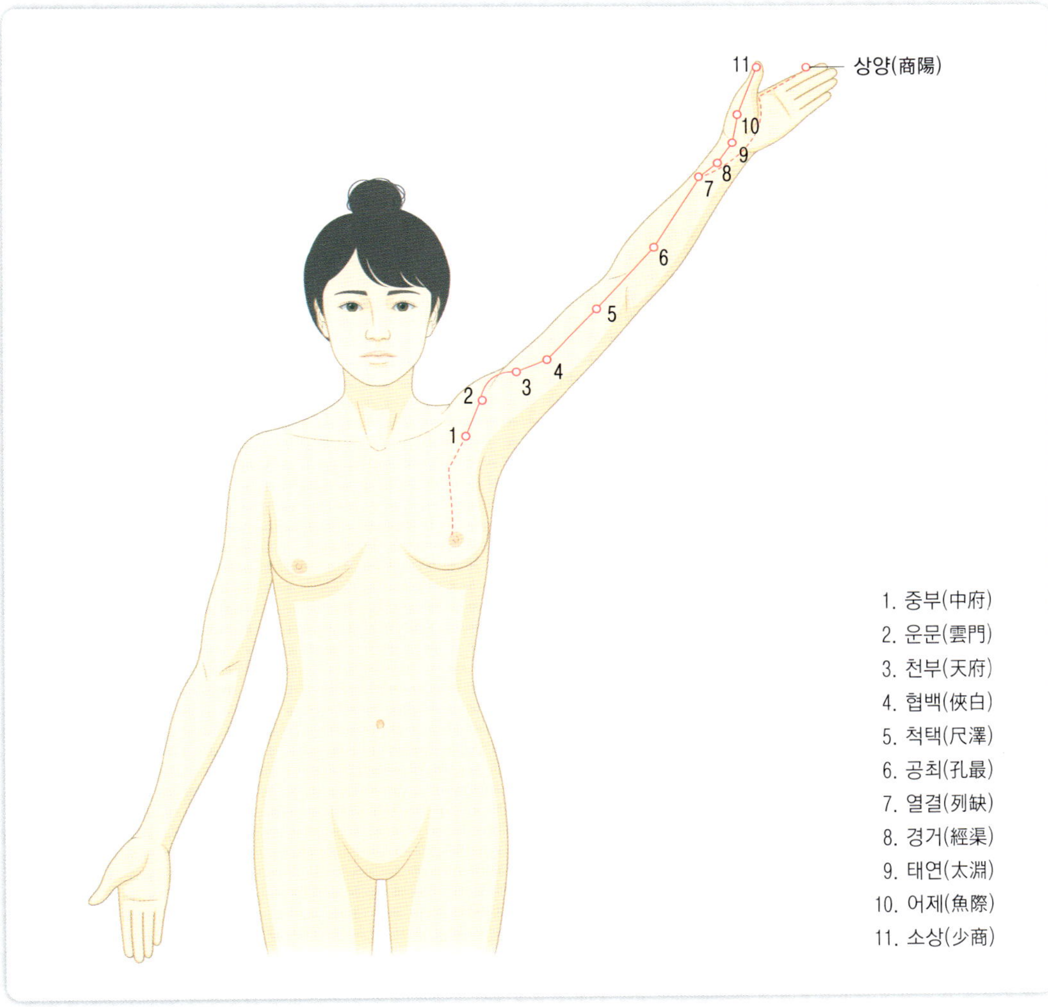

그림 2-3 수태음폐경

② 수태음폐경(手太陰肺經)의 병후(病候)

수태음폐경(手太陰肺經)에 문제가 있을 경우에는 오한, 발열, 코막힘, 두통, 흉통, 견통, 등허리동통, 백색의 얼굴, 해수, 호흡곤란, 가래, 인후건조, 가슴답답, 복부팽만, 설사 및 소변색깔의 변화 등이 발생한다.

(2) 수양명대장경(手陽明大腸經)

① 수양명대장경(手陽明大腸經)의 순환경로

수양명대장경(手陽明大腸經)은 둘째손가락 끝 안쪽 상양혈에서 시작하여 둘째손가락 안쪽 가장자리를 따라 엄지와 검지 사이의 합곡혈을 지나 손목 부위 두 힘줄 사이의 양계혈로 들어갔다가 팔뚝 위쪽을 따라서 팔꿈치 바깥 곡지혈쪽으로 들어가 상완의 바깥쪽 앞 가장자리를 따라 어깨를 지나서 아래의 폐(肺)에 락(絡)하고, 아래로 대장에 속(屬)한다. 그 한 가지는 하악으로 가고 인중을 지나 콧구멍 아래를 지나 영향혈에서 끝난다(그림 2-4).

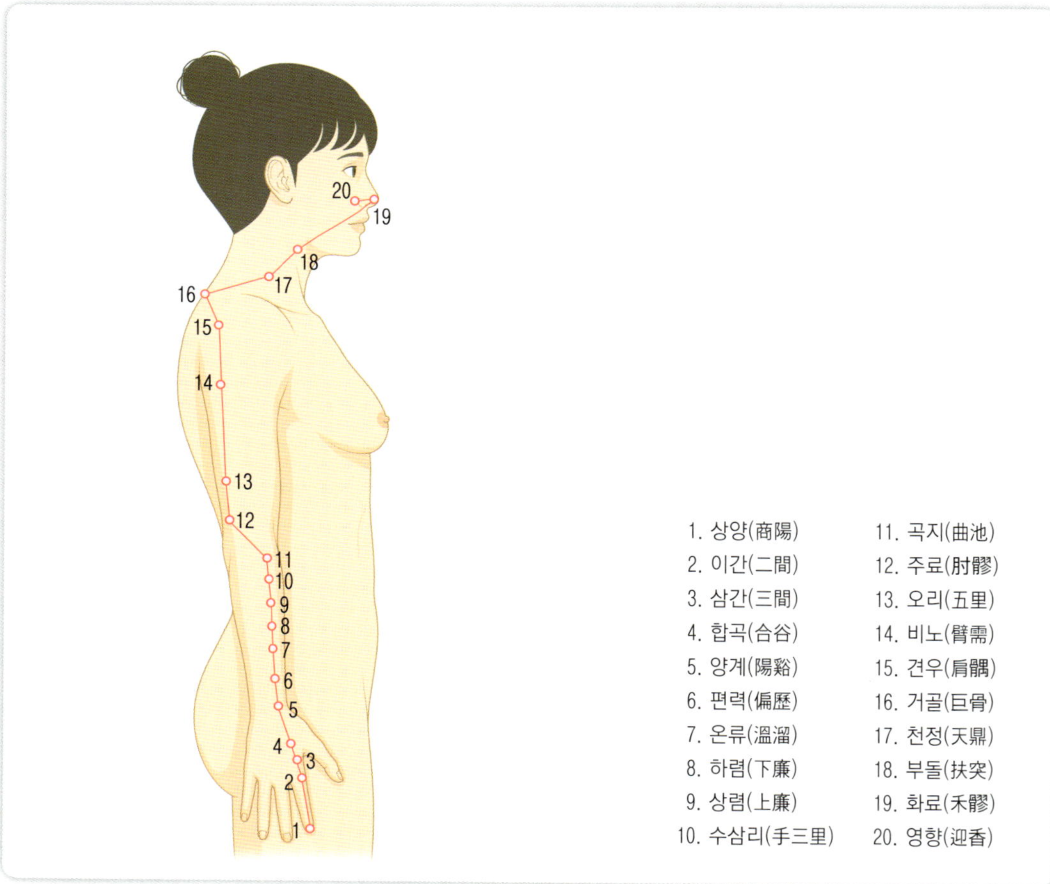

그림 2-4 수양명대장경

② 수양명대장경(手陽明大腸經)의 병후

수양명대장경(手陽明大腸經)은 진액을 주관한다. 병의 초기에는 치통, 인후통이 나타나고 점차 갈증, 비출혈, 코막힘, 견갑통, 복통, 설사, 호흡곤란 및 천식 등이 발생한다.

(3) 족양명위경(足陽明胃經)

① 족양명위경(足陽明胃經)의 순환경로

족양명위경(足陽明胃經)은 코 외측 승읍혈에서 시작하여 상악으로 들어간 다음 턱으로 가서 한 가지는 뺨을 지나 귀 앞쪽으로 가고 다른 한 가지는 위(胃)에 속(屬)하고 비(脾)에 락(絡)한다. 전흉부와 복부 및 서혜부를 지나 하지 전 외측으로 나와 둘째발가락 외측 끝의 여태혈에서 끝난다(그림 2-5).

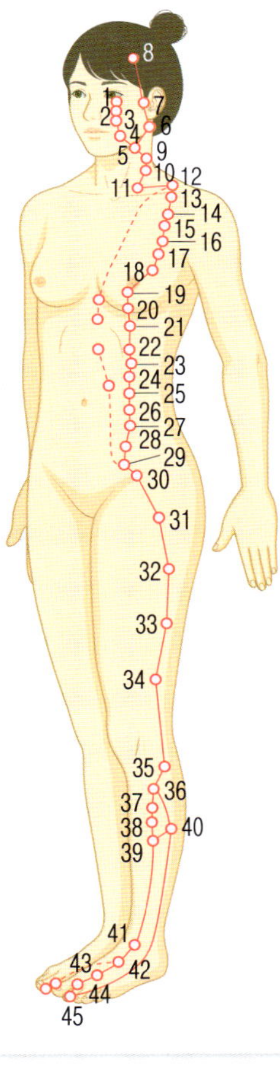

1. 승읍(承泣)
2. 사백(四白)
3. 거료(巨髎)
4. 지창(地倉)
5. 대영(大迎)
6. 협거(頰車)
7. 하관(下關)
8. 두유(頭維)
9. 인영(人迎)
10. 수돌(水突)
11. 기사(氣舍)
12. 결분(缺盆)
13. 기호(氣戶)
14. 고방(庫房)
15. 옥예(屋翳)
16. 응창(膺窓)
17. 유중(乳中)
18. 유근(乳根)
19. 불용(不容)
20. 승만(承滿)
21. 양문(梁門)
22. 관문(關門)
23. 태을(太乙)
24. 활육문(滑肉門)
25. 천추(天樞)
26. 외릉(外陵)
27. 대거(大巨)
28. 수도(水道)
29. 귀래(歸來)
30. 기충(氣衝)
31. 비관(髀關)
32. 복토(伏兎)
33. 음시(陰市)
34. 양구(梁丘)
35. 독비(犢鼻)
36. 족삼리(足三里)
37. 상거허(上巨虛)
38. 조구(條口)
39. 하거허(下巨虛)
40. 풍륭(豊隆)
41. 해계(解溪)
42. 충양(衝陽)
43. 함곡(陷谷)
44. 내정(內庭)
45. 여태(厲兌)

그림 2-5 족양명위경

② 족양명위경(足陽明胃經)의 병후

족양명위경(足陽明胃經)에 문제가 있을 경우에는 고열, 오한, 안면홍조, 입술건조, 비출혈, 인후통, 안면마비, 흉통, 하지냉감, 구취, 복부팽대, 복수 및 불면 등이 발생한다.

(4) 족태음비경(足太陰脾經)

① 족태음비경(足太陰脾經)의 순환경로

족태음비경(足太陰脾經)은 엄지발가락 내측 끝 은백혈에서 시작하여 발가락 안쪽 적백육제(발등과 발바닥 사이 경계 부분) 부위 대도혈을 따라 볼록 나온 뼈마디 옆 태백혈을 지나 안쪽 복사뼈 앞쪽 상구혈을 따라 장딴지를 지나 정강이뼈 뒤를 따라 족궐음경맥의 앞을 가로질러 나와 무릎과 허벅다리 안쪽 음릉천혈로 따라 올라가 복부로 들어가서 비(脾)

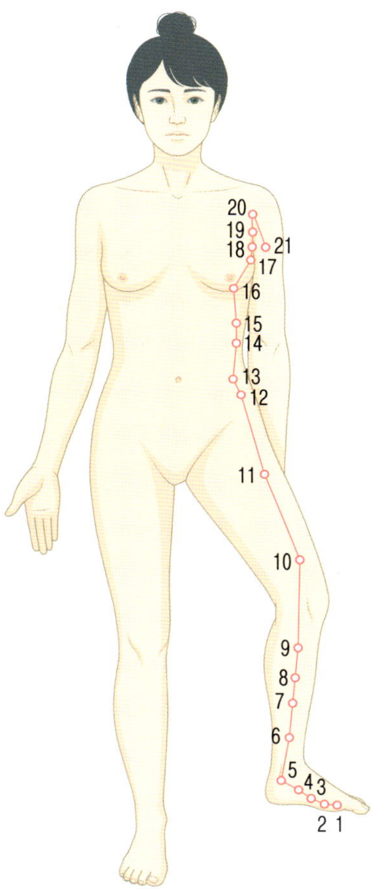

1. 은백(隱白)
2. 대도(大都)
3. 태백(太白)
4. 공손(公孫)
5. 상구(商丘)
6. 삼음교(三陰交)
7. 누곡(漏谷)
8. 지기(地機)
9. 음릉천(陰陵泉)
10. 혈해(血海)
11. 기문(箕門)
12. 충문(衝門)
13. 부사(府舍)
14. 복결(腹結)
15. 대횡(大橫)
16. 복애(腹哀)
17. 식두(食竇)
18. 천계(天溪)
19. 흉향(胸鄕)
20. 주영(周榮)
21. 대포(大包)

그림 2-6 족태음비경

에 속(屬)하고 위(胃)에 락(絡)한다. 위에서 갈라져 한 가지는 위로 혀뿌리에 연결되고, 다른 한 가지는 다시 횡격막을 뚫고 올라가 심장(心臟)으로 들어간다(그림 2-6).

② 족태음비경(足太陰脾經)의 병후

족태음비경(足太陰脾經)에 문제가 있을 경우에는 머리가 무겁고 혀가 뻣뻣하며, 수족무력감, 하지부종, 옆구리동통, 메스꺼움과 트림, 위통, 설사, 음식 섭취량 감소 및 수면장애 등이 발생한다.

(5) 수소음심경(手少陰心經)

① 수소음심경(手少陰心經)의 순환경로

수소음심경(手少陰心經)은 심장(心臟) 속에서 시작하여 횡격막을 뚫고 내려가 소장(小腸)에 락(絡)한다. 한 가지는 심계로부터 올라가 인후를 끼고 눈에 연계되고, 다른 한 가지는 심계로부터 폐(肺)로 올라갔다가 다시 내려와 겨드랑이 밑으로 나와 상완 안쪽을 지나 팔꿈치 안쪽부위 소해혈로 내려가 손목 뾰족한 뼈의 신문혈 끝에 이르고 새끼손가락 안쪽 끝 소충혈로 간다(그림 2-7).

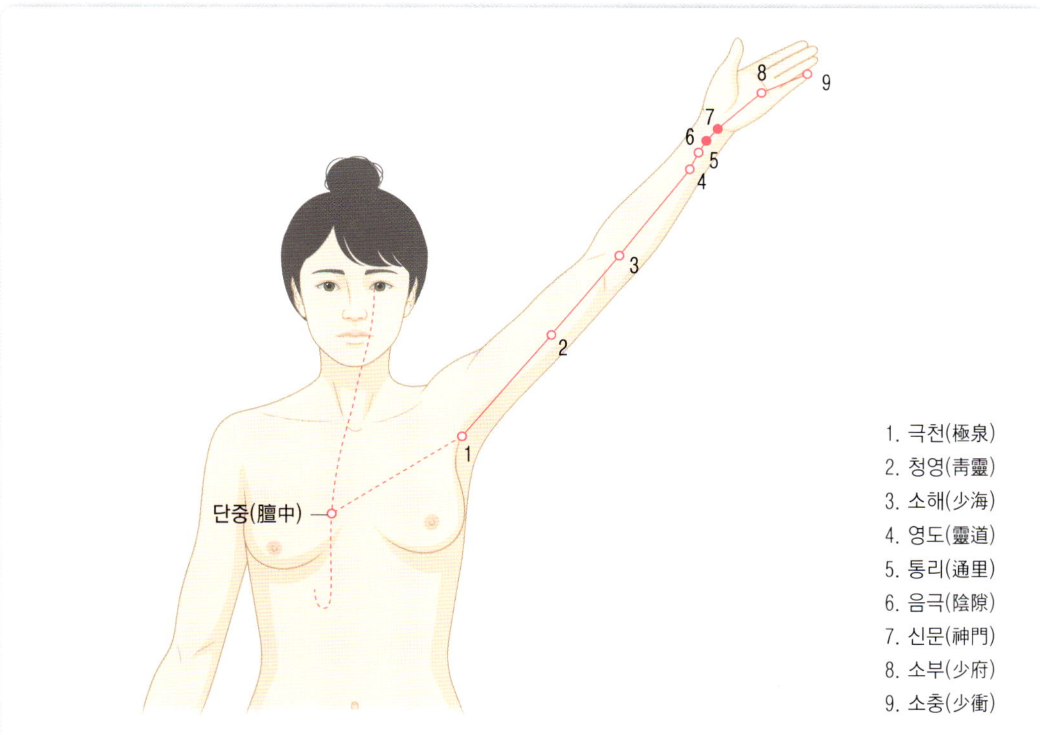

그림 2-7 수소음심경

② 수소음심경(手少陰心經)의 병후

수소음심경(手少陰心經)에 문제가 있을 경우에는 고열, 두통, 눈충혈, 갈증, 흉통, 등허리 동통, 견갑통, 수족냉증, 손바닥 열감, 어지러움증, 가슴답답, 호흡곤란, 심통, 불면, 안면 홍조 및 정신장애 등이 발생한다.

(6) 수태양소장경(手太陽少腸經)

① 수태양소장경(手太陽少腸經)의 순환경로

수태양소장경(手太陽少腸經)은 새끼손가락 끝 소택혈에서 시작하여 팔 외측을 따라 견갑에 이르며 심장(心臟)에 락(絡)하고 식도를 따라 횡격막을 뚫고 내려가 위(胃)를 지나 소장(小腸)에 속(屬)한다. 한 가지는 결분혈에서 목을 따라 빰으로 올라가 눈 바깥 가장자리를 지나 다시 귀속으로 들어간다. 또 한 가지는 빰에서 갈라져 콧마루를 끼고 올라가 눈 안쪽 가장자리에 이르렀다가 비스듬한 주행으로 광대뼈로 간다(그림 2-8).

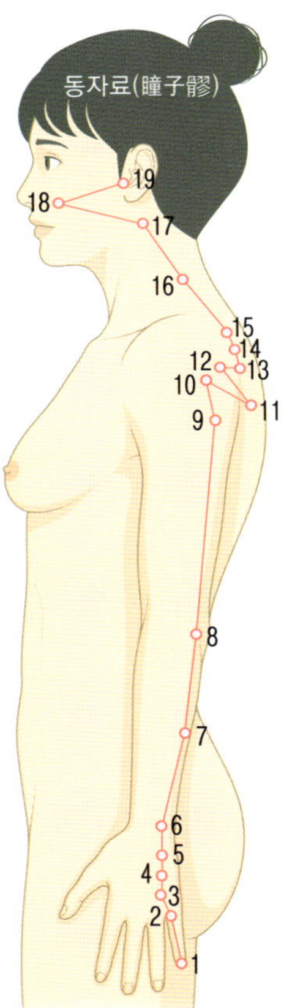

1. 소택(少澤)
2. 전곡(前谷)
3. 후계(後谿)
4. 완골(腕骨)
5. 양곡(陽谷)
6. 양로(養老)
7. 지정(支正)
8. 소해(小海)
9. 견정(肩貞)
10. 노수(臑兪)
11. 천종(天宗)
12. 승풍(秉風)
13. 곡원(曲垣)
14. 견외유(肩外兪)
15. 견중유(肩中兪)
16. 천창(天窓)
17. 천용(天容)
18. 관료(顴髎)
19. 청궁(聽宮)

그림 2-8 수태양소장경

② 수태양소장경(手太陽少腸經)의 병후

수태양소장경(手太陽少腸經)에 문제가 있을 경우에는 하복부팽만, 인두통, 뒷목 강직, 하복부동통, 설사, 변비, 손저림 등이 발생한다.

(7) 족태양방광경(足太陽膀胱經)

① 족태양방광경(足太陽膀胱經)의 순환경로

족태양방광경(足太陽膀胱經)은 눈의 안쪽 가장자리 정명혈에서 시작하여 머리 상측 정수리 백회혈에서 교차되어 두 가지로 내려간다. 한 가지는 정수리에서 귀의 위 모서리로 가고, 또 한 가지는 정수리에서 뇌로 들어간 뒤 다시 나와 갈라져 목덜미로 내려가 견갑골

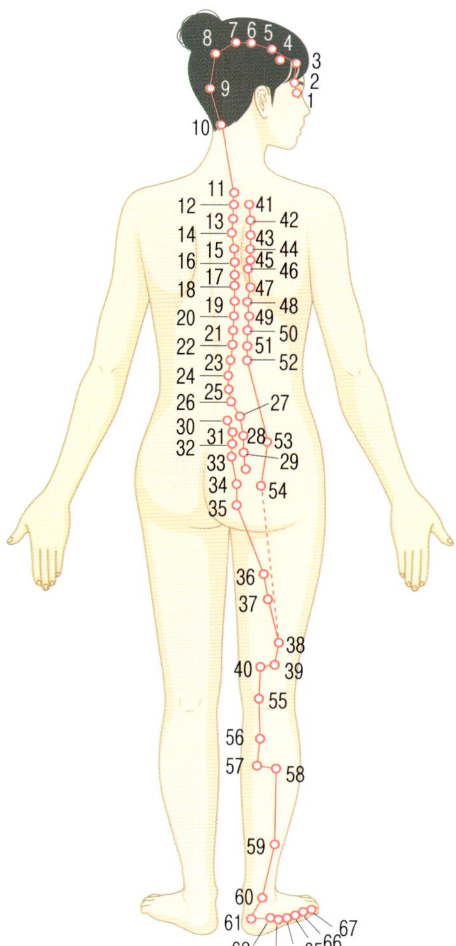

1. 정명(睛明)
2. 찬죽(攢竹)
3. 미충(眉衝)
4. 곡차(曲差)
5. 오처(五處)
6. 승광(承光)
7. 통천(通天)
8. 낙각(絡却)
9. 옥침(玉枕)
10. 천주(天柱)
11. 대저(大杼)
12. 풍문(風門)
13. 폐유(肺兪)
14. 궐음유(厥陰兪)
15. 심유(心兪)
16. 독유(督兪)
17. 격유(膈兪)
18. 간유(肝兪)
19. 담유(膽兪)
20. 비유(脾兪)
21. 위유(胃兪)
22. 삼초유(三焦兪)
23. 신유(腎兪)
24. 기해유(氣海兪)
25. 대장유(大腸兪)
26. 관원유(關元兪)
27. 소장유(小腸兪)
28. 방광유(膀鑛兪)
29. 중여유(中黎膂)
30. 백환유(白環兪)
31. 상료(上髎)
32. 차료(次髎)
33. 중료(中髎)
34. 하료(下髎)
35. 회양(會陽)
36. 승부(承扶)
37. 은문(殷門)
38. 부극(浮隙)
39. 위양(委陽)
40. 위중(委中)
41. 부분(附分)
42. 백호(魄戶)
43. 고맹(膏肓)
44. 신당(神堂)
45. 의희(譩譆)
46. 격관(隔關)
47. 혼문(魂門)
48. 양강(洋綱)
49. 의사(意舍)
50. 위창(胃倉)
51. 맹문(肓門)
52. 지실(志室)
53. 포맹(胞肓)
54. 질변(秩邊)
55. 합양(合陽)
56. 승근(承筋)
57. 승산(承山)
58. 비양(飛陽)
59. 부양(趺陽)
60. 곤륜(崑崙)
61. 복삼(僕參)
62. 신맥(申脈)
63. 금문(金門)
64. 경공(京骨)
65. 속골(束骨)
66. 통곡(通谷)
67. 지음(至陰)

그림 2-9 족태양방광경

내측을 따라 척추를 끼고 허리로 내려가 신(腎)에 락(絡)하고 방광(膀胱)에 속(屬)한다. 종아리와 외과를 지나 새끼발가락 외측 끝 지음혈에서 끝난다(그림 2-9).

② 족태양방광경(足太陽膀胱經)의 병후

족태양방광경(足太陽膀胱經)에 문제가 있을 경우에는 한열, 두통, 눈물, 안통, 견통, 요통, 대퇴와 하퇴 및 족부동통 등이 발생한다.

(8) 족소음신경(足少陰腎經)

① 족소음신경(足少陰腎經)의 순환경로

족소음신경(足少陰腎經)은 발바닥 가운데 용천혈에서 시작하여 발 내측 내과를 돌아서 하지 내측을 지나 허벅다리 안쪽 위 가장자리를 따라 올라가 척수를 뚫고 신장(腎臟)에 속(屬)하

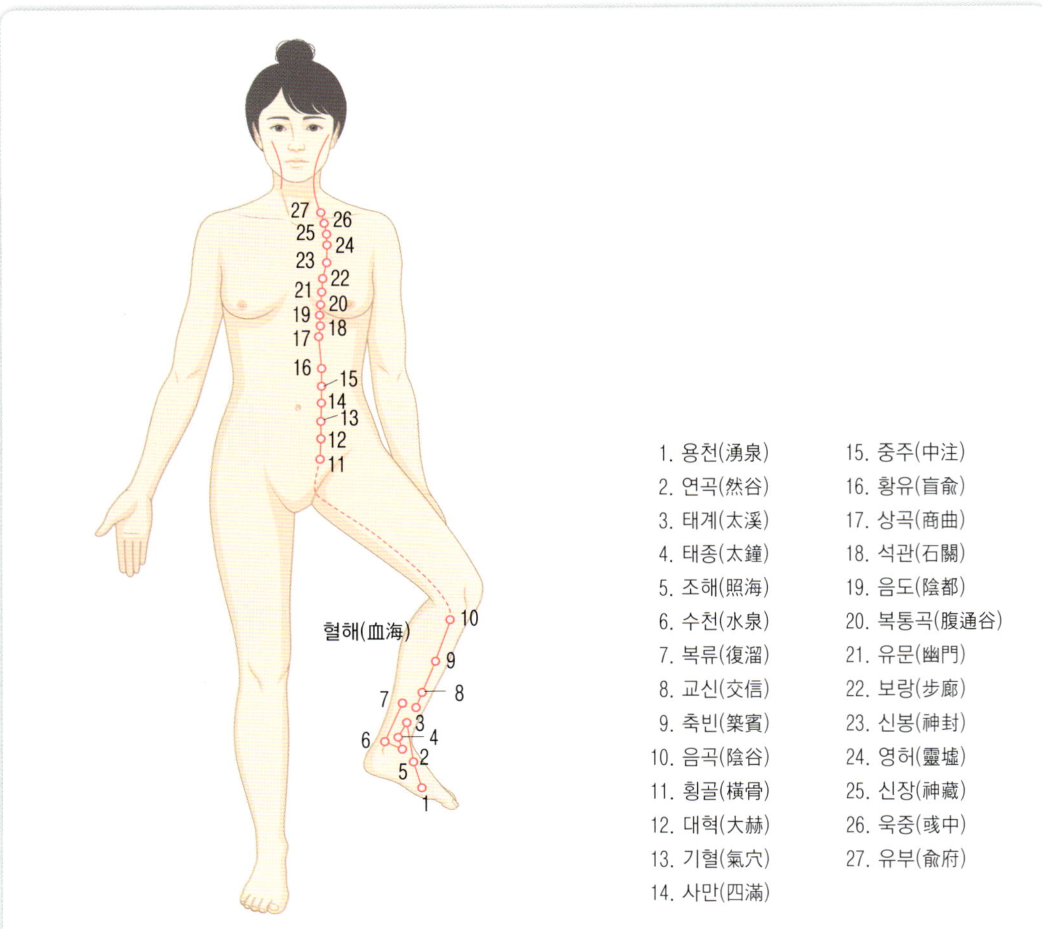

그림 2-10 족소음신경

고, 방광(膀胱)에 락(絡)한다. 신장(腎臟)에서 올라가 간(肝)과 횡격막을 뚫고 폐(肺)에 들어갔다가 기관을 따라 올라가서 혀 밑으로 가며, 한 가지는 폐(肺)에서 갈라져 나와 심장(心臟)에 락(絡)하고 가슴속으로 들어가 유부혈에서 끝나며 수궐음심포경에 연결된다(그림 2-10).

② 족소음신경(足少陰腎經)의 병후

족소음신경(足少陰腎經)에 문제가 있을 경우에는 요통, 발이 냉함, 하지무력, 갈증, 인후동통, 발바닥 동통, 검은 안색, 안면 부종, 시력저하, 천식, 가슴답답, 설사, 배변곤란, 복부팽만, 오심, 구토 및 발기부전 등이 발생한다.

(9) 수궐음심포경(手厥陰心包經)

① 수궐음심포경(手厥陰心包經)의 순환경로

수궐음심포경(手厥陰心包經)은 가슴에서 시작하여 심포(心包)에 속(屬)하고 횡격막을 뚫고 내려가 삼초(三焦)에 락(絡)한다. 가슴에서 옆구리로 가서 상완 내측을 따라 손바닥 가운데 노궁혈로 들어가고 두 가지로 나뉘어져 한 가지는 셋째손가락 끝의 중충혈로 나가고

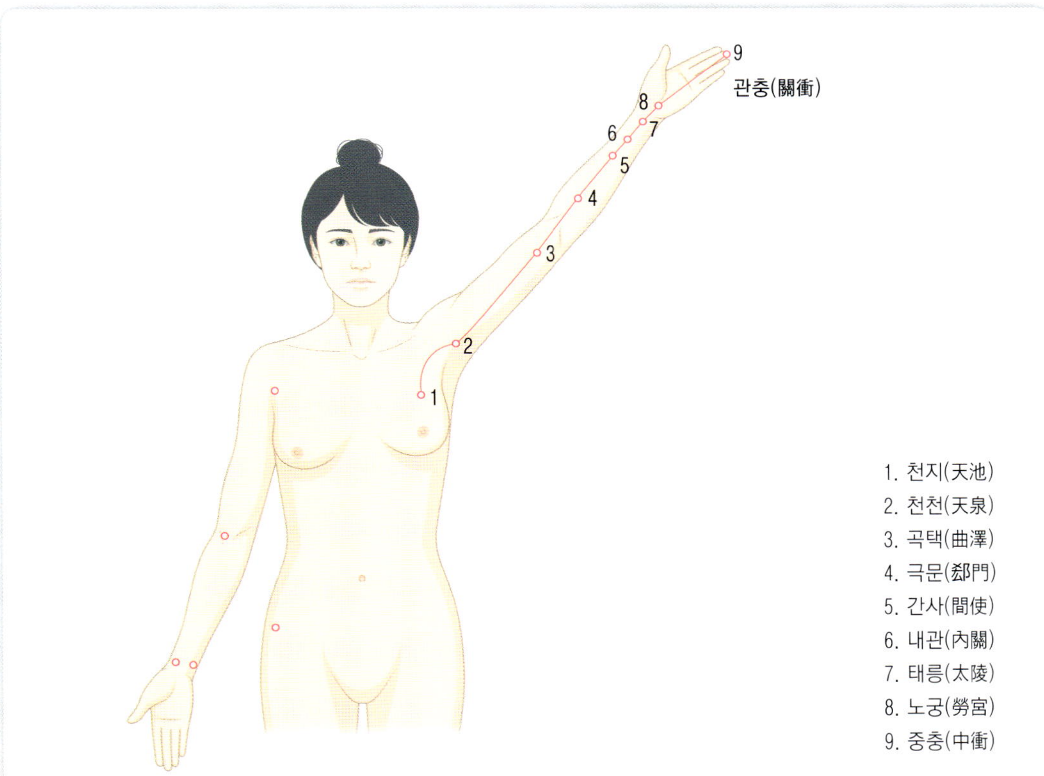

그림 2-11 수궐음심포경

또 한 가지는 넷째손가락 끝으로 나가 관충혈에서 수소양삼초경에 연결된다(그림 2-11).

② 수궐음심포경(手厥陰心包經)의 병후

수궐음심포경(手厥陰心包經)에 문제가 있을 경우에는 안면홍조, 눈의 피로 및 충혈, 가슴이 두근거림, 숨이 참, 팔꿈치 저림, 손바닥 열감, 발 냉증, 언어장애 및 의식장애 등이 발생한다.

(10) 수소양삼초경(手少陽三焦經)

① 수소양삼초경(手少陽三焦經)의 순환경로

수소양삼초경(手少陽三焦經)은 네 번째 손가락 끝 관충혈에서 시작하여 손등을 지나 팔의 외측을 타고 견갑부로 간다. 심포(心包)에 락(絡)하고 횡격막을 지나 삼초(三焦)에 속(屬)한다. 한 가지는 단중에서 올라가서 결분혈로 나가고, 여기서 목으로 올라가서 귓바퀴 뒤

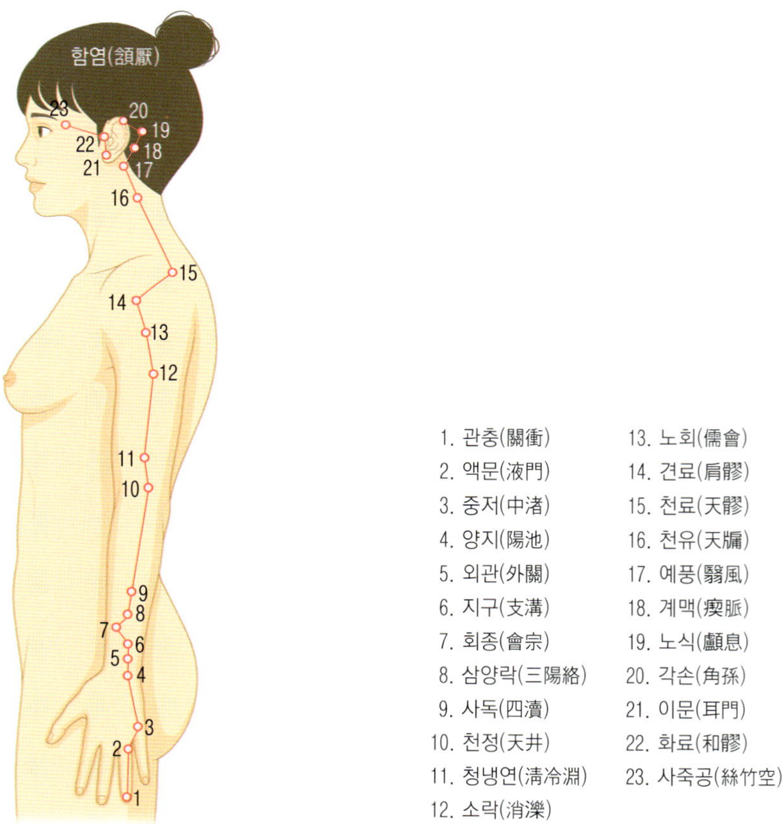

그림 2-12 수소양삼초경

를 끼고 곧게 올라가서 귀 안쪽으로 나와서 다시 구부러져 뺨으로 내려와 콧마루로 간다. 또 한 가지는 귀 뒤쪽에서 귓속으로 들어갔다 귀 앞으로 나와 눈썹 외측 끝 사죽공혈에서 끝난다(그림 2-12).

② 수소양삼초경(手少陽三焦經)의 병후

수소양삼초경(手少陽三焦經)에 문제가 있을 경우에는 인후통, 뺨의 동통, 안구동통, 청각장애, 귀 주변의 동통, 복부팽만, 변비, 빈뇨, 요실금, 배뇨곤란 등이 발생한다.

(11) 족소양담경(足少陽膽經)

① 족소양담경(足少陽膽經)의 순환경로

족소양담경(足少陽膽經)은 눈의 외측 끝 동자료혈에서 시작하여 머리 위쪽과 귀뒤를 돌아 견갑부를 지난 후 흉부로 와서 횡격막을 지나 간(肝)에 락(絡)하고 담(膽)에 속(屬)한다.

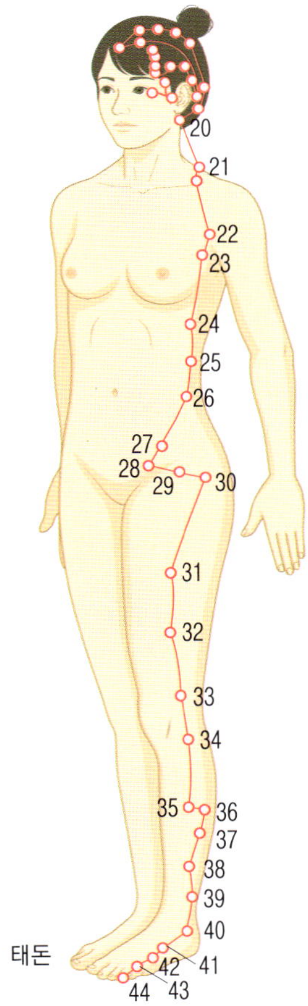

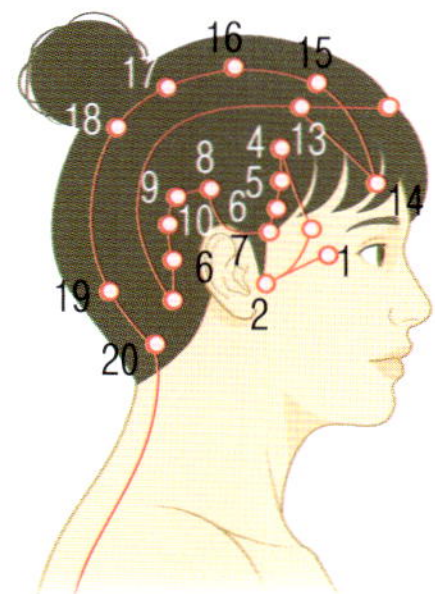

1. 동자료(瞳子髎)
2. 청회(聽會)
3. 객주인(客主人)
4. 함염(頷厭)
5. 현로(懸顱)
6. 현리(懸釐)
7. 곡빈(曲鬢)
8. 솔곡(率曲)
9. 천충(天衝)
10. 부백(浮白)
11. 규음(竅陰)
12. 완골(完骨)
13. 본신(本神)
14. 양백(陽白)
15. 두임읍(頭臨泣)
16. 목창(目窓)
17. 정영(正營)
18. 승령(承靈)
19. 뇌공(腦空)
20. 풍지(風池)
21. 견정(肩井)
22. 연액(淵液)
23. 첩근(輒筋)
24. 일월(日月)
25. 경문(京門)
26. 대맥(帶脈)
27. 오추(五樞)
28. 유도(維道)
29. 거료(居髎)
30. 환도(環跳)
31. 풍시(風市)
32. 중독(中瀆)
33. 양관(陽關)
34. 양릉천(陽陵泉)
35. 양교(陽交)
36. 외구(外丘)
37. 광명(光明)
38. 양보(陽輔)
39. 현종(懸鍾)
40. 구허(丘墟)
41. 족임읍(足臨泣)
42. 지오회(地五會)
43. 협계(俠溪)
44. 규음(竅陰)

그림 2-13 족소양담경

하지 외측을 내려와 외과를 지나 넷째발가락 외측 끝 족규음혈에서 끝난다(그림 2-13).

② 족소양담경(足少陽膽經)의 병후

족소양담경(足少陽膽經)에 문제가 있을 경우에는 편두통, 안통, 검은 안색, 액와부 종창, 청각장애, 대퇴, 무릎 및 하퇴동통, 옆구리동통, 액와종창, 구토, 입이 씀, 흉통 등이 발생한다.

(12) 족궐음간경(足厥陰肝經)

① 족궐음간경(足厥陰肝經)의 순환경로

족궐음간경(足厥陰肝經)은 엄지발가락 외측 끝 대돈혈에서 내과를 지나 하지 내측 및 생식기를 지나 하복부로 올라가 위(胃)를 돌아 간(肝)에 속(屬)하며, 담(膽)에 락(絡)한다. 횡

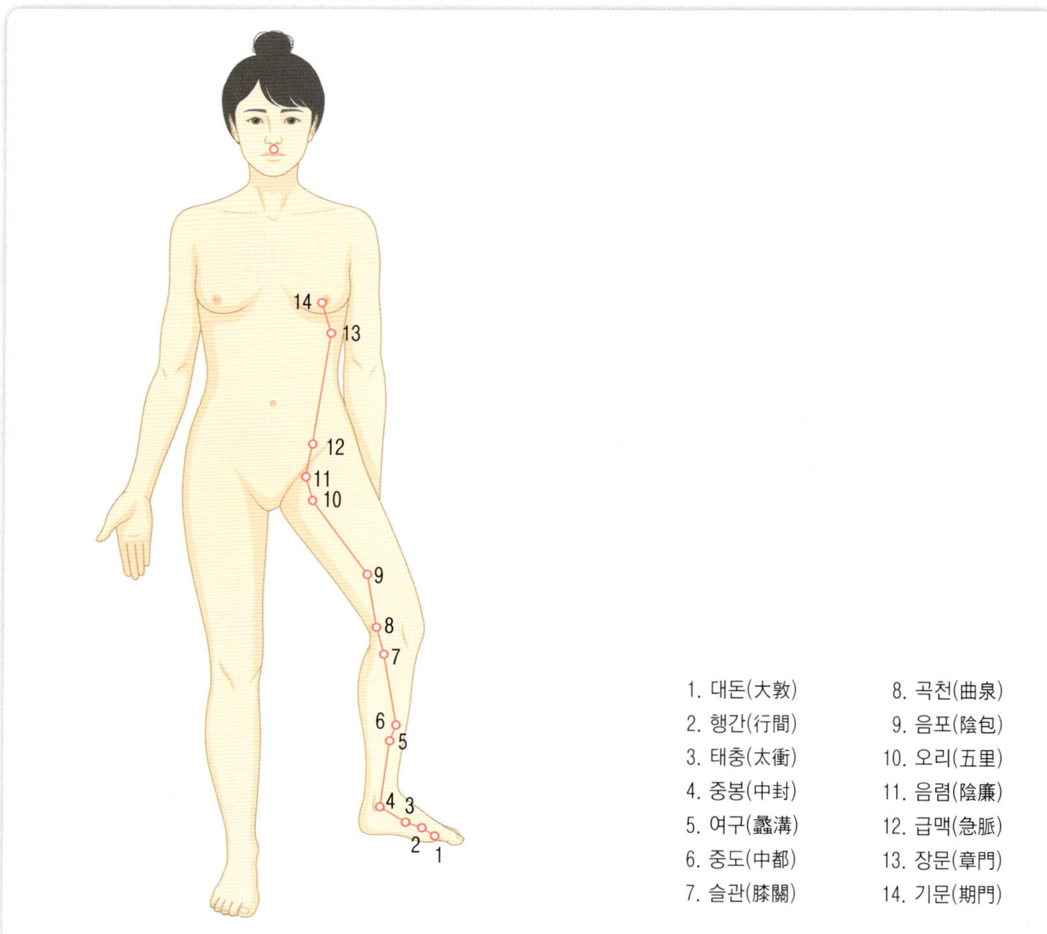

그림 2-14 족궐음간경

격막을 뚫고 흉부로 간 후 얼굴의 눈 쪽으로 연계되고 이마로 나와 정수리에서 독맥과 연결된다. 한 가지는 눈과 연계된 곳에서부터 뺨 속으로 내려가 입술 안쪽으로 들어가고 또 한 가지는 다시 간(肝)에서 갈라져서 횡격막을 뚫고 올라가 폐(肺)로 들어가 기문혈에서 끝나며 수태음폐경과 연결된다(그림 2-14).

② 족궐음간경(足厥陰肝經)의 병후

족궐음간경(足厥陰肝經)에 문제가 있을 경우에는 두통, 어지러움증, 시력장애, 이명, 발열, 갈증, 가슴답답, 복통, 구토, 황달, 설사, 월경정지 등이 발생한다.

4.5 기경팔맥(奇經八脈)

기경팔맥은 독맥(督脈), 임맥(任脈), 충맥(衝脈), 대맥(帶脈), 양유맥(陽維脈), 음유맥(陰維脈), 양교맥(陽橋脈), 음교맥(陰橋脈)의 총칭이다. 기경팔맥의 '기(奇)'는 '다르다'는 뜻으로 장부와의 직접적인 속락(屬絡)계가 없으며, 서로 간에 표리관계도 없어 십이경맥과 구별된다. 기경팔맥은 십이경맥의 기혈을 조절하고 십이경맥간의 연결을 밀접하게 한다. 여기서는 독맥과 임맥에 대하여 소개한다.

1) 독맥(督脈)

(1) 독맥(督脈)의 순환경로

자궁[(포궁(胞宮)] 부위에서 시작하여 회음으로 내려온 후, 척추를 따라 상행하여 목뒤의 풍부(風府)혈에서 뇌 속에 진입하여 뇌와 연결한다. 동시에 두부 정중선을 따라 두정, 코, 입 부위로 간다. 한 가지는 척추 내에서 갈라져 나와 신(腎)에 속한다. 다른 한 가지는 복부의 배꼽을 지나 심장을 관통하여 하악 부위에 이른다(그림 2-15).

(2) 독맥(督脈)의 기능

독(督)에는 총독, 독려, 통솔이라는 의미가 함축되어 있다.

① 양경의 기혈을 조절한다

독맥은 척추를 따라 등 부위를 운행하며 수차례 수족3양경 및 양유맥과 만나면서 전신의 양경을 조절한다.

② 뇌(腦), 수(髓) 및 신장의 기능을 반영한다

독맥은 뇌에 락(絡)하고, 신장에 속(屬)한다. 신장은 수(髓)를 만들고, 뇌는 수해이다. 그러므로 독맥은 뇌, 척수 및 신장의 기능 활동과 밀접하다.

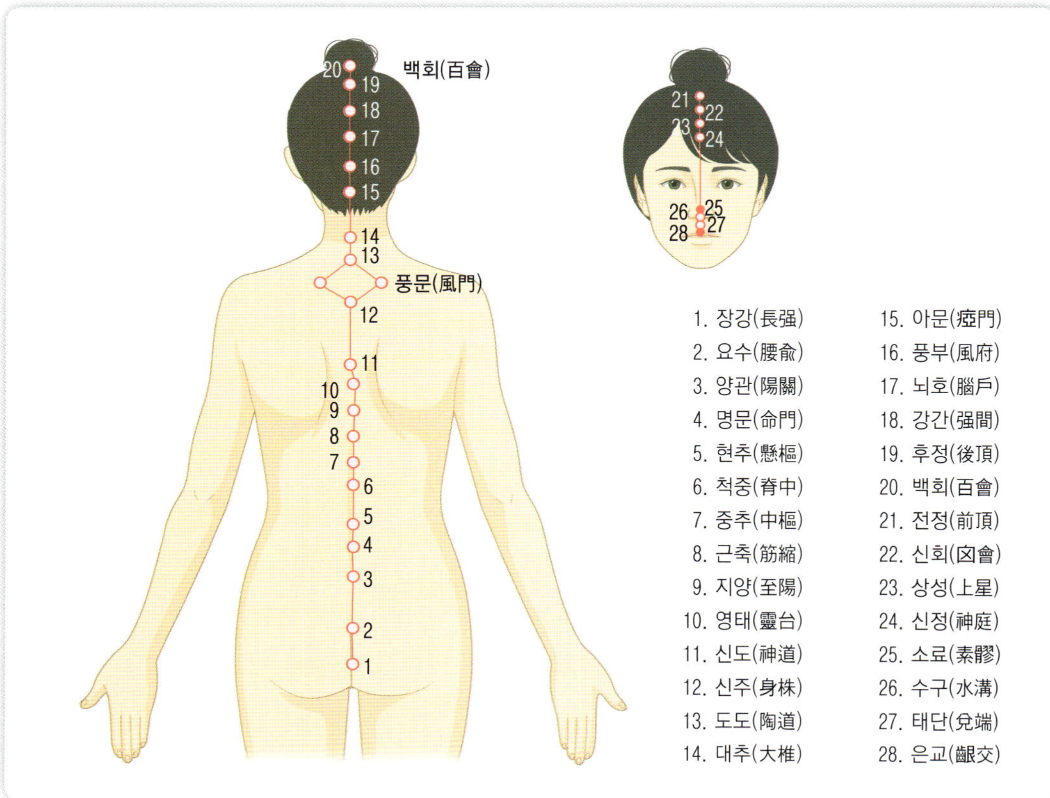

그림 2-15 독맥

(3) 독맥(督脈)의 병후

실(實)하면 척추가 뻣뻣하여 뒤로 젖혀지고, 허(虛)하면 머리가 무겁다.

2) 임맥(任脈)

(1) 임맥(任脈)의 순환경로

임맥은 자궁, 즉 포궁(胞宮)에서 시작하여 회음으로 내려온 후 복부, 흉부 정중선을 따라 상행하여 인후와 하악부에 이른다. 한 가지는 흉부에서 충맥과 함께 척주 내부로 간다(그림 2-16).

(2) 임맥(任脈)의 기능

① 음경의 기혈을 조절한다

임맥은 수차례 족3음경 및 음유맥과 교회하면서 음맥간의 상호연결로 음경의 기혈을 조절

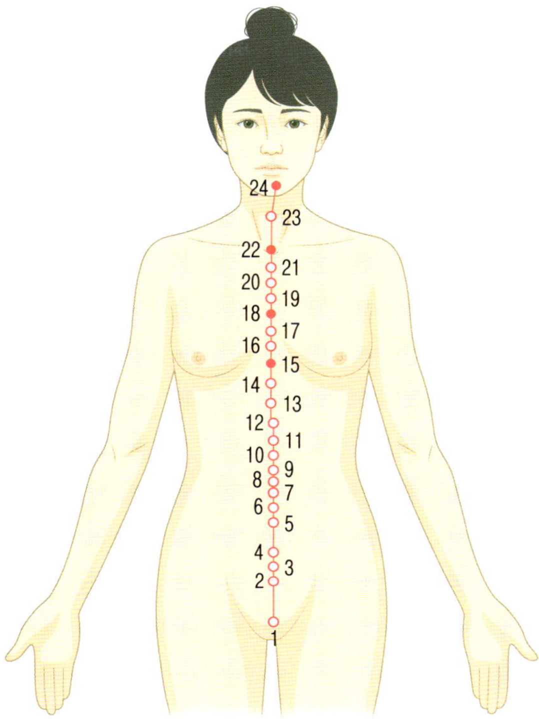

그림 2-16 임맥

하는 작용을 한다. 전신의 음경을 주관하므로, '음맥(陰脈)의 해(海)'라 한다.

② 임맥은 임신과 출산을 주관한다

임맥은 자궁[포중(胞中)]에서 시작하며, '임(任)'이 임신의 뜻과 통하므로 임맥은 생산과 양육의 근본이다. 임맥은 월경을 조절하고 여자의 생식기능을 촉진하므로 임신과 관계가 있다.

(3) 임맥의 병후

월경불순, 대하, 자궁근종, 유산, 불임 등의 비뇨생식기계와 소화 및 호흡기계의 증후가 나타난다.

4.6 경혈(經穴)

경혈(經穴)은 경락(經絡)을 따라 일정하게 분포되어 있는 작은 혈(穴)자리로 몸밖의 기운, 경락 및 각 장부의 기운이 서로 통하는 곳이다. 경혈(經穴)은 침구 치료의 시술점인 동시에 질병이 발생했을 때, 압통, 과민반응, 경혈(經穴) 부위의 피부색 변화, 전기저항의 감소 등의 변화를 통하여 질병의 존재를 알려주는 반응점이다. 인체에는 12정경(正經)이 분포되어 있으며, 각각의 경혈(經穴)은 순번과 고유한 이름을 지니고 있다. 예를 들어 합곡(合谷), 태충(太衝), 족삼리(足三里) 등이 있다.

임상에서 중요하게 사용되는 경혈은 다음과 같다.

경락(경혈수)	주요경혈
수태음폐경(11경혈)	중부, 척택, 공최, 열결, 경거, 태연, 어제, 소상
수양명대장경(20경혈)	상양, 이간, 삼간, 합곡, 양계, 곡지, 견우, 화료, 영향
족양명위경(45경혈)	두유, 천추, 독비, 족삼리, 해계, 함곡, 내정, 여태
족태음비경(21경혈)	은백, 대도, 태백, 상구, 삼음교, 음릉천, 혈해, 대포
수소음심경(9경혈)	극천, 소해, 영도, 통리, 음극, 신문, 소부, 소충
수태양소장경(19경혈)	소택, 전곡, 후계, 양곡, 소해, 견정, 천종, 병풍, 곡원, 견외수, 청궁
족태양방광경(67경혈)	대저, 폐유, 궐음유, 심유, 독유, 격유, 간유, 담유, 비유, 위유, 삼초유, 신유, 기해유, 대장유, 관원유, 소장유, 방광유, 차료, 위중, 승근, 승산, 곤륜, 속골, 족통곡, 지음
족소음신경(27경혈)	용천, 연곡, 태계, 복류, 음곡, 유부
수궐음심포경(9경혈)	천지, 곡택, 간사, 내관, 대릉, 노궁, 중충
수소양삼초경(23경혈)	관충, 액문, 중저, 양지, 외관, 지구, 천장, 견료, 예풍, 이문, 사죽공
족소양담경(44경혈)	풍지, 견정, 경문, 대맥, 환도, 풍시, 양릉천, 양포, 현종, 족임읍, 협계, 족규음
족궐음간경(14경혈)	대돈, 행간, 태충, 중봉, 곡천, 기문
독맥(28경혈)	승장, 명문, 현추, 대추, 풍부, 백회, 수구
임맥(24경혈)	곡골, 중극, 관원, 석문, 기해, 신궐, 하완, 중완, 상완, 전중

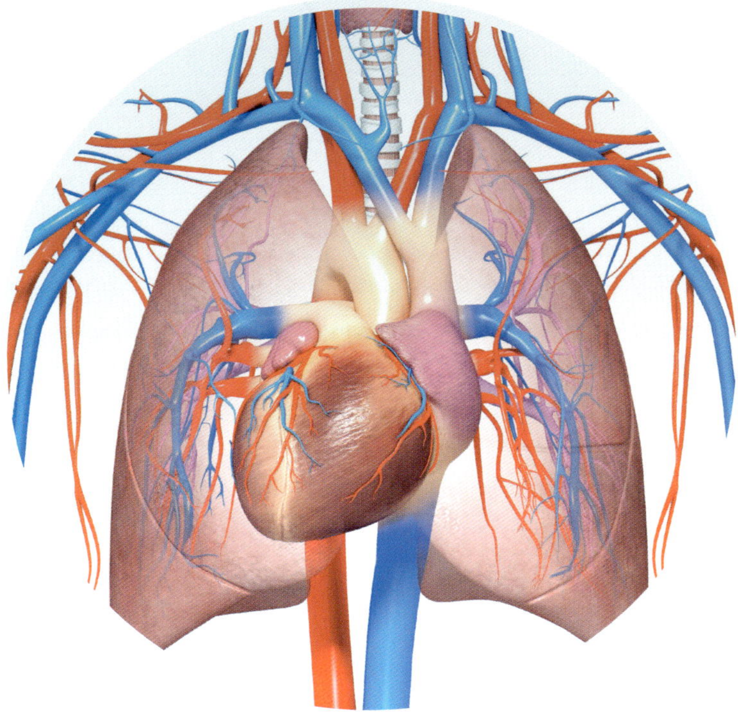

CHAPTER 3

발반사요법과 인체의 구조

1. 발의 구조
2. 신경계
3. 순환 · 림프계
4. 내분비계
5. 비뇨기계

1 발의 구조

발은 체중을 지탱하면서 몸의 균형을 유지하고, 똑바로 서 있거나 걷고 뛸 수 있도록 매우 정밀하고 복잡한 구조로 되어 있다. 전신의 무게가 모두 걸리는 발에서의 뼈, 강인한 근육과 힘줄, 인대, 혈관, 신경 등의 구조는 인체에서 가장 강력한 구조로 이루어져 있다.

인체는 206개의 뼈로 구성되어 있다. 그 중 발의 뼈는 52개로 전체 뼈의 약 1/4을 차지하고 있다.

1.1 발목뼈(족근골)

발목뼈는 발목을 구성하는 7개의 뼈로 종골(calcaneus), 거골(talus), 주상골(navicular), 설상골(cuneiform bone), 입방골(cuboid bone)로 이루어져 있다(그림 3-1).

1) 종골 Calcaneus

종골은 족근골 중 제일 크며 발뒤꿈치를 형성하는 뼈로 거골(talus)을 지지하여 다리로부터 내려오는 체중을 지탱하는 역할을 한다. 거골(talus), 입방골(cuboid bone)과 인접하고 있으며 이곳에는 아킬레스건이 부착되어 있다.

2) 거골 Talus

거골은 주상골(navicular)과 인접해 발목관절을 이루며 경골(tibia)로부터 내려오는 무게를 직접 받는다.

3) 주상골 Navicular

주상골은 거골(talus)의 앞쪽에 있으며 설상골(cuneiform bone) 3개와 인접하여 있다. 설상골(cuneiform bone), 중족골(metatarsal bones) 등과 함께 발 안쪽의 아치 형성에 큰 역할을 한다.

4) 설상골 Cuneiform bone

설상골은 발바닥쪽에 세 개의 설상골이 나란히 있으며 앞쪽으로 제1, 2, 3 중족골과 연결된다.

5) 입방골 Cuboid bone

입방골은 발의 외측에서 제4, 5 중족골(metatarsal bones)과 종골(calcaneus) 사이에 위치한다.

1.2 발바닥뼈(중족골)

발바닥뼈(중족골)는 발바닥을 형성하는 다섯 개의 긴뼈로, 저부(base)는 원위발목뼈(원위족근골, tarsal bone)인 설상골(cuneiform bone) 및 입방골(cuboid bone)과 관절하고, 두부(head)는 발가락뼈(족지골, phalanges)와 관절한다. 엄지발가락쪽의 제1중족골은 제일 굵으며 몸무게의 대부분을 지탱하는 곳으로 운동범위가 제한되어 있다. 엄지발가락은 체중을 많이 받게 되는 부위로 굳은살이나 못이 박히는 등 여러 가지 문제가 발생할 수 있는 부위이므로 주의 깊은 관찰이 요구된다.

1.3 발가락뼈(족지골)

족지골은 발가락을 형성하는 14개의 뼈로, 다양한 운동보다는 체중을 유지해야 하기 때문에 손가락뼈에 비해 굵고 길이가 짧다. 엄지발가락은 기절골(proximal phalanx)과 말절골(distal phalanx)로 이루어져 있고, 다른 발가락은 기절골(proximal phalanx), 중절골(middle phalanx) 및 말절골(distal phalanx)로 이루어져 있다. 제1기절골(proximal phalanx)과 제1중족골(metatarsal bones)이 만나는 부위에 통풍, 건막류, 외반모지가 잘 생긴다. 말절골 말단에는 조면이 있어 발톱이 부착한다.

1.4 족궁

족궁은 발바닥 가운데 부분이 바닥에 닿지 않고 떠 있는 활 모양의 아치(arch)를 형성하여 걷거나 뛸 때 스프링 같은 역할을 하며, 고관절과 무릎관절을 통해 전달된 상체의 무게를 분산시킨다. 서있는 자세에서 위에서 누르는 체중은 거골(talus)을 통해 족궁(plantar arch)으로 내려와 발로 분산되는데 발뒤꿈치에 50%, 제1중족골의 골두에 30%, 제2~5중족골의 골두에 20% 정도로 각각 분산된다.

족궁은 발목뼈인 거골, 주상골, 설상골과 제1, 2중족골의 골두(head)를 잇는 깊이 형성되는 내측족궁과 종골, 입방골과 제4, 5중족골의 골두를 잇는 얕게 형성되는 외측족궁 그리고

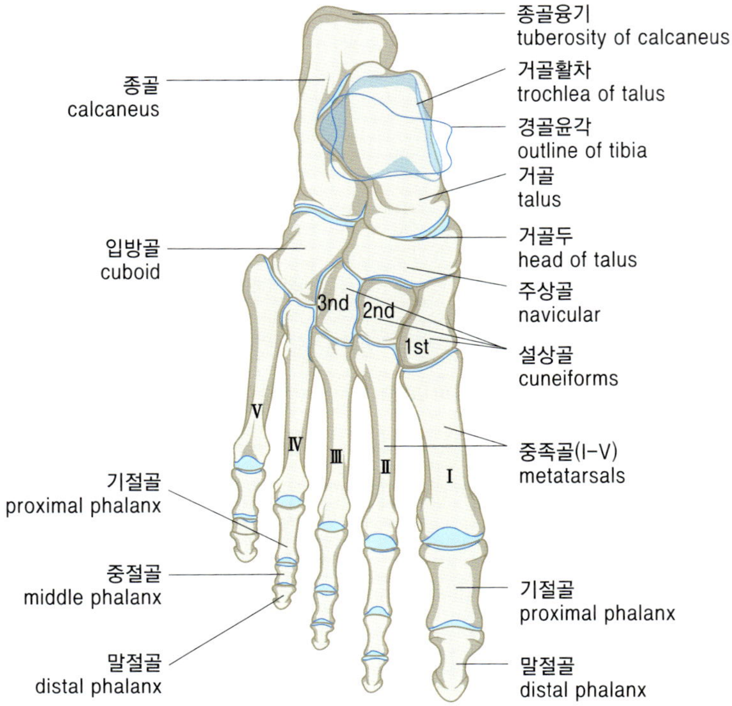

그림 3-1 발의 뼈

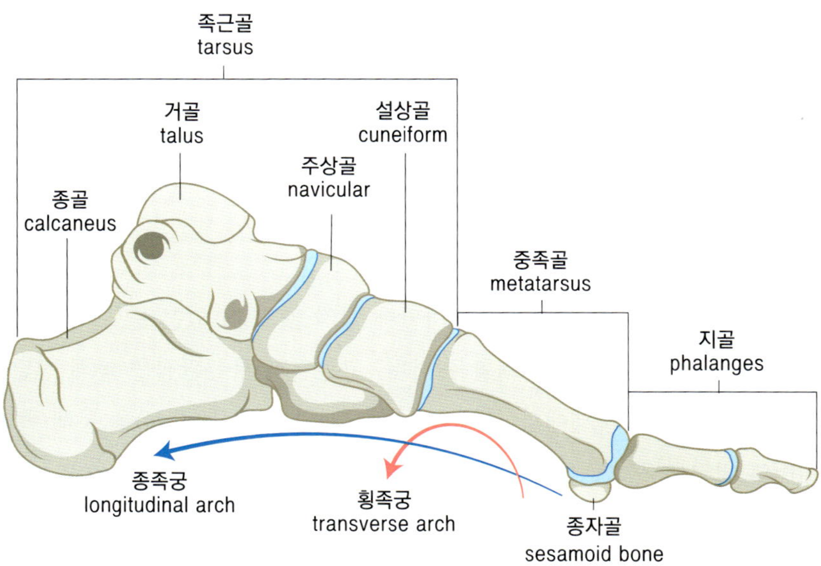

그림 3-2 족궁

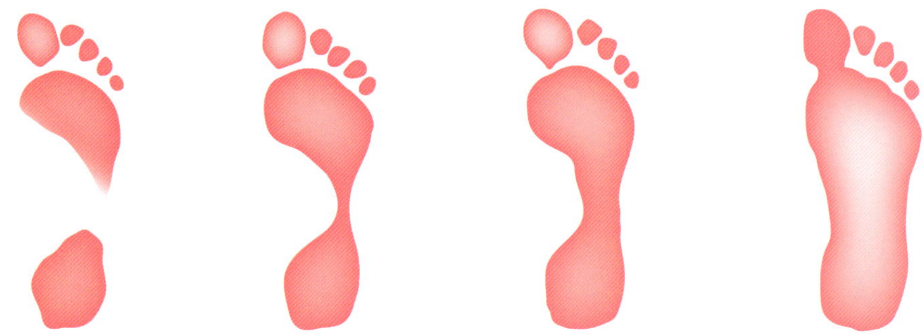

그림 3-3 족문

발목뼈(족근골)의 원위 부위에 있는 설상골(cuneiform bone) 및 입방골(cuboid bone)과 관절하는 제1중족골의 저부와 제5중족골의 저부 사이를 잇는 작은 형태의 횡족궁(transverse arch)이 있다(그림 3-2).

족궁의 높이는 사람에 따라 다르며 하루 중의 피로도와 시간에 따라 차이가 날 수 있다. 보통 아침보다 피로가 쌓이는 저녁에 족궁이 낮아지는 경향이 있다. 또한 족궁은 인대와 하퇴근의 건이 단단히 고정하고 있으나 뼈의 선천적인 기형(X자형 다리), 인대의 약화(아치부분 인대의 탄력이 떨어지는 경우), 체내 호르몬 불균형, 몸에 이상 또는 부적절한 자세 유지, 발에 잘 맞지 않은 신발의 장시간 착용 등에 의해 족궁이 낮아질 수 있다. 이러한 상태를 평발(편평족, flat foot)이라고 한다.

편평족의 정도를 알아보기 위한 방법으로 족문(발바닥 도장, foot print)을 찍어 볼 수 있다. 족궁의 높이에 따라 족문의 형태가 다르게 나타나며, 이는 발의 기능적 건강 상태를 알아볼 수 있는 방법 중의 하나이다(그림 3-3).

2 신경계

신경계는 인체의 주요 조절 체계이며, 의사소통 체계이다. 신경계의 활동은 모든 사고, 동작, 감정 등의 인체 운동과 반응으로 나타나게 된다. 내분비계와 함께 신경계는 인체의 항상성(homeostasis)을 유지하고 평형을 유지하게 하는 기능을 수행한다. 그 중 신경계는 내분비계보다 작용이 빠르며 복잡하다. 신경계의 세포들은 빠른 전기적 신호로 의사소통을 하고, 보통 즉각적인 반응을 일으킨다. 그러나 내분비계는 혈중 호르몬 농도를 조절하는 것으로 신경계보다 느린 반응을 나타내는 것이 특징이다.

신경계는 고도로 발달된 조직으로 위치에 따라 뇌와 척수로 구성되는 중추신경계(central nervous system)와 중추신경계에서 빠져 나온 뇌신경(cranial nerve)과 척수신경(spinal nerve)으로 구성되는 말초신경계(peripheral nervous system)로 구성된다. 또한 중추신경계와 말초신경계로부터 인체의 내부 장기를 자율적으로 지배하는 신경계통을 자율신경계(autonomic nervous system)라 하고, 이는 교감신경계(sympathetic nervous system)와 부교감신경계(parasympathetic nervous system)로 나누어진다.

2.1 중추신경계

중추신경계는 신경계 명령의 중추이며 뇌와 척수로 구성되어 있다. 뇌와 척수는 하나로 연결되어 있고, 뇌수막(meninges)에 싸여 보호되고 있다. 중추신경계는 체내외에서 들어오는 감각 정보를 해석하고, 과거의 경험과 현재 상태에 근거하여 반응을 나타내도록 지시한다(그림 3-4).

1) 뇌 Brain

뇌는 두개강 속에 들어있으며, 대뇌(cerebrum), 간뇌(diencephalon), 중뇌(mid brain), 교(pons), 소뇌(cerebellum), 연수(medulla oblongata)로 구분된다. 대뇌와 소뇌를 제외한 부분을 뇌간(brain stem)이라 한다.

신경세포(neuron)와 신경조직은 부드럽고 섬세하여 작은 충격에도 손상 받기 쉽고 손상된 뇌조직은 재생되기 어렵다. 그러나 뇌는 두개골, 뇌막 및 충격을 흡수하는 뇌척수액에 의해 보호받고 있으며, 뇌에는 혈액-뇌장벽(blood-brain barrier)이 있어 혈액을 통해 들어오는 해로운 물질로부터 보호되고 있다.

2) 척수 Spinal cord

척수는 두개골의 큰후두구멍(foramen magnum)에서 연수로부터 시작되어 첫째요추뼈까지 이어지며 척추뼈, 뇌척수액 및 척수막에 의해 보호되고 있다. 척수는 많은 척수신경이 출입하는 곳으로 흥분전달과 척수반사 등 중추적인 역할을 한다.

척수는 대뇌로 감각을 전달하는 상행신경로와 대뇌로부터 운동 명령을 하달하는 하행신경로로 구성된 양방향 전도로라고 할 수 있다. 척수는 31개의 분절로 나누어지는데 각 척수분절에서 한 쌍의 척수신경을 좌우로 내보낸다. 척수는 상지를 지배하는 신경원이 있는 경부와 하지를 지배하는 신경원이 있는 요부에서 현저히 굵어져 있는데 이를 각각 경부팽대(cervical enlargement) 및 요부팽대(lumbar enlargement)라 한다.

3) 뇌실 Ventricle의 구조와 뇌척수액 Cerebrospinal fluid, CSF

(1) 측뇌실 lateral ventricle

측뇌실은 오른쪽과 왼쪽에 각각 하나씩 있어 제1 · 2뇌실로 불리기도 하며 대뇌반구 깊숙이 자리잡고 있다. 실간공(interventricular foramen)을 통하여 제3뇌실과 연결되어 있다.

(2) 제3뇌실 Third ventricle

제3뇌실은 간뇌(diencephalon) 속에 위치하며 폭이 좁은 공간으로 중뇌수도(cerebral aqueduct)에 의해 제4뇌실(fourth ventricle)과 연결된다.

(3) 제4뇌실 Fourth ventricle

제4뇌실은 교(pons)와 연수(medulla oblongata)상부의 뒤쪽에 위치하며 아래로는 척수의 중심관(central canal)과 연결되어 있다.

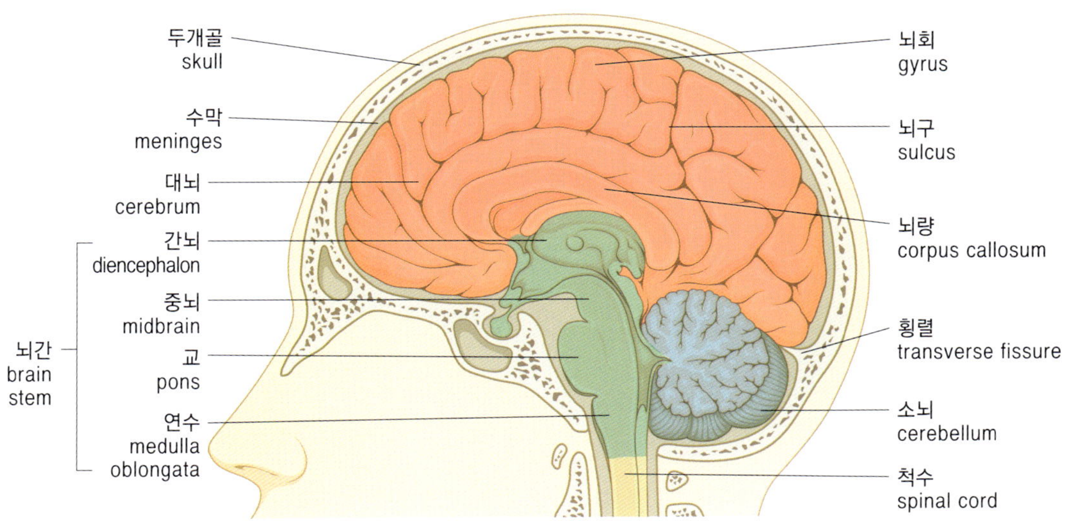

그림 3-4 중추신경계

(4) 뇌척수액 Cerebrospinal fluid, CSF

뇌척수액은 뇌와 척수 주위를 흐르고 있는 무색 투명한 액체로 중추신경계는 뇌척수액 속에 떠 있는 상태로 보호되고 있다. 성인에서 뇌척수액은 약 150mL 정도이며 3~4시간마다 교체되므로 하루에 900~1,200mL 정도 생성된다. 뇌척수액은 뇌와 척수 주위의 지주막하공간(subarachnoid space)을 따라 흐르다가 주로 대뇌상부의 지주막하공간에서 지주막융모(arachnoid villi)를 통해 경막정맥동(sinus of dura mater)으로 재흡수(환류)된다.

2.2 말초신경계

말초신경계는 중추에서 효과기(effector organ)까지 또는 수용기(receptor organ)에서 중추까지 정보를 전달하는 신경계통이다. 전도의 방향을 표시할 때는 중추에서 나오는 신경은 원심성섬유(efferent fiber), 중추로 들어가는 신경은 구심성섬유(afferent fiber)라 하며, 전도의 성질을 말할 때는 이들을 각각 운동섬유(motor fiber)와 감각섬유(sensory fiber)라 한다. 수용기는 감각신경 종말을 말하고, 효과기는 운동신경 종말을 말한다.

말초신경계는 뇌신경(cranial nerve)과 척수신경(spinal nerve)으로 구성되어 있다. 뇌신경은 뇌와 신호를 주고받으며, 척수신경은 척수와 신호를 주고받는, 즉 말초신경계는 인체의 모든 부분을 중추신경계와 연결하는 통로 역할을 한다.

1) 뇌신경 Cranial nerve

뇌신경은 뇌에서 일어나는 12쌍의 말초신경을 말하며, 흔히 뇌에서 나가는 순서에 따라 로마 숫자를 사용하여 표기한다. 뇌신경 12쌍의 분포와 기능은 다음과 같다.

Ⅰ. 후신경 Olfactory nerve

후신경은 냄새를 맡는 감각신경으로 비강 점막상피의 후각세포에서 시작하여 대뇌 측두엽의 후각 중추까지 간다.

Ⅱ. 시신경 Optic nerve

시신경은 시각을 전달하는 감각신경으로 눈의 망막이 곧 신경의 일부이며, 망막신경절세포의 축삭이 모여서 안구를 빠져 나올 때부터 시각신경이라 한다. 시각신경은 시각신경관을 지나 시각신경교차를 이룬 후 시각경로를 통해 뇌실질 속으로 들어간다.

Ⅲ. 동안신경 Oculomotor nerve

동안신경은 눈의 안구를 움직이게 하는 6개의 안구바깥근육 중 4개 근육 즉, 상직근(superior rectus muscle), 하직근(inferior rectus muscle), 내측직근(medial rectus muscle) 및 하사근(inferior oblique muscle)에 분포한다. 중뇌(midbrain)에서 시작하여 눈으로 들어온다.

Ⅳ. 활차신경 Trochlear nerve

활차신경은 상사근(superior oblique muscle)을 지배하여 눈이 코 아래로 움직이도록 한다. 뇌간(brainstem)에서 나와 좌우를 교차하여 눈의 상사근에 분포한다.

Ⅴ. 삼차신경 Trigeminal nerve

삼차신경은 교뇌(pons)에서 나오는 혼합신경으로 뇌신경 중 가장 크다. 삼차신경은 안면과 이마의 감각신경과 저작근을 지배하는 운동신경이 혼합된 단백섬유질의 신경다발로서 안신경, 상악신경, 하악신경의 세 갈래로 나뉘어진다.

Ⅵ. 외전신경 Abducens nerve

외전신경은 교뇌(pons)에서 나와 안구를 외전시키는 외측직근(lateral rectus muscle)에 분포하는 안구 운동신경이다.

Ⅶ. 안면신경 Facial nerve

안면신경은 교뇌(pons)에서 나오는 혼합신경으로 표정근을 지배하는 운동신경과 혀 앞 1/3의 미각을 담당하는 감각신경이 분포한다.

Ⅷ. 내이신경 Vestibulocochlear nerve

내이신경은 교뇌(pons)와 연수 사이에서 나와 내이로 들어가 와우신경(cochlear nerve)과 전정신경(vestibular nerve)이 된다. 와우신경은 청각을 전달하고, 전정신경은 평형감각을 전달한다.

Ⅸ. 설인신경 Glossopharyngeal nerve

설인신경은 혀와 인두의 감각과 운동을 지배하는 혼합신경이다.

Ⅹ. 미주신경 Vagus nerve

미주신경은 감각과 운동 및 분비를 조절하는 혼합신경으로 연수(medulla oblongata)의 외측에서 나와 식도를 따라 내려와 많은 가지를 내어 복강신경총을 형성하고 복강 내 모든 장기(위, 소장, 대장, 간, 췌장, 비장, 신장)에 부교감신경로를 제공한다.

XI. 부신경 Accessory nerve

부신경은 연수(medulla oblongata)에서 나와 미주신경과 혼합하여 구개근과 인두근을 지배하고, 흉쇄유돌근과 승모근에 분포하는 운동신경이다.

XII. 설하신경 Hypoglossal nerve

설하신경은 연수(medulla oblongata)에서 나와 혀를 움직이는 근육에 신경을 전달하는 운동신경이다. 혀의 운동은 음식섭취, 언어 등의 중요한 기능을 담당한다.

2) 척수신경 Spinal nerve

척수신경은 척수로부터 시작되어 척추사이구멍을 통해 척주관을 나오는 말초신경으로 머리와 목의 일부분을 제외하고 인체의 모든 부분을 지배하는 혼합 신경이다.

31쌍의 모든 척수신경은 운동성인 전근(anterior root)과 감각성인 후근(posterior root)으로 구성되며, 후근은 추간공(intervertebral foramen) 속에서 감각세포들이 집단을 이루어 척수신경절(spinal ganglion)을 형성한다. 척수신경의 전근은 척수로부터 운동섬유를 내보내고 후근은 척수로 감각섬유를 들여보낸다. 척수신경의 전근과 후근은 추간공(intervertebral foramen)을 나오기 직전에 합쳐져 공동신경관을 형성하고, 추간공을 나온 후 전지(anterior ramus)와 후지(posterior ramus)로 나누어지며, 또한 척수경막에 분포하는 경막지(meninges ramus)와 교감신경과 연락하는 두 개의 교통지(communicating ramus)를 분지한다. 즉, 백교통지(white)와 회백교통지(gray ramus)를 분지하여 교감신경간(sympathetic trunk)에 척수신경을 연결시킨다. 척수신경은 경신경(cervical nerve) 8쌍, 흉신경(thoracic nerve) 12쌍, 요신경(lumbar nerve) 5쌍, 천골신경(sacral nerve) 5쌍, 미골신경(coccygeal nerve) 1쌍으로 31쌍의 신경으로 이루어져 있다.

척수신경의 피지(cutaneous branch)에 의해 신경지배를 받는 피부를 피부분절(dermatome)이라 한다. 제1경신경(C1)을 제외한 모든 척수신경은 위치에 따라 피부감각을 지배한다. 상지의 피부는 제5경신경에서 제1흉신경(C5~T1)까지의 앞가지에 의해 지배되고, 요신경(lumbar nerve)의 앞가지는 다리와 대퇴의 앞쪽 피부를, 천골신경(sacral nerve)의 앞가지는 하지의 뒤쪽 피부를 지배한다(그림 3-5).

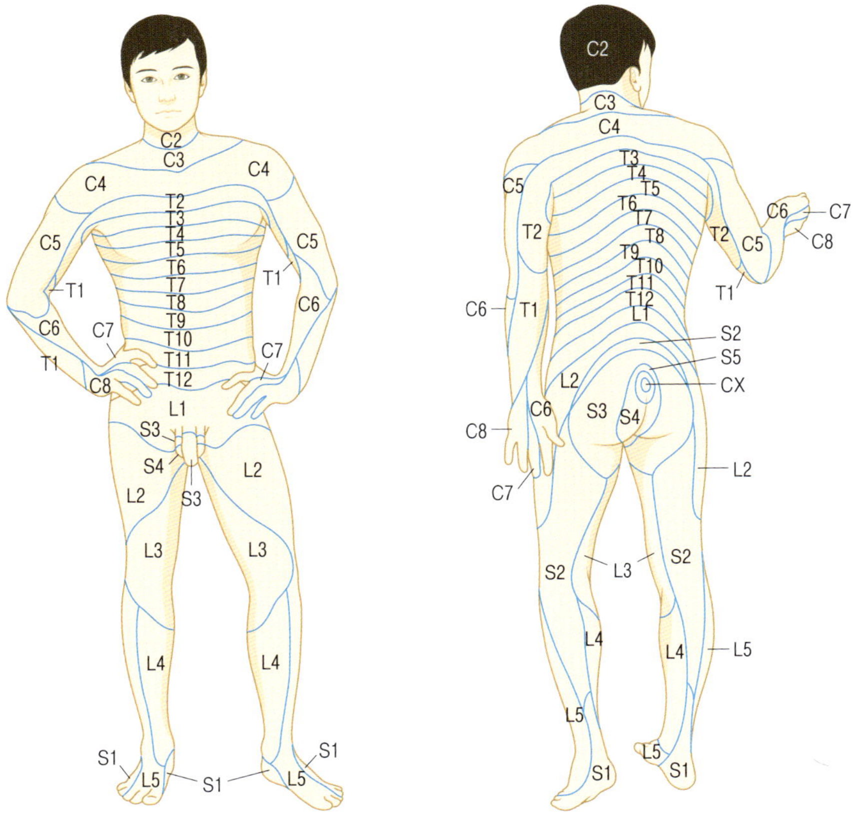

그림 3-5 척수신경 피지의 피부영역

2.3 자율신경계

자율신경계는 교감신경계(sympathetic nervous system)와 부교감신경계(parasympathetic nervous system)로 나뉜다. 교감신경계는 척주 양측에 독립된 교감신경계와 신경절을 만들고 있으며, 부교감신경계는 뇌신경 속에 섞여 있으며, 부교감신경의 90%가 미주신경 내에 위치한다. 이들은 일반적으로 같은 내장 기관의 활동에 서로 반대되는 효과를 나타낸다. 즉, 교감신경계가 흥분되면 부교감신경계는 억제되고, 교감신경계가 억제되면 부교감신경계는 흥분된다(그림 3-6).

1) 교감신경계 Sympathetic nervous system

교감신경계는 절전신경원(preganglionic neuron)의 세포체가 척수신경절의 제1흉신경

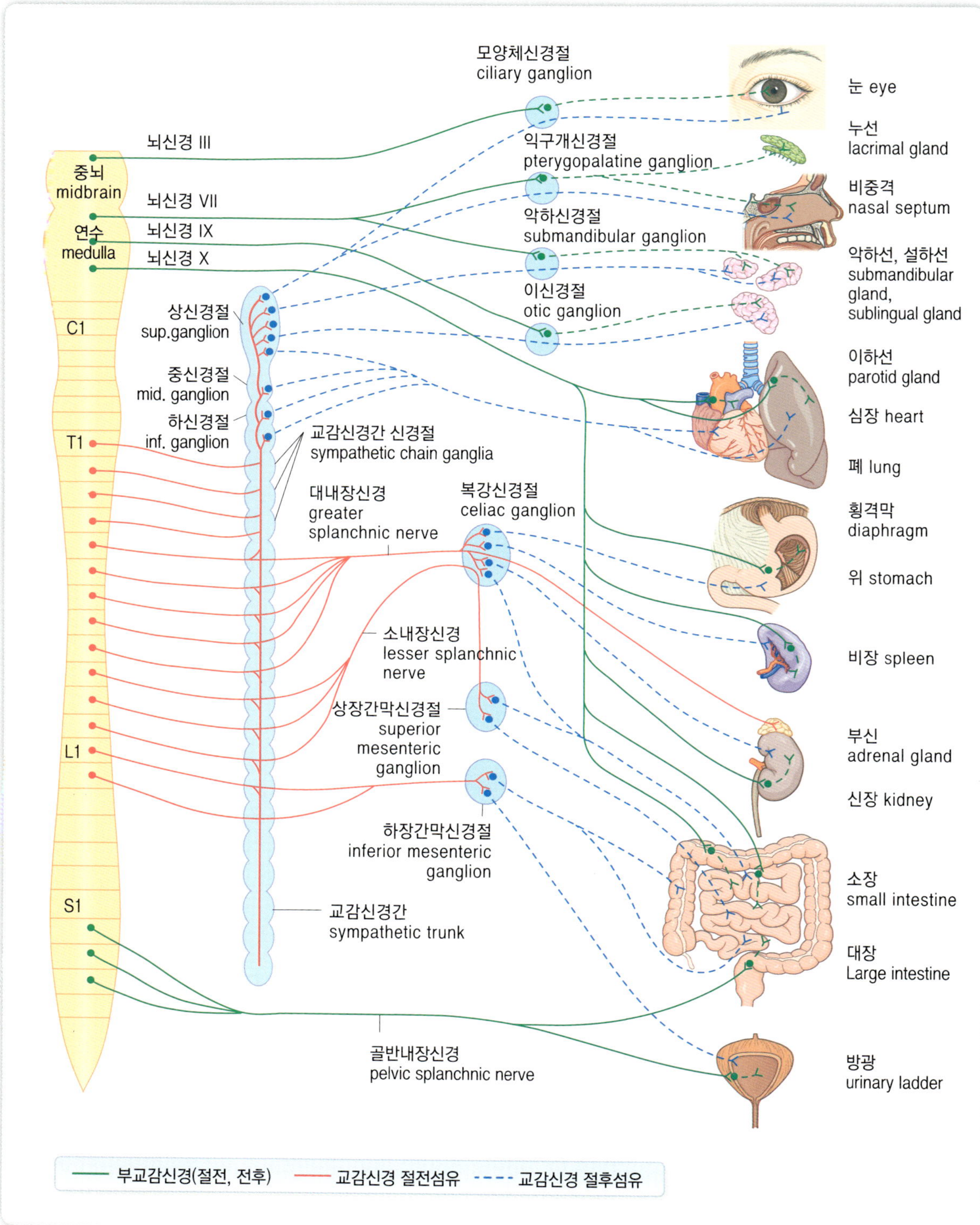

그림 3-6 교감 및 부교감신경

에서 제2요신경까지에서 나온다. 교감신경계는 그 기능이 비상상태나 긴장상태하에서 분명히 나타난다. 교감신경계의 작용은 심장박동의 촉진, 심장과 골격근 혈관 확장으로 심장과 근육의 혈액 증가, 장기나 피부혈관 수축, 혈압 증가, 소화액 분비 억제, 방광 평활근 이완으로 신진대사 산물의 정체 등이다.

2) 부교감신경계 Parasympathetic nervous system

부교감신경의 절전섬유는 중추신경계 중 뇌간과 척수의 천추 부위에서 시작된다. 즉, 두부의 부교감신경 절전섬유는 뇌간의 동안신경(제Ⅲ뇌신경), 안면신경(제Ⅶ뇌신경), 설인신경(제Ⅸ뇌신경), 미주신경(제Ⅹ뇌신경) 세포체에서 시작되며, 세포체는 뇌간에 있는 연합운동 뇌신경핵에 위치한다. 또한 천수부 부교감신경은 척수의 제2천골신경에서 제4천골신경까지의 회백질의 측각에서 시작된다.

부교감신경계는 긴장 상태가 아닌 상태에서 작용을 한다. 부교감신경계의 작용은 심장박동 감소, 혈압강하, 연동운동 증가와 소화액 분비 촉진, 음핵과 음경의 발기촉진, 방광 평활근 수축으로 신진대사 산물의 배설 및 피부 혈관 확장으로 피부에 혈액이 많이 흐르고 피부가 따뜻해지는 것 등이다.

3 순환 · 림프계

인체의 모든 조직은 항상 물질대사를 하고 있으므로 이에 필요한 영양분과 산소를 공급받고 대사 산물인 이산화탄소(CO_2)와 노폐물은 폐와 신장 등을 통해 체외로 배설시키고 있다. 따라서 인체는 이러한 물질들의 운반을 위하여 일정한 관을 통하여 액체를 순환시키고 있는데, 이를 순환계(circulatory system)라고 한다. 순환계는 혈액을 운반하는 혈관계(vascular system)와 림프를 운반하는 림프계(lymphatic system)로 구성되어 있다.

3.1 순환계

혈액순환은 우심실에서 폐를 경유하여 좌심방으로 들어오는 폐순환(pulmonary circulation)과 좌심실에서 인체 모든 부분에 혈액을 공급하고 우심방으로 들어오는 체순환(systemic circulation)으로 나뉜다(그림 3-7).

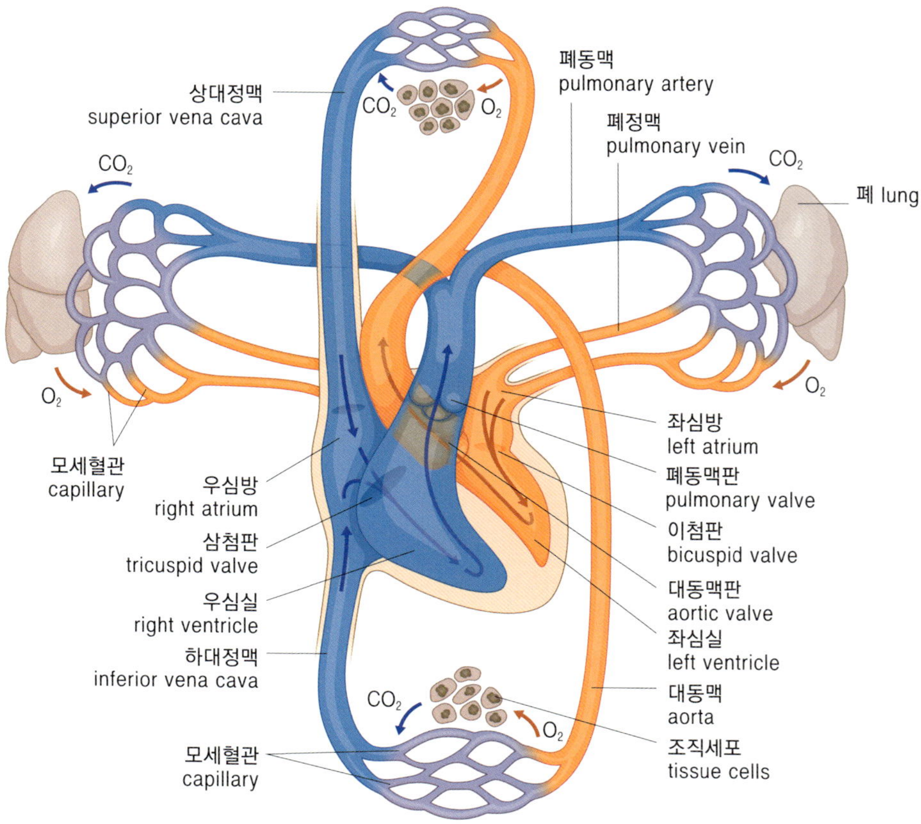

그림 3-7 체순환 및 폐순환 모식도

심장은 주먹크기의 속이 빈 장기로 2번째 늑골과 5번째 늑골 사이에 있으며 척주 앞과 흉골(sternum) 뒤에 위치한다. 심장은 심낭(pericardium)으로 싸여 있으며, 심방중격(interatrial septum)에 의해 우심방과 좌심방으로, 심실중격(interventricular septum)에 의해 우심실과 좌심실로 구분된다. 또한 심장의 자율적인 수축과 이완을 위하여 자극전도계통(impulse conducting system)을 가진다.

1) 우심방 Right atrium

우심방은 심장의 우측 상방에 있으며 신체의 모든 정맥혈을 받아들이는 곳이다. 혈액의 역류를 방지하기 위한 우방실판막(삼첨판, tricuspid)이 부착되어 있다.

2) 우심실 Right ventricle

우심실은 심장에서 앞쪽에 위치하며 우심방을 통하여 들어온 혈액을 폐로 보내는 곳이다. 전 상방에 폐동맥(pulmonary artery)이 개구하고 혈액의 역류를 방지하기 위한 폐동맥판막(pulmonary valve)이 부착되어 있다.

3) 좌심방 Left atrium

좌심방은 심장의 좌후방에 위치하며 폐에서 가스 교환이 된 동맥혈이 운반되는 4개의 폐정맥(pulmonary vein)이 개구하고 있다. 좌방실판막(이첨판, bicuspid)이 있어 혈액의 역류를 방지하고 있다.

4) 좌심실 Left ventricle

좌심실은 심장의 후하방에 위치하며, 그 벽은 우심실보다 약 3배나 두껍고, 좌심방에서 들어온 혈액을 전신으로 보내는 역할을 한다. 좌심실 상방에는 대동맥구가 열려있고, 대동맥판막(aortic valve)이 있어 혈액의 역류를 방지하고 있다.

3.2 림프계

림프계는 혈관계와 더불어 순환기계에서 또 하나의 체액의 흐름을 맡고 있다. 림프계는 주로 혈관계와 서로 밀접하게 얽혀 분포하고 있다. 림프계는 말단조직에서 끝이 막힌 관으로 시작하여 림프관을 지나 심장으로 되돌아가는 일방적인 통로로 되어 있다. 림프계는 정맥과 매우 흡사한 구조와 기능을 가지고 있어 제2순환계라고도 하며, 면역반응에 중요한 역할을 한다.

림프액 속의 세균이나 이물질은 림프절에서 여과되어 혈액순환으로의 유입이 차단된다. 이 때문에 염증 또는 감염이 일어난 부위에서 모인 림프절은 단단해지고 커진다. 따라서 이러한 림프절비대는 급성 염증의 신호이다. 감기로 편도가 붓거나, 유방암이 있을 때 겨드랑이 부위가 붓는 것은 면역체계가 활동하고 있다는 신호이다. 이러한 면역활동에 따라 림프절은 특히 암이 퍼져 가는(전이) 경로의 하나가 될 수 있다.

대표적인 림프기관에는 림프절(lymph node), 비장(spleen), 편도(tonsil), 흉선(thymus), 소장의 Peyer's patch가 있다(그림 3-8).

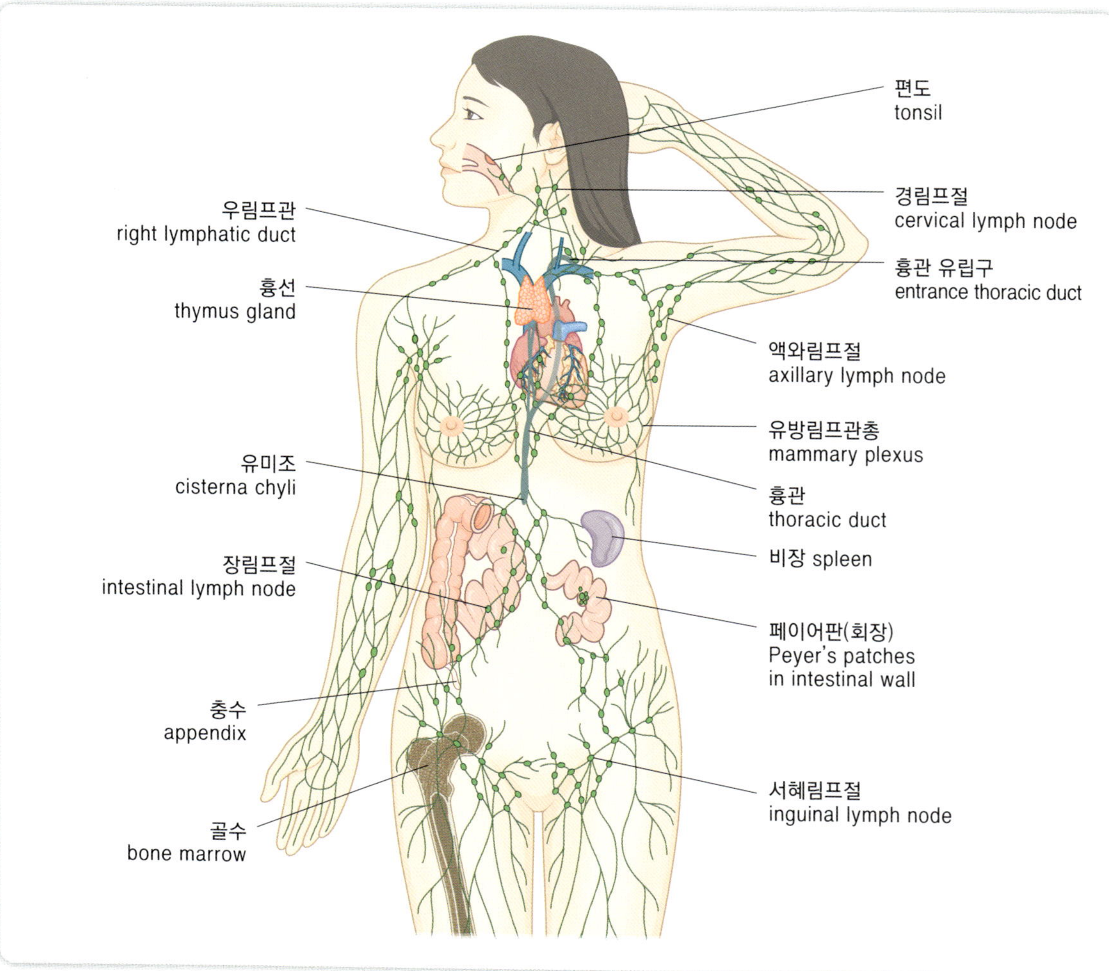

그림 3-8 주요 림프절의 분포

1) 림프절 Lymph node

림프절은 림프액을 여과하며, 림프액 속의 림프구를 성숙 및 분화시켜 주고 분화된 림프구로부터 항체를 생산하게 한다.

2) 비장 Spleen

비장은 위(stomach)의 좌후방에 위치하고 있으며 횡격막에 접하고 있다. 생체에서는 혈구를 농축시켜 함유하고 있기 때문에 암적색을 띠고 있다. 비장은 활발한 포식작용에 의해 세균 및 이물질을 제거하고 수명이 다한 적혈구를 파괴하며, 혈구를 다량 저장하도록 되어있어 순환 혈구수를 조절할 수 있다.

3) 편도 Tonsil

편도는 림프조직의 덩어리이며, 그 위치에 따라 구개편도(palatine tonsil), 설편도(lingual tonsil), 인두편도(pharyngeal tonsil)로 구성된다. 구개편도(palatine tonsil)는 목구멍에 자리잡고 있고 가장 큰 편도이며 자주 감염된다. 설편도(lingual tonsil)는 혀의 기저부에 위치한다. 인두편도(pharyngeal tonsil)는 비인두(nasopharynx) 후벽에 위치하며, 공기나 음식물을 통해 인두로 들어가는 병원체를 제거한다.

4) 흉선 Thymus

흉선은 흉곽 내 흉골(sternum) 바로 뒤에 위치하는 납작한 림프기관이다. 태생기와 유아기에는 매우 크지만 사춘기 이후 점점 퇴화하여 노인이 되면 지방조직이나 섬유조직으로 대체된다. 흉선은 면역반응 없이 다른 림프기관의 면역반응에 관여하는 T-림프구를 생산해 주는 일차림프기관(primary lymphatic organ)이다. 흉선에서는 T림프구의 정상적인 발달을 도모하며, 성숙된 T림프구는 혈관을 통해 비장, 림프절과 같은 이차 림프기관으로 이주하여 면역반응에 관여한다.

4 내분비계

인체의 항상성(homeostasis)은 신경계와 내분비계의 긴밀한 협동에 의해 유지된다. 신경이 인체의 '전기시스템'이라면 내분비선은 '화학시스템'에 해당한다. 신경계는 즉각 반응하는 유선 연락망인데 비하여, 내분비계의 구성 장기들은 각각 독립되어 떨어져 존재한다. 각 기관의 내분비선에서 분비되는 호르몬은 특별한 분비 관이 없이 혈액으로 직접 분비되며, 혈중으로 분비된 호르몬은 표적기관이나 표적세포에서 각각의 기능을 수행하여 생체반응을 조절한다.

내분비계는 뇌하수체, 송과선, 갑상선, 부갑상선, 부신, 췌장, 생식선으로 각각 독립되어 존재한다(그림 3-9).

4.1 뇌하수체

뇌하수체는 두개골 바닥의 중앙, 시상하부(hypothalamus) 아래에 위치하고 있는 약 1cm 가량의 작은 선 기관이다. 뇌하수체는 누두경(infundibular stalk)의 신경과 혈관 통로를 통해 시상하부와 연결되어 있으며, 신경계와 내분비계를 연결하는 다리의 기능을 한다. 뇌하수체는 둥근 형태로 전엽(anterior lobe)과 후엽(posterior lobe)으로 구분된다.

뇌하수체의 전엽(선하수체)은 전체의 약 75% 가량을 차지하며 나머지 25% 정도는 뇌하수체후엽(신경하수체)으로 구성되어 있다. 시상하부의 지배하에 이루어지는 뇌하수체전엽호르몬의 분비는 시상하부와 연결된 시상하부뇌하수체문맥(hypothalamo−hypophyseal portal system)을 통하여 조절된다. 뇌하수체후엽호르몬은 우선 시상하부에서 만들어져 120,000개의 축삭을 따라 정중융기(median eminence)를 통하여 내려온다. 따라서 전엽호르몬의 분비조절은 시상하부에서 분비되는 자극호르몬에 의해 이루어지며, 후엽호르몬은 시상하부에서 만들어진 호르몬이 후엽에서 저장된 후 필요한 시기에 혈중으로 분비되게 된다.

1) 뇌하수체전엽호르몬

뇌하수체전엽에서 분비하는 6종의 호르몬 중 4종은 다른 내분비선의 활동을 지배하는 자극 호르몬들이며 2종만이 종말 호르몬의 역할을 한다.

(1) 성장호르몬 Growth hormone

성장호르몬은 인체 모든 세포의 크기와 수를 증가시키고 특히 뼈와 골격근 세포의 성장에 중요한 작용을 한다. 또한 기질 대사에 관여하여 단백질 합성을 항진시키고 필요한 에너지는 지방을 연소시켜 얻게 된다. 분비 이상에 따라 거인증, 말단비대증, 소인증 등의 질환을 유발한다.

(2) 유선자극호르몬 Prolactin

유선자극호르몬은 유방의 성숙과 유즙 분비를 촉진한다.

(3) 부신피질자극호르몬 ACTH

부신피질자극호르몬은 부신피질의 성장과 분비를 자극한다.

(4) 갑상선자극호르몬 Thyroid stimulating hormone

갑상선자극호르몬은 갑상선의 성장과 갑상선호르몬의 생성 및 분비를 자극한다.

(5) 난포(여포)자극호르몬 Follicular stimulating hormone

난포자극호르몬은 난소 여포의 성장과 남성 고환의 정자 형성을 자극한다.

(6) 황체형성호르몬 Luteinizing hormone

황체형성호르몬은 여성의 에스트로겐(estrogen), 남성의 테스토스테론(testosterone)의 분비를 촉진한다.

2) 뇌하수체후엽호르몬

뇌하수체후엽호르몬은 시상하부의 신경핵(nucleus)에서 만들어져 정중융기를 따라 뇌하수체후엽으로 내려와 저장된다.

(1) 항이뇨호르몬 Antidiuretic hormone; ADH

항이뇨호르몬은 신장의 원위세뇨관과 집합관에 작용하여 물과 요소의 재흡수를 촉진하는

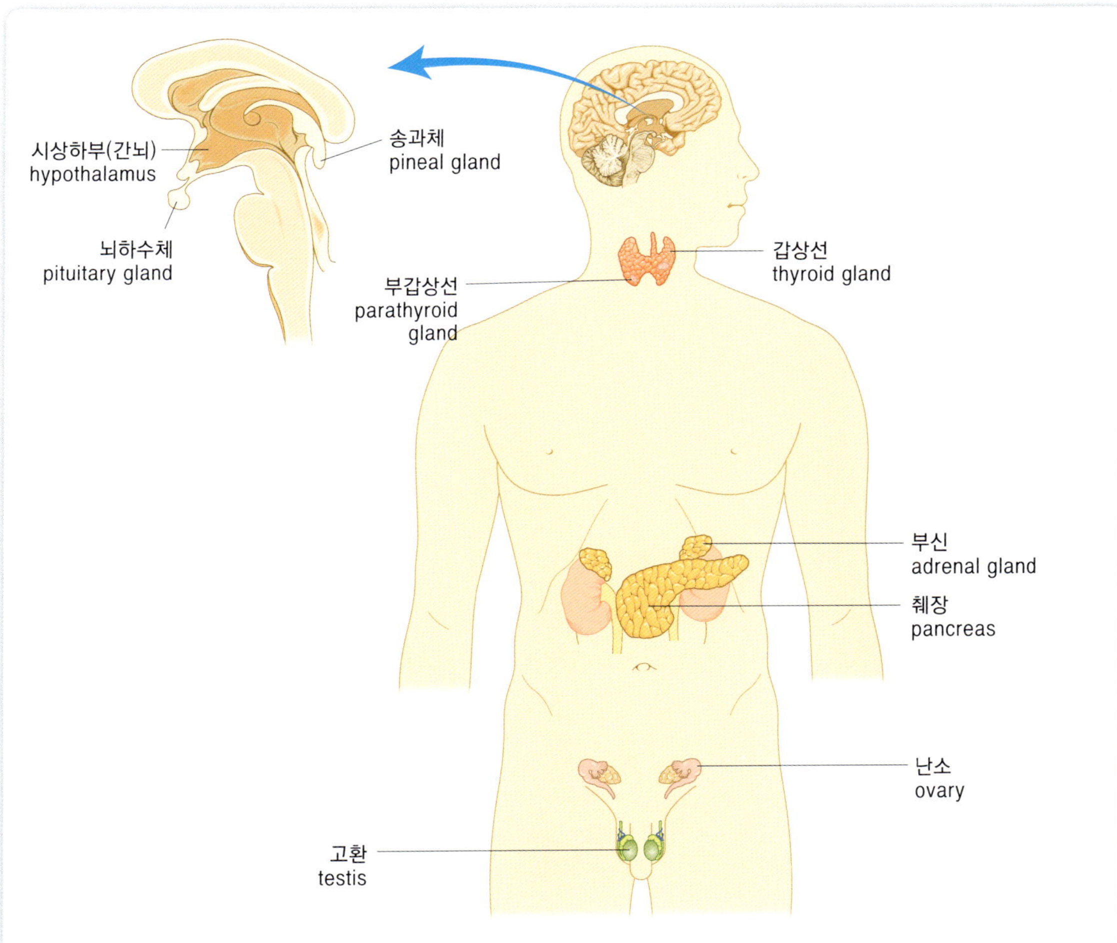

그림 3-9 내분비계

호르몬이며, ADH 분비가 증가되면 농축된 소량의 소변을 배설시키므로 체액량은 증가된다. 또한 소동맥의 평활근을 수축시켜 혈압을 상승(일명 vasopressin)시킨다. 실혈이나 탈수로 체액량이 감소되면 ADH가 대량 분비되어 혈관을 수축시켜 혈압을 올리고 신장에서 물의 재흡수를 촉진하여 혈장량을 증가시키게 된다. ADH 분비가 감소되면 다량의 희석뇨를 배설시킨다. 술을 마시면 ADH 분비가 억제되어 소변량이 많아지므로 술을 마시고 난 후 다음날 아침에 구강 건조와 갈증을 느낀다.

(2) 옥시토신 Oxytocin

옥시토신은 임신 말기의 자궁에 작용하여 자궁 평활근을 수축시켜 분만을 촉진시켜 준다. 또한 분만 후에는 유방의 근상피세포를 수축시켜 젖의 분비를 촉진하게 된다.

4.2 송과선

송과선은 간뇌의 제3뇌실 지붕에 있는 녹두알 크기의 내분비선으로 멜라토닌을 분비한다. 멜라토닌의 기능은 아직 확실히 밝혀지지는 않았으나 생물학적 시계영역으로 생식시기, 수면시간, 식욕, 체온 등과 같은 생리적 리듬에 영향을 미치며, 사람의 감정에도 지대한 영향을 미치는 호르몬이다.

송과선의 크기는 뇌하수체보다 작지만 내분비계 기능의 조화와 효과를 적절하게 유지하도록 작용하는 중요한 분비선이다.

4.3 갑상선

갑상선은 목 아래 후두와 기관 사이에 위치하며 좌 · 우 2개의 엽은 협부(isthm us)에 의해 연결되어 있다. 갑상선호르몬(thyroid hormone)은 뇌, 비장, 고환, 자궁 및 갑상선 자체를 제외한 모든 체세포의 기질대사에 관여하여 에너지 생성을 조절하고 성장과 발육에 큰 영향을 준다.

1) 갑상선호르몬 Thyroid hormone

거의 모든 세포는 갑상선호르몬의 표적세포이며, 갑상선호르몬은 체내의 모든 대사를 항진시키고, 기초대사율을 높인다. 갑상선호르몬은 혈관 내 아드레날린 수용체를 증가시켜 혈압을 유지시키며 심장의 박동수를 일정하게 유지한다. 또한, 갑상선호르몬 thyroxine은 체내 모든 장기의 산소의 소비를 증가시켜 에너지 생성을 높여 체온유지에 중요한 역할을 하며, 골격근과 신경계의 정상적인 성장 발달을 도모한다.

갑상선의 비정상 상태는 갑상선증식(goiter), 갑상선기능항진증(hyperthyroidism) 및 갑상선기능저하증(hypothyroidism) 등이 있다.

(1) 갑상선기능항진증 Hyperthyroidism

갑상선기능항진증은 갑상선호르몬의 분비가 과다하여 신경계통이 강하게 자극을 받아 체중감소, 탈모, 정서불안, 안구돌출 등이 나타난다. 20~40대의 젊은 여성에게 많으며 여성이 남성보다 약 4배가 많다. 최근에는 정서적 스트레스 원인설보다는 자가면역 장애의 원인으로 인식되고 있다.

(2) 갑상선기능저하증 Hypothyroidism

갑상선기능저하증은 체내의 신진대사가 떨어져 비만, 갑상선종, 피부와 머리카락의 건조, 정신적으로 둔감하고 무감동적이며, 온몸의 나른함, 심박동수가 느리고 전신부종으로 체중증가 등이 초래된다.

2) 칼시토닌 Calcitonin

칼시토닌(calcitonin)은 혈중 칼슘 농도가 증가할 때 갑상선에서 분비되는 호르몬으로 뼈로 칼슘이온 흡수를 증진시켜 혈중 칼슘 농도를 정상치로 감소시킨다. 부갑상선호르몬과 정반대 역할을 하여 뼈에서의 파골세포의 기능을 억제하고 조골세포의 기능을 촉진시킴으로써 칼슘이 뼈에 침착되게 한다. 그러나 실제 칼슘 농도의 주된 역할은 부갑상선호르몬이 한다.

4.4 부갑상선

부갑상선은 갑상선의 뒤에 자리잡고 있는 작은 노란 선으로, 상부와 하부에 각각 하나씩 총 4개로 구성되어 있다. 부갑상선호르몬(parathyroid hormone)은 혈중 칼슘 농도가 떨어질 때 분비되어 뼈, 신장, 장을 자극하여 혈중 칼슘 농도를 상승시킨다.

부갑상선호르몬(parathyroid hormone, PTH)의 표적 기관은 골격과 신장이다. 부갑상선호르몬은 골세포막의 칼슘(Ca^{2+})펌프를 활성화시켜 골액(bone fluid)내 $CaHPO_4$를 외액으로 운반해 냄으로써 혈중 칼슘 농도를 증가시키며, 신장의 근위세뇨관에 작용하여 인(PO_4^{3+})의 재흡수를 억제하고, 원위세뇨관과 집합관에 작용하여 칼슘 재흡수를 촉진시킨다. 또한 장에서 칼슘이 흡수될 때 필요한 물질인 비타민 D를 활성화시켜 소장에서의 칼슘 흡수를 촉진시킨다. 이와 같은 기전으로 부갑상선호르몬은 혈중 칼슘(Ca^{2+}) 농도를 증가시키고 인(PO_4^{3+})의 농도를 감소시킨다.

부갑상선의 비정상 상태는 부갑상선기능항진증(hyperparathyroidism), 부갑상선기능저하증(hypoparathyroidism)이 있다.

1) 부갑상선기능항진증 Hyperparathyroidism

부갑상선기능항진증은 부갑상선호르몬(parathyroid hormone) 분비가 과다하여 비정상적으로 혈중 칼슘 농도가 높아지고, 신경계 기능 저하로 골격근 허약과 비정상적인 반사가 일어나며, 신석증을 초래하기도 하고 인체 모든 기관에 칼슘이 침착된다.

2) 부갑상선기능저하증 Hypoparathyroidism

부갑상선기능저하증은 부갑상선호르몬(parathyroid hormone) 분비가 잘 안되어 비정상적으로 혈중 칼슘 농도가 낮아진다. 칼슘을 많이 섭취해도 그대로 배설되어 혈장 내 칼슘량이 낮아지고, 부갑상선호르몬의 부족으로 혈액 내로 칼슘 유리가 잘 안되어 신경이나 근세포 세포막 내의 Ca^{2+}이온의 농도가 높아 경미한 자극에도 반응을 하여 과도한 수축(근육 경련)이 일어나며, 혈액순환 장애가 발생하게 되어 순환계 질환을 유발한다.

3) 칼슘의 역할

칼슘(Ca^{2+})은 여러 모로 생체 기능에 관여하고 있다. 칼슘(Ca^{2+})의 99%는 뼈에서 인산칼슘의 형태로 존재한다. 칼슘(Ca^{2+})은 뼈의 강도를 결정할 뿐만 아니라 혈액 응고, 세포막의 투과성 및 내외분비선의 분비활동, 호르몬의 작용 등에 관여한다. 또한 Ca^{2+} 이온은 Na^+ 이온 및 K^+ 이온과 같이 신경과 근육 세포의 전기적 흥분, 즉 신경전달과 근 수축에도 매우 중요한 역할을 한다. 따라서 칼슘(Ca^{2+})대사의 원활한 조절은 생체 기능 유지를 위한 가장 중요한 기전 중 하나이다.

과칼슘혈증(hypercalcemia)은 신경과 근육의 전기적 흥분을 억제하기 때문에 특히 심장에서의 부정맥을 유발하며, 저칼슘혈증(hypocalcemia)은 신경과 근육의 흥분을 과도하게 일으켜 근경축(muscle tetany)을 일으킨다. 특히 사지나 후두의 근들이 경련을 일으키는데, 후두근 경련이 심해지면 기도가 폐쇄되어 질식사에 이른다.

혈중 칼슘(Ca^{2+})의 농도는 뼈, 소화기계 및 신장에서 조절되는데 단시간의 조절은 뼈에 의해 이루어지지만 장시간의 조절은 소화기와 신장에 의해 이루어진다. 이들 기관에서의 칼슘(Ca^{2+}) 농도는 부갑상선호르몬과 갑상선에서 분비되는 칼시토닌(calcitonin)에 의해 조절된다.

4.5 부신

부신은 신장 위에 위치하는 삼각형 모양의 내분비선으로, 갈색 빛을 띤 수질이 안쪽에 있고 황금색을 띤 피질이 수질을 둘러싸고 있다.

1) 부신피질 Adrenal cortex

부신피질에서 분비되는 호르몬들은 지방(steroid hormone)호르몬이며 주기능에 따라 3군으로 분류한다. 미네랄 대사에 관여하는 염류코티코이드(mineralocorticoid), 당 대사에 관여하는 당류코티코이드(glucocorticoid)와 성호르몬 등이 있다.

(1) 알도스테론 Aldosterone

알도스테론은 미네랄대사에 주로 관여한다. 신장의 원위세뇨관에 작용하여 Na 이온을 재흡수하고 K 이온의 배설을 촉진시켜 세포외액과 혈장량을 적절히 유지한다. 결핍시 Na 이온과 수분배설이 증가되어 세포외액의 감소로 저혈압 shock에 빠질 수 있다.

(2) 코티졸 Cortisol

코티졸은 당 · 단백질 대사에 관여한다. 근육에 저장되어 있는 단백질을 분해하여 아미노산을 유리시켜 혈중 및 간세포 내 아미노산 농도를 증가시킨다. 또한 간세포에 작용하여 포도당신생을 촉진시켜 혈당량을 유지시킨다.

(3) 성호르몬 Sex steroid hormone

부신피질은 남성호르몬 안드로젠(androgen)을 분비하고, 소량의 여성호르몬 에스트로젠(estrogen)도 생성한다.

2) 부신수질 Adrenal medulla

부신수질은 에피네프린(epinephrine)과 노어에피네프린(norepinephrine)을 분비하는데 교감신경에서 분비하는 에피네프린 및 노어에피네프린과 같은 것들이다. 교감신경은 대부분

노어에피네프린을 분비하여 국소작용을 일으키는데 반하여 부신수질에서 분비하는 80%는 에피네프린으로 혈액을 따라 교감신경이 없는 조직에까지 전신의 세포에 광범위하게 작용하여 장시간 지속된다. 부신수질의 에피네프린, 노어에피네프린의 주기능은 기질대사와 심혈관계 작용이다.

(1) 에피네프린 Epinephrine

에피네프린은 간과 근육에 저장되어 있는 글리코겐을 분해하여 혈중 포도당 농도를 상승시킨다. 또한 지방산을 유리하여 혈중 지방산 농도를 상승시켜 대사율을 급격히 증가시키는 칼로리 생성 호르몬이다. 심장 수축력과 심박수를 증가시키고 혈관을 확장시킨다.

(2) 노어에피네프린 Norepinephrine

노어에피네프린은 심장 수축력과 심박수를 증가시키고 전신의 혈관을 수축시켜 혈압을 상승시키지만 압수용체를 통한 반사성서맥이 일어나 심박출량은 오히려 감소된다.

4.6 췌장

췌장은 위장 뒤 1, 2번 요추의 앞에 수평으로 위치하고 있으며, 흐늘흐늘한 해면질의 선으로 되어 있다. 소화 효소를 분비하는 외분비선과 혈당 대사를 조절하는 인슐린(insulin)과 글루카곤(glucagon)을 분비하는 내분비선이 있다. 이 호르몬들은 췌장 조직에 분포하는 랑게르한스섬에서 분비된다.

1) 인슐린 Insulin

인슐린은 랑겔한스섬의 β세포에서 분비되는 호르몬으로 혈당을 낮추며 글루카곤(glucagon)과 반대되는 기능을 지니고 있다. 인슐린(insulin)은 간세포 내로 들어온 포도당을 세포외로의 역 확산을 억제하여 다량의 포도당이 간세포에 섭취되도록 유도하며, 글리코겐 생성에 관여하는 효소의 활성을 증가시켜 간(liver) 내 글리코겐 저장량을 증가시킨다. 인슐린은 근세포의 포도당 대사에도 크게 관여하는데 식후 혈당량과 인슐린 분비가 증가된 상태에서는 근세포 내로의 포도당 운반이 촉진된다.

2) 글루카곤 Glucagon

췌장 랑게르한스섬의 α세포에서 분비되는 호르몬으로 혈당을 높이는 기능을 지니고 있다.

4.7 생식선

남녀 생식선에서 스테로이드호르몬인 성호르몬을 생산한다. 난소는 여성 복부 골반강 내에 위치하는 작은 기관이며 에스트로겐(estrogen)과 프로게스테론 (progesterone)을 생산한다. 에스트로겐은 생식기의 성숙과 여성의 제2차적 성징이 나타나도록 한다. 그리고 프로게스테론과 함께 에스트로겐은 유방을 성숙시키고 자궁 점막의 주기적인 변화인 월경주기를 유도한다.

고환은 음낭 내에 위치하여 정자와 남성호르몬인 테스토스테론(testosterone)을 생산한다. 테스토스테론은 남성생식기 성장, 이차적 성징 발현, 성욕이 나타나도록 하며, 정상 정자 생산과 남성 생식 기관의 기능을 유지시킨다.

5 비뇨기계

비뇨기계는 대사산물을 소변으로 배설하여 체액량과 성분을 조절하는 계통으로, 요를 생성하는 신장(kidney)과 요를 운반하고 저장하는 요관(ureter), 방광(bladder) 및 요도(urethra)로 구성되어 있다(그림 3-10).

5.1 신장

신장은 좌우 한 쌍으로 제11흉추에서 제3요추 사이에 위치하며, 간의 우엽에 의한 압박으로 우측 신장은 좌측 신장보다 약간 낮게 위치한다. 신장은 호흡기계 및 피부와 함께 인체 중요한 배설기관으로서 요를 생성하는 신장실질(피질과 수질)과 요를 모아 요관(ureter)으로 내보내는 자루 모양의 신우(renal pelvis)로 되어 있다.

신장은 혈액으로부터 유기물질과 무기물질 및 수분량을 조절하여 삼투압이나 산 · 염기 평형을 정상으로 유지하여 인체의 최적의 내부환경을 만들어주는 즉, 인체의 항상성(homeostasis)을 유지시켜 준다. 그러므로 혈중 유용한 성분이라도 지나치게 많을 경우에는 요중으로 배설시키게 된다. 그리고 독물질이나 대사과정에서 생성된 단백질 대사산물인 요소, 요산, 크레아틴 그리고 주로 간의 해독작용에서 생기는 마뇨산 등의 인체의 노폐물을 오줌의 형태로 배설하는 장기이다. 또한 신장은 레닌(renin)이라는 호르몬을 분비하여 혈관을 수축시켜 혈압을 상승시키기도 한다.

5.2 요관

요관은 신우에서 방광으로 이어지는 약 25cm 가량의 비교적 두터운 벽과 작은 내강의 가느다란 관이다. 신장에서 여과된 독소, 과다염분, 혈류의 노폐물들이 소변으로 배출되기 위해 지나가는 근육질의 관이다.

5.3 방광

방광은 남성의 경우 치골결합과 직장 사이, 여성의 경우는 치골결합과 자궁 사이에 위치하며, 약 500mL 용량의 소변을 저장할 수 있는 근육성 주머니로 점막, 근육층, 외막의 3층으로 이루어져 있다. 방광 내측의 점막층은 많은 주름이 있고 근육층은 3층의 불수의근인 평활근으

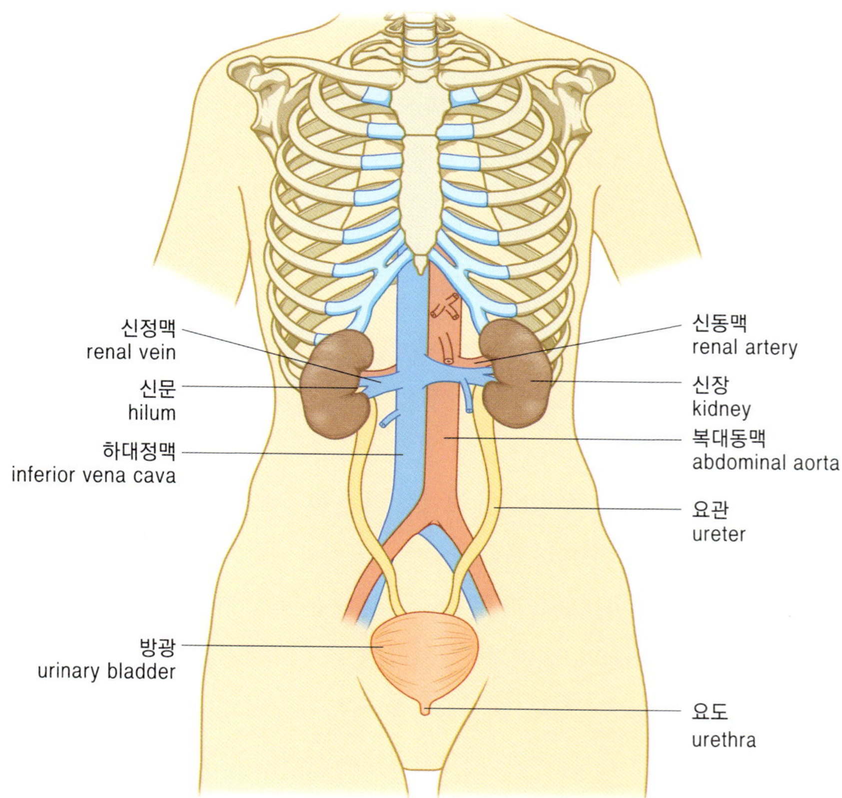

그림 3-10 비뇨기계

로 이루어져 있으며, 소변을 일시적으로 저장하였다가 방광의 평활근의 수축에 의해 체외로 요가 배설되므로 이를 배뇨근이라 부른다.

방광은 방광첨(apex), 방광체(body), 방광저(fundus) 및 방광경(neck)으로 구분되는데, 방광저(fundus)에는 한 개의 요도 개구부와 두 개의 요관 개구부가 주름 없이 편평한 삼각형 모양을 이루고 있다. 이를 방광삼각(trigone of bladder)이라 한다. 그리고 내요도구 주위에는 두꺼운 방광괄약근이 형성되어 있다.

배뇨는 자율신경계에 의해 지배를 받고있는 불수의근인 배뇨근(방광근육층) 및 방광괄약근의 수축과 동시에 상황을 판단한 후 조절할 수 있는 수의근인 요도괄약근의 이완에 의하여 이루어진다.

5.4 요도

요도는 방광에 모아져 있던 소변이 밖으로 배출되는 통로이다. 남성의 요도는 길이가 약 15~20cm이며, 소변과 정액의 통로로 이용된다. 여성의 요도는 길이가 약 3~5cm로 음핵과 질구 사이에 위치하고 있다. 특히 여성의 요도는 남성에 비해 매우 짧아 감염되기 쉬워 방광염 등이 쉽게 발생한다.

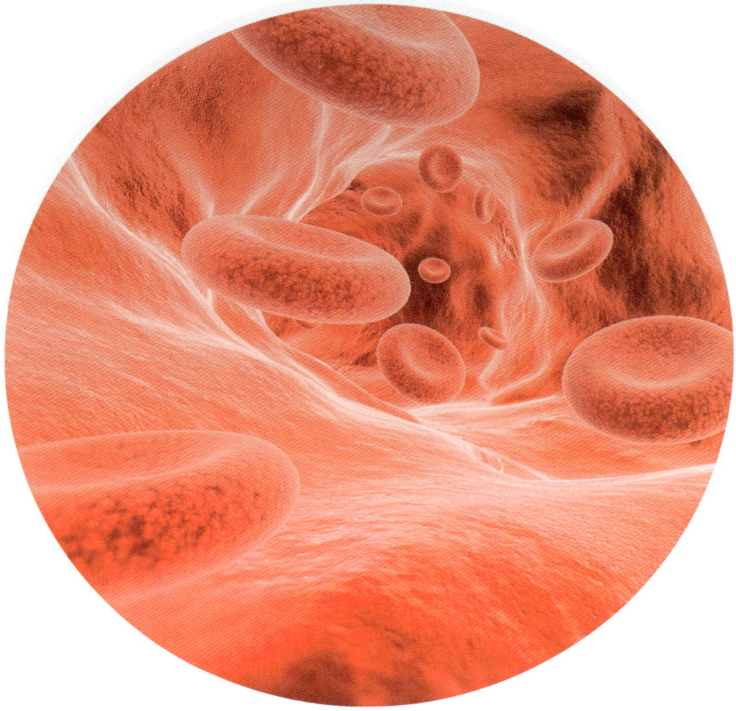

CHAPTER 4

발반사요법의 원리

1. 혈액순환의 원리
2. 신경반사의 원리
3. 음양평형의 원리

발반사요법은 노폐물 배출로 혈액 흐름을 원활히 하는 혈액순환의 원리와 발반사구 자극에 의한 신경전달로 그에 상응하는 각 장기 및 기관에 반사효과를 일으켜 세포를 활성화시키는 신경반사의 원리 그리고 발의 경혈을 풀어주고 기혈의 흐름을 원활히 하여 음(陰) 양(陽)의 조화를 이루는 음양평형의 원리를 기본으로 한다.

1 혈액순환의 원리

인체의 기관이 정상적인 기능을 수행하기 위해서는 원활한 혈액순환을 필요로 한다(그림 4-1). 혈액은 혈관을 통하여 인체의 각 부분에서 필요한 영양, 산소, 호르몬 및 항체 등을 보내주고, 동시에 대사 산물과 노폐물을 받아들여 체외로 배출시킴으로써 인체의 활성을 유지하게 한다.

심장에서 나온 혈액은 대부분 동맥 → 모세혈관 → 정맥을 지나 1분 뒤에는 다시 심장으로

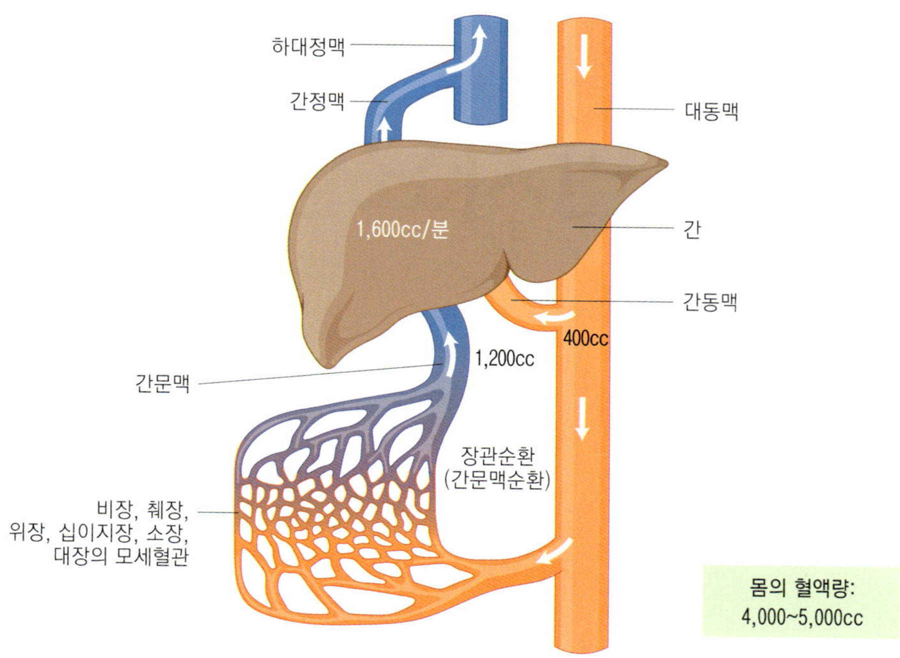

그림 4-1 혈액순환

되돌아가게 된다. 이 과정이 순조롭지 못하면 말단 부위에 있는 세포에까지 산소와 영양이 공급되지 못하여 각 신체 부위에 영양 결핍 상태가 초래되고 노폐물이 쌓이게 된다. 노폐물이 쌓여 순환기능에 이상이 생기면 모든 세포나 각 기관의 기능이 저하되어 질병을 일으키게 된다.

특히 인체의 가장 아래에 위치하고 있는 발은 노폐물이 쌓이기 쉬운 부위이다. 또한 발의 말초신경 및 반사구에 노폐물이 쌓여 침전물이 생기면 자극시 통증이 유발되고 그 반사구와 연계된 신체 장기 및 기관의 기능에 문제를 일으키게 된다. 그러므로 발의 침전물을 깨뜨려 혈액을 여과하는 신장 등의 배설기관에 의해 효율적으로 배출시키기 위해서는 발반사요법에 의한 반사구 자극이 반드시 필요하다(그림 4-2). 또한 발에는 수많은 모세혈관이 있어 혈액과 조직세포 사이의 물질교환에 의한 노폐물을 신장에서 거른 뒤 심장으로 되돌아가게 하는

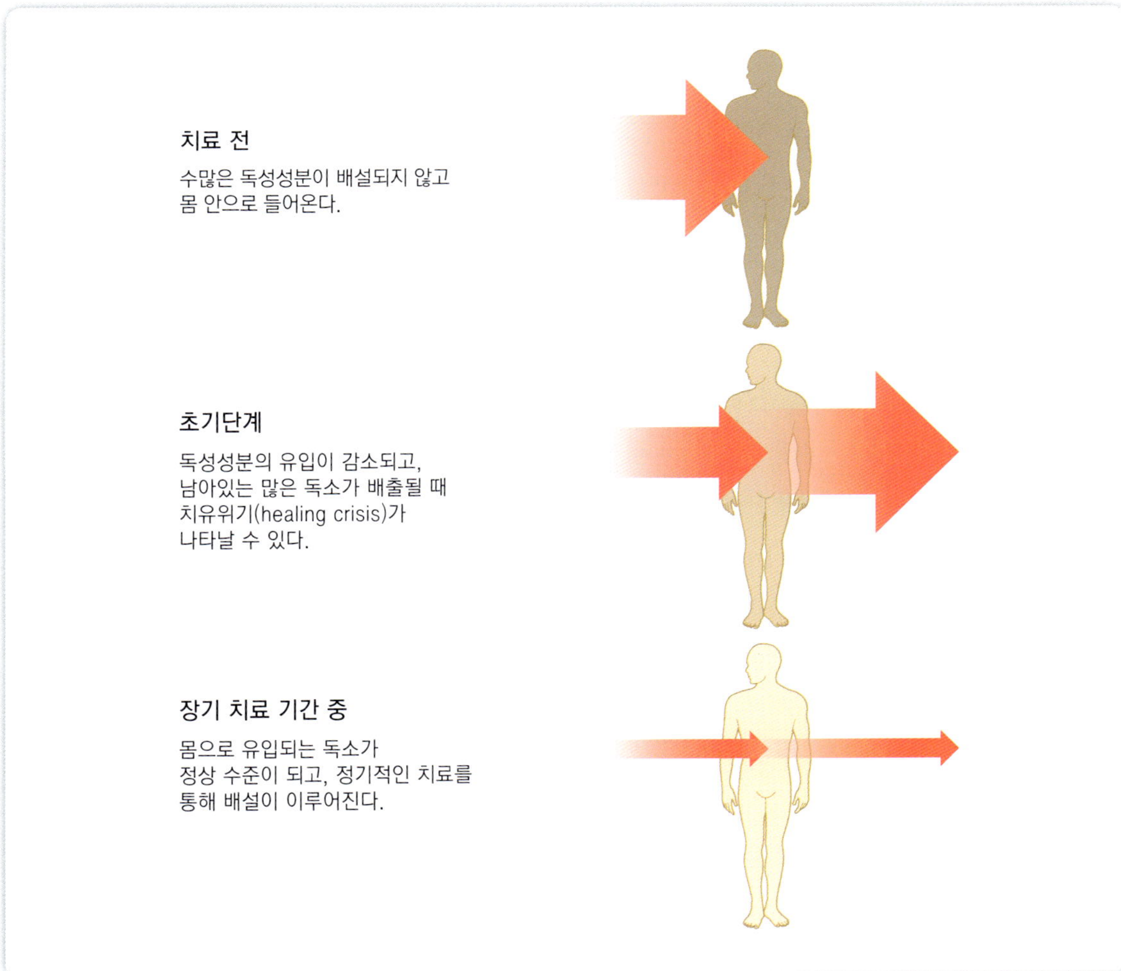

그림 4-2 노폐물 및 독소배출

매우 중요한 역할을 하고 있다. 이로써 인체의 혈액순환 기능이 원활하게 유지될 수 있다.

따라서 발반사요법은 뇌하수체, 신장, 수뇨관 및 방광을 필수적인 기본반사구로 하여 대사산물인 노폐물 배출을 촉진시켜 혈액의 흐름을 원활하게 함으로써 조직에 산소와 영양을 충분히 공급하여 인체 각 장기의 기능을 활성화시켜 주고 면역력을 강화시키는데 그 기반을 두고 있다.

2 신경반사의 원리

반사(reflex)란 자극이 주어지면 즉각적으로 나타나는 불수의적인 운동반응이다. 척수의 회백질에는 구심성 흥분충동이 원심성 흥분충동으로 전환되는 반사중추가 밀집되어 있어 여러 가지 반사의 중추가 된다.

반사궁(reflex arc)은 자극을 받은 감각섬유가 척수로 들어가 척수회색질 운동세포(anterior horn cell)에 정보를 전달하여 흥분 발사를 일으키는 섬유 연결이다. 반사궁은 수용기(receptor organ), 구심성신경(afferent fiber), 원심성신경(efferent fiber) 및 효과기(effector)의 4개 요소로 이루어진다. 척수에서는 반사궁이 근육긴장을 유지하는데 중요한 역할을 수행하여 자세유지의 기본이 된다.

감각수용기는 피부, 근육 및 힘줄(건) 등에 분포하며, 감각 자극은 구심성신경에 흥분 충동을 일으켜 감각 뉴런을 통해 중추신경계에 전달되고, 중추신경계는 각각의 자극을 통합 및 조정하여 체신경 및 자율신경을 통한 적절한 반응을 내려보낸다. 즉, 중추신경계는 모든 자극을 통합 · 분석하여 이것을 원심성신경을 통해 자율신경계에 보내며, 자율신경계는 중추신경계에서 보낸 각종 정보를 받아 피부에서는 한선 분비 촉진, 내분비에서는 호르몬 분비 촉진, 소화기에서는 타액선, 평활근, 소화선 등의 작용 촉진, 호흡기에서는 호흡과 기관지의 작용 강화, 순환기에서는 심박동 조절, 비뇨기에서는 배뇨 작용 촉진, 생식기에서는 정력 등을 강화시키는 효과를 나타낸다(그림 4-3).

미국 의사 윌리엄 피츠제랄드의 반사 이론에 기초하여 세계 각국에서의 임상 실험과 연구결과 신경반사 원리가 입증되어 자연요법인 발반사요법의 과학적인 효과를 인정하여 환자 치료에 이미 이용하고 있는 실정이다.

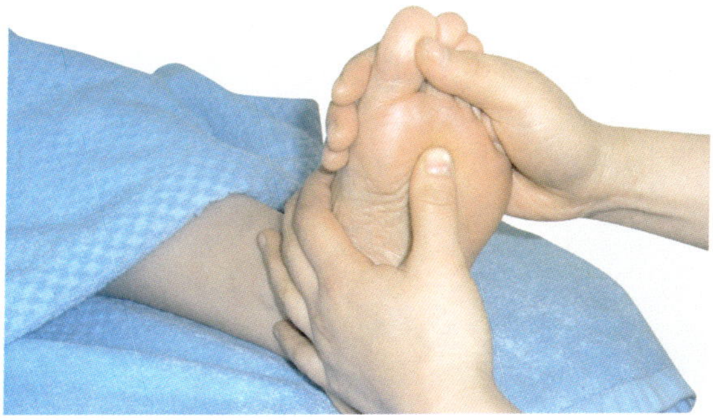

발반사요법 전문가가 발반사구 자극을 가하고 있다.

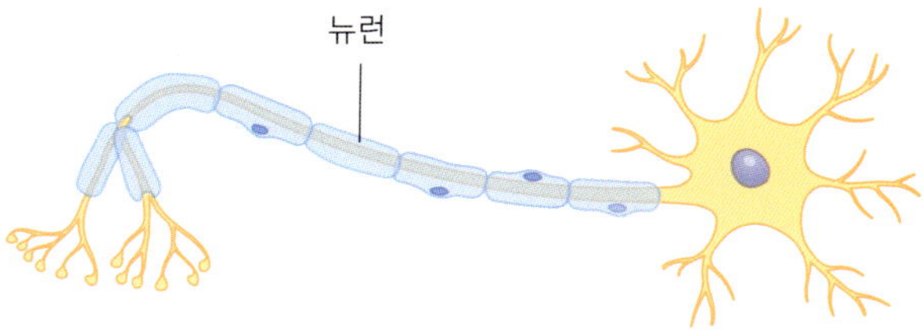

전기화학적 자극은 감각 뉴런을 통해 중앙 신경조직에 전달된다.

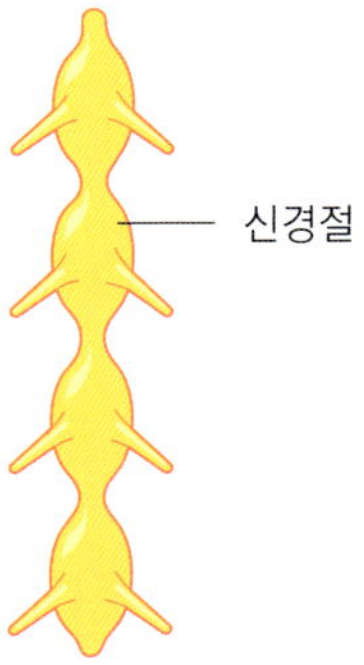

신경절에서 받아들인 메시지는 운동 뉴런에 의해 전달되어 반응을 일으킨다.

그림 4-3 신경전달

발반사구 자극시 구심성신경에 의해 중추신경계에 정보가 전달된 후 원심성신경을 통해 자율신경계에 보내져 그에 상응하는 각 기관과 장기에 반사 효과를 일으켜 세포를 활성화시켜 인체의 자연 치유력을 향상시키는 것이다.

발반사요법의 가장 중추적인 핵심 이론은 자율신경을 조절하여 각 장기의 기능 강화 및 치유를 증진시키는 신경반사의 원리이다.

3 음양평형의 원리

대자연은 음(陰)과 양(陽)이 상호간에 영향을 주면서 우주 흐름에 순응하고 있다. 음(陰)과 양(陽)은 사물뿐만 아니라 인체의 건강에도 기본이 되며, 결국 건강을 유지하는 중요한 원칙이 된다. 우리 몸은 음(陰)과 양(陽)의 평형이 이루어져야만 건강한 상태를 유지할 수 있다.

인체의 오장육부를 음(陰)과 양(陽)으로 구분하고 인체 음양(陰陽)의 평형이 깨어지면 건강상에 문제를 일으킨다는 것이 음양평형의 기본원리이다.

땅에는 지기(地氣)가 흐르고 있고 인체에는 사람의 에너지, 즉 기(氣)가 흐르고 있다. 땅에 흐르는 에너지를 받아들이는 첫 단계가 맨땅을 밟는 것인데 이는 땅의 에너지와 인체를 연결시키는 중요한 행위이다. 인체로 이어지는 지기(地氣)는 인체의 순환을 돕고 건강한 삶의 원동력이 된다. 흙과 친숙한 삶 속에는 소위 성인병이란 있을 수 없고 자연의 일부인 인체가 자연과 더불어 살 때 음양(陰陽)의 평형 상태가 깨지지 않는다.

발은 지기(地氣)를 얻는 일차 기관이다. 또한 머리에서 발끝까지의 인체 주요기관을 통과하는 여섯 개의 경락 즉, 음(陰)에 해당하는 세 개의 족(足)경락과 양(陽)에 해당하는 세 개의 족(足)경락이 발과 발가락 끝에 흐르고 있다. 따라서 발은 음(陰)과 양(陽)이 만나는 곳이며 음(陰)과 양(陽)이 바뀌는 곳이기도 하다(그림 4-4). 만약 발에 문제가 있으면 인체의 에너지 즉, 기(氣)의 흐름이 원활하지 못하게 되어 전신의 모든 장기에 악영향을 미치게 되고 질병을 초래하게 된다.

발반사요법의 원리는 발바닥과 발가락의 반사구를 자극하여 막힌 경혈을 풀어주고 노폐물을 제거함으로써 인체 내 기혈(氣血)의 흐름을 원활히 해줄 뿐만 아니라 생체 에너지(氣)를 축적시키고 음양(陰陽)의 조화, 장부 허실(虛實)과 한열(寒熱)의 평형을 유지시키는데 그 기반을 두고 있다.

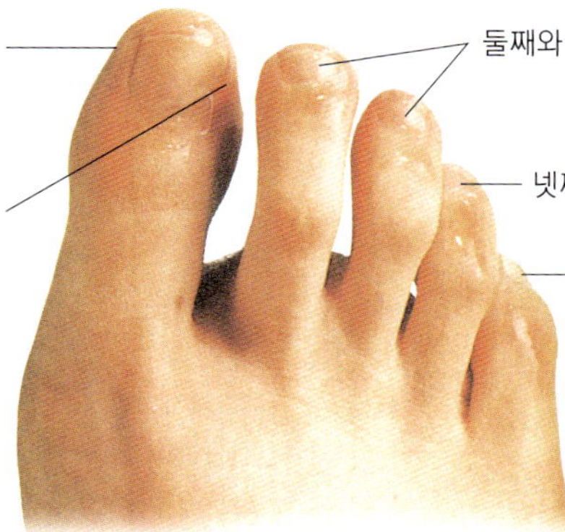
엄지발톱 바깥쪽에 비경락이 흐른다.
둘째와 셋째발가락에 위경락이 흐른다.
넷째발가락에 담경락이 흐른다.
엄지발톱 안쪽에 간경락이 흐른다.
새끼발가락에 방광과 신경락이 흐른다.

그림 4-4 음양의 평형

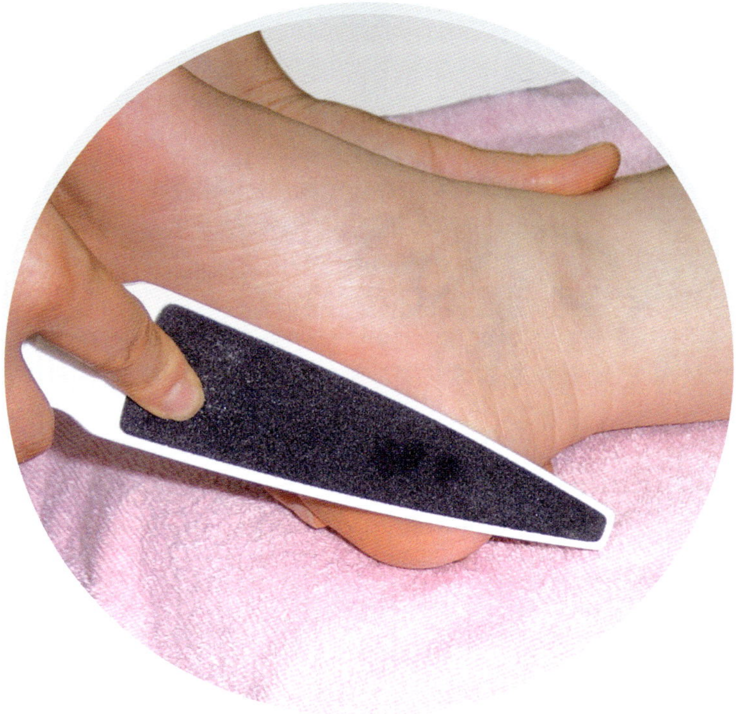

CHAPTER 5

발반사요법의 실제

1. 발반사요법 사전 준비
2. 발반사요법의 수법(手法)
3. 발반사요법의 원칙
4. 발반사요법의 주의사항
5. 발의 진단
6. 발반사요법 자극 순서
7. 발반사요법 후 순환마사지
8. 발반사요법 후의 신체 변화

1 발반사요법의 사전 준비

발반사요법의 효과를 높이기 위해서는 다음과 같은 사전 준비가 필요하다.

1.1 각질과 굳은살 제거

발은 적절한 관리에도 불구하고 항상 각질이 생길 수 있다. 각질은 죽어 버린 세포가 떨어지지 않고 붙어 있는 것으로 과도하게 축적되면 딱딱한 상태의 굳은살이 된다.

굳은살은 그 반사구에 해당되는 기관의 기능이 감소되고 있음을 나타내며, 또한 발 시술의 효과를 감소시키므로 발반사요법을 시술하기 전에 먼저 굳은살을 제거할 필요가 있다. 굳은살을 제거할 때 칼을 사용하는 것은 세균 감염의 위험이 있으므로 삼가야 하며, 발을 말린 상태에서 각질 제거용 발 버퍼를 사용하는 것이 안전하다. 발 버퍼는 발의 위에서 아래 방향으로 문지르되 한 곳을 너무 오래 문지르지 않도록 주의한다(그림 5-1, 5-2).

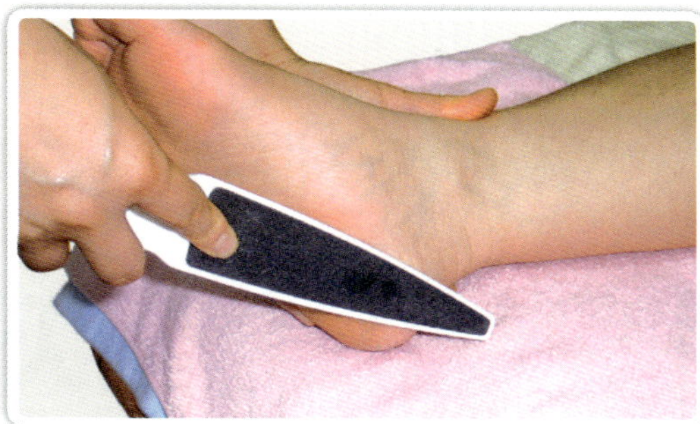

그림 5-1 각질제거

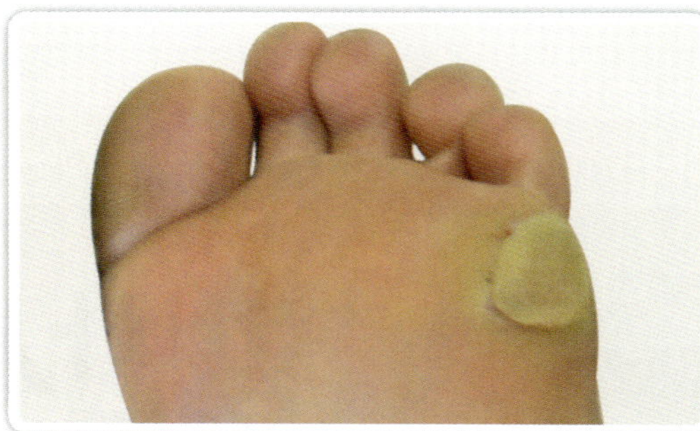

그림 5-2 어깨 부위 굳은살

1.2 발지압판 밟기

발반사요법을 시술하기 전에 발지압판을 10~15분 정도 밟아 주면 발바닥 자극에 의해 반사구를 자극하게 되므로 보다 효과적일 수 있다. 발판은 소화를 위해 식후 곧바로 밟는 것은 피하고 1시간이 지난 후 밟도록 한다.

1.3 수족온욕

수족온욕기나 용기에 40~43℃의 따뜻한 물을 준비하여 15~20분 정도 손과 발을 담그는데, 이때에는 의자에 편안하게 앉은 상태에서 허리를 펴고 전신에 힘을 뺀 다음 마음을 비우고 호흡을 조절하며 명상을 한다. 개인별 차이는 있지만 보통 시작 15분이 되면 머리에서 이마, 귀밑 및 목으로 땀이 촉촉하게 나기 시작하며, 18~20분이 되면 등과 가슴으로 땀이 흘러내리기 시작한다. 이러한 수족온욕에 의한 발한은 외부의 열에 의한 한증막에서의 발한과는 다르다. 수족온욕에 의한 발한은 단지 손목과 발목만 물에 담가 혈액과 경락을 따라 각종 노폐물을 체외로 밀어내는 것이기 때문이다. 또한 발반사요법을 수행하기 전에 수족온욕을 하면, 발을 부드럽게 해주고 전신을 이완(relax)시켜 주므로 시술자가 시술하기에 보다 용이하며 발 시술의 효과를 높여 주게 된다.

1.4 발의 청결 및 소독

발에는 곰팡이류, 칸디다 및 박테리아 등의 많은 균들이 존재할 수 있으므로 발을 항상 청결하게 유지해야 하며, 특히 발반사요법 시행 전에는 반드시 발을 소독한 후 발을 만져야 한다. 발 소독에는 화학적 소독약품보다는 강력한 천연항생제로 부작용이 없는 은(silver)용액을 사용하는 것이 바람직하다.

1) 은용액이란?

은용액은 미세한 은입자를 증류수에 녹인 것(colloidal silver)으로, 은의 작은 입자는 체내에 쉽게 침투하여 박테리아 등의 미생물을 짧은 시간 내에 사멸시킨다.

2) 은용액의 특징

- 맛과 냄새가 없으며 감각기관에 자극이 없는 무색 또는 황금색이다.
- 은용액은 세균이 내성을 만들 수 없다.
- 뛰어난 살균력으로 병의 기간 및 증상 완화에 상당한 효과가 있다.
- 박테리아, 바이러스, 진균류 등을 포함한 다양한 미생물에 효과가 있다.
- 인체에 부작용이 없는 무독성의 천연 항생물질이다.
- 인체의 유용한 균이나 성분에는 해롭지 않다.
- 체내에 축적되지 않는다.
- 다른 약물과 복합적으로 사용할 수 있다.
- 중독성이 전혀 없다.

은용액의 적용 및 사용법

적용 부위 및 장소	사용법
감염이 우려되는 신체 여러 부위	피부 등 감염 우려 부위에 골고루 뿌린다.
눈의 피로, 뻑뻑할 때	세안 후 눈 뜬 채로 뿌려 2~5분 정도 휴식한다.
구강염, 충치 예방 및 회복	약간의 양을 입에 뿌린다.
생선회 등 날 것을 먹을 때	골고루 살짝 뿌려 2분 후 먹는다.
수술 후 환부의 소독 및 재생	소량을 살짝 뿌려 세균이 감염되지 않게 한다.
베이거나 상처가 났을 때	세균 감염되지 않게 상처부위에 수시로 뿌린다.
동 · 식물의 세균성 질병 우려될 때	애완견 등 전체에 골고루 뿌려 잘 말린다.
유아의 장난감 등 집기 살균	충분히 골고루 뿌려 2~5분 후 사용한다(특히 입에 가져가는 것).
음식물의 항균 및 신선도 유지	개봉후 보존 시 뿌려 랩이나 용기에 넣어 보관한다.
목욕탕 살균	세균감염 우려되는 부위에 뿌린다.
주방 살균	행주, 수세미, 칼, 도마, 개수대에 뿌려 번식을 막는다.
옷장 살균	환절기, 입었던 옷 보관 시 수시로 뿌린다.
세안 후 얼굴, 몸의 보습력 강화	충분히 뿌려 말린다. 보습력 강화 및 항균, 해독효과가 있다.
공중장소의 시설 이용 시	문 손잡이, 지지대, 변기 주위 등 가볍게 뿌린 후 사용한다.
습진, 아토피, 무좀, 여드름	잘 씻은 후 충분히 뿌려 잘 말린다(가려울 땐 수시로).
심한 상처	거즈에 은용액을 적셔 상처표면에 붙인 후 뿌린다.
편도선염, 축농증, 결막염, 중이염 등	수시로 뿌리고 가글을 통해 내복한다.
베개, 침대커버 등 침구류 소독	취침 전 뿌려 말린 후 사용한다.
냉장고 소독	공기가 순환되는 곳, 때 끼인 곳, 잘 닦이지 않는 곳에 사용한다.
칫솔, 신발 안	사용 후 골고루 뿌리고 잘 말린다.
심한 구취 시 또는 식사 후	식사 후 3분 내에 충분한 양을 가글한다.
귀를 뚫었을 때	부위에 뿌려 세균 감염을 방지한다.
좌변기 사용 시	충분히 뿌려 2분 정도 후 닦아내고 사용한다.
염색이나 파마 후	두피에 골고루 뿌린다.
아기 젖병 사용 시	젖병에는 소량, 꼭지에는 충분히 뿌려 2~5분 후 사용한다.

적용 부위 및 장소	사용법
음식점이나 커피숍 이용 시	컵, 수저, 물수건 등에 뿌린다.
노래방 이용 시	마이크는 살짝, 의자, 테이블, 컵 등에 뿌린다.
공중전화기 등 공공 시설물 이용 시	송 · 수화기 부분, 손잡이 등 적당히 뿌린다.
팬티, 생리대, 기저귀 사용 시	약하게 골고루 뿌려 감염을 예방한다.
은행원 등 돈을 많이 만질 때	손에 수시로 뿌려 감염을 예방한다.
옷, 손목시계, 반지 등 신체부착물	사용 전 · 후 뿌려 말려서 사용한다.
탁한 물을 정수할 때	3.8리터 물에 1티스푼 넣어 잘 흔들어 소독, 균 박멸 후 사용한다.
성교 전 · 후의 소독	성기 외부에 가볍게 뿌리면 감염 예방 및 치료 효과가 있다.

1.5 발반사요법사(시술자)의 자세

발반사요법을 시술하는 사람을 발반사요법사(foot reflexologist)라 한다. 중국에서는 발반사요법을 관심있는 사람들에서 의사까지 다양한 사람들이 시술하고 있으며, 서양에서는 일반적으로 미용학자, 간호사, 물리치료사 등이 직업적으로 하고 있다. 최근에는 병원에 소개되어 시술되고 있으며, 심지어 의료보험 혜택을 고려하고 있는 중이다.

발반사요법의 시술은 에너지 소모가 많은 매우 힘든 수기요법이다. 그러므로 무엇보다 시술자의 마음가짐이 매우 중요하고 건강 상태가 좋아야 한다.

발반사요법사는 시술 당시의 신체적, 정신적 건강 상태가 안녕 상태이어야 대상자에게 보다 효과적인 도움을 줄 수 있다. 발반사요법사가 불안하거나 고민거리가 있을 때 그리고 건강 상태가 좋지 않을 때 시술하게 되면 상대방에게 긍정적인 효과를 주지 못할 수도 있다. 또한 수용적인 태도와 대상자에게 도움을 주고자 하는 특별한 마음가짐을 갖는 것이 중요하며, 시술 전에는 손을 깨끗이 씻고 손톱을 짧게 깎도록 해야 하고, 손을 따뜻하게 준비해야 한다. 그리고 발반사요법사는 시술 중에는 대화를 나누지 말고 정신을 집중시켜야 하며, 숨을 들이쉰 후 내쉴 때 반사구에 압을 가하는 호흡법을 잘 이용하도록 한다.

1.6 대상자의 태도 및 긴장 완화

발반사요법사는 반드시 대상자와 협력하여야 인체의 에너지(氣) 흐름의 차단과 장기의 기능을 회복시킬 수 있다.

발반사요법을 시행하기 전에 대상자가 발반사요법에 대한 이해와 신뢰 및 긍정적인 태도를 지니는 것은 치료의 핵심이다. 저자는 긍정적인 태도를 지닌 대상자가 부정적인 태도를 지닌 대상자보다 발반사요법의 효과가 빠르고 뚜렷해지는 것을 많이 경험하였다. 그러므로 시술 전에 발반사요법에 대한 대상자의 신뢰와 긍정적 사고를 갖는 것은 치유를 위해 가장 갖추어야 할 조건이라고 강조하고 싶다.

또한 발반사요법을 시술하기 전에 발반사요법사는 대상자의 긴장을 풀어 주어 가장 편안한 상태로 이완시켜 주어야 하며 조용한 환경을 유지하여야 한다. 대상자를 이완시켜 준 후 발반사요법을 시행하면 그 효과가 더욱 크며, 시술자의 에너지 소모도 감소된다.

대상자의 긴장을 완화시켜 주는 기법은 다음과 같다. 시술자는 대상자를 발 침대에 편안한 자세로 눕도록 한 후 머리와 목, 어깨와 팔, 가슴과 등, 복부 및 하지의 순으로 머리 쪽에서 발끝까지 서서히 내려오면서 대상자에게 힘을 빼도록 지시하여 전신을 이완시켜 준 후 발에서 긴장완화기법을 실시한다. 발에서의 긴장완화기법 8가지 중 보통 세네 가지 방법을 간단히 실시한다.

1) 아킬레스건 스트레칭

아킬레스건 스트레칭은 발을 유연하게 하고 체내 순환에도 도움이 된다. 다리 뒤쪽을 스트레칭하면 긴장을 풀어 주고 발목의 운동성을 향상시킬 수 있다. 한 발에 세 번씩 시술한다. 시술자는 발을 앞뒤로 벌리고 서서 체중을 실어 시행한다.

왼발을 시술할 때는 시술자의 왼손으로 발꿈치를 부드럽고 단단하게 잡고 오른손의 엄지손가락은 발바닥을, 나머지 네 손가락은 발등을 잡는다. 발꿈치가 뒤로 강하게 밀리지 않도록 주의하면서 발등을 시술자 쪽으로 당긴다. 그런 다음 오른손을 펴서 발바닥 중족골 부위를 반대 방향으로 밀어 발꿈치를 시술자 쪽으로 당겨지게 함으로써 아킬레스건이 자연스럽게 스트레칭 되도록 한다(그림 5-3 ①-1, ①-2).

2) 발목 회전

발목 회전은 대상자의 긴장 완화 및 불안감을 해소시키기 위해 필요한 기법이다. 대상자가 불편하지 않을 정도로 천천히 부드럽게 시술하여야 한다. 왼발인 경우 시술자의 왼손으로 발꿈치를 감싸쥐고 오른손으로 발가락 기저부를 잡고 발 바깥쪽부터 발목관절을 중심으로 천천히 회전시킨다(그림 5-3 ②).

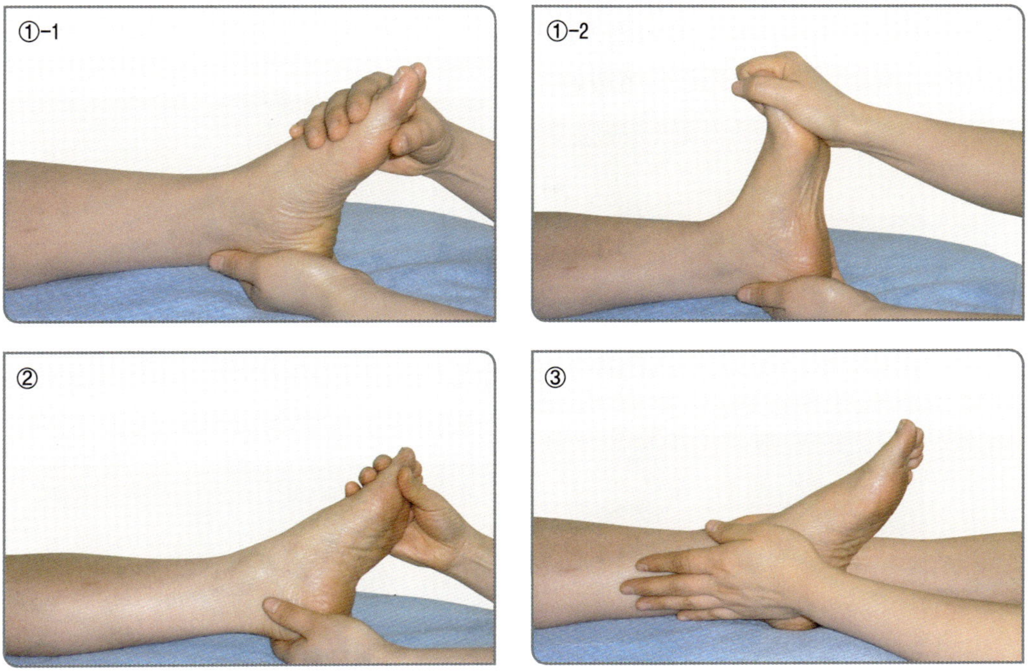

그림 5-3 발에서의 긴장완화법

3) 발목 이완

발목 이완법은 발목관절의 긴장을 풀어 전신의 긴장을 완화시켜 준다. 양손을 약간 오므려 양쪽 복사뼈를 감싼다. 이 부위가 축이 된다. 양손을 엇갈리게 하여 빠른 속도로 위아래로 움직인다. 시술을 잘하였다면 발이 양옆으로 움직이게 될 것이다(그림 5-3 ③).

4) 좌우로 흔들기

좌우로 흔들기는 발을 흔들어 줌으로써 체내 순환을 돕고 긴장을 덜어 준다. 이 방법은 발목과 장딴지 근육을 풀어 전신의 긴장을 완화시켜 준다. 발 양옆 복사뼈 앞에 양 손바닥을 댄다. 발을 사이에 두고 양손을 부드럽게 앞뒤로 움직이면서 발을 흔들어 준다. 이때 양손은 서로 반대 방향으로 움직이며, 발가락 쪽에서 발뒤꿈치 쪽으로 발 전체를 자극해 준다(그림 5-3 ④-1, ④-2).

5) 중족골 누르기

중족골 누르기는 대상자를 진정시키고 안정시키는데 매우 효과적이다. 한 손은 발등 부위를 잡고 발바닥 쪽으로 누르며, 다른 한 손은 주먹을 쥐고 발바닥(중족골 부위)을 지그시 누른

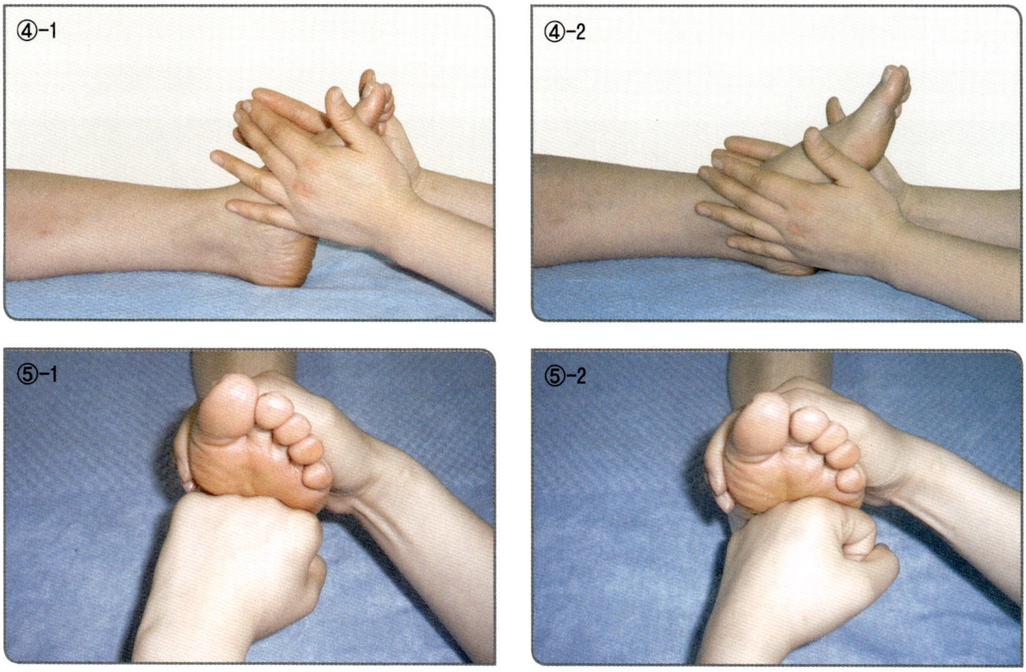

그림 5-3 발에서의 긴장완화법

뒤 좌우로 비틀며 눌러 준다(그림 5-3 ⑤-1,⑤-2).

6) 발의 내측 척추라인 비틀기

척추라인 비틀기는 긴장완화 효과가 가장 크다. 양손으로 발 안쪽을 잡는데, 네 손가락은 발등에 엄지손가락은 발바닥에 놓는다. 엄지손가락과 검지손가락 사이에 척추 반사구가 놓이도록 한다. 발목에 가까운 손으로 발을 지지하고 발가락에 가까운 손으로 위아래로 비트는 동작을 한다. 발을 지지하는 보조 손으로 발을 잡아 쥐고 또 다른 손으로 발가락 쪽으로 옮겨가면서 척추라인을 비틀어간다. 맨 마지막 도달 지점은 발가락 쪽 목 반사구이다. 양손을 함께 비틀지 않도록 주의한다(그림 5-3 ⑥).

7) 마주잡고 비틀기

마주잡고 비틀기는 긴장완화에 효과가 탁월하다. 척추비틀기와 비슷하나 발을 잡은 양손을 함께 비튼다는 점이 다르다. 양손으로 발을 붙잡고 젖은 수건을 짜는 것처럼 점차 위로 올라가면서 부드럽게 비튼다(그림 5-3 ⑦).

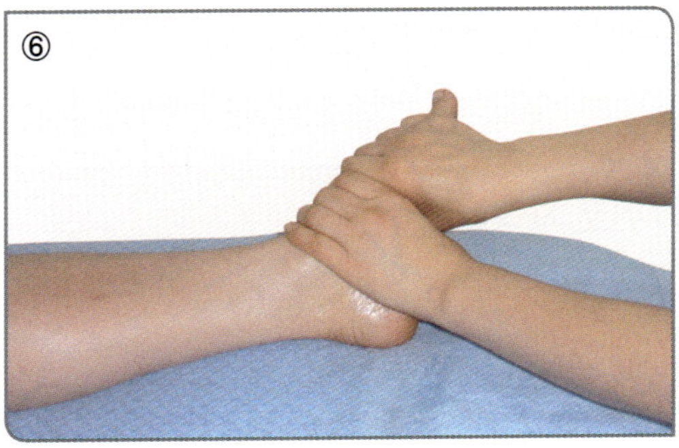
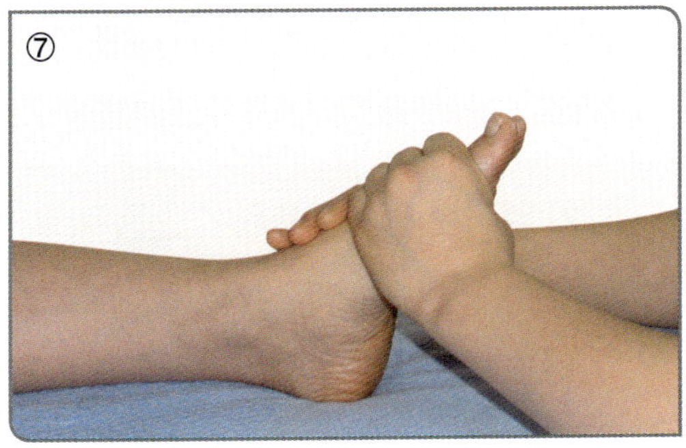
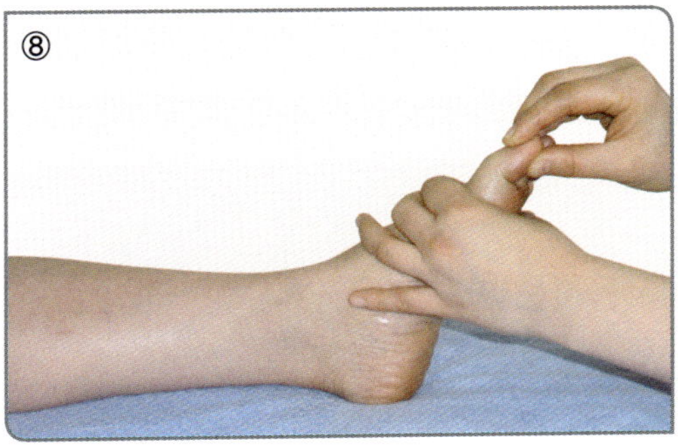

그림 5-3 발에서의 긴장완화법

8) 발가락 회전시키기

발가락 회전시키기는 발가락의 유연성 증가 및 목과 어깨 근육을 풀어주는 효과가 있다. 왼발 시술 시에는 왼손으로 발을 잡아 지지하고 오른손으로 시술한다. 왼손 엄지손가락은 발바닥에 대고 네 손가락은 발등에 대며, 오른손 엄지손가락은 발가락 아랫면에 두고 둘째와 셋째손가락을 윗면에 대고 시계방향과 시계반대방향으로 각각 몇 번씩 발가락을 회전시킨다. 시술은 엄지발가락부터 시작하여 새끼발가락 쪽으로 옮겨간다(그림 5-3 ⑧).

2 발반사요법의 수법(手法)

발반사요법을 실시할 때는 손이나 봉을 사용하게 되는데, 가능하면 손으로 시술하는 것이 좋다. 주로 사용하는 수법은 다음과 같다.

1) 엄지손가락 앞부분(손톱 전체 크기의 밑 부분)으로 자극하는 법

발반사요법 시 가장 많이 사용하는 수법으로 엄지손가락 손톱 밑 부분으로 자극하는 방법이다. 이 방법은 뇌하수체, 신장, 방광, 심장, 간, 대뇌, 위, 췌장, 십이지장 등의 반사구에 이용한다(그림 5-4 ①).

2) 엄지손가락을 세워서 손톱 바로 밑 부위로 자극하는 법

엄지손가락을 세워 손톱 바로 밑 부위로 자극하는 수법으로, 눈, 귀, 부갑상선, 경추, 흉추, 요추, 천골 등의 반사구에 이용한다(그림 5-4 ②).

3) 둘째손가락을 굽혀서 자극하는 법

둘째손가락을 굽혀서 자극하는 수법은 강압이 요구되는 발뒤꿈치 생식선반사구 또는 두터운 남자 발을 자극할 때 주로 이용한다(그림 5-4 ③).

4) 둘째와 셋째손가락을 굽혀서 집게로 사용하는 법

둘째와 셋째손가락을 굽혀서 양 손가락 사이로 반사구를 자극하는 수법으로, 상악과 하악 반사구에 이용한다(그림 5-4 ④).

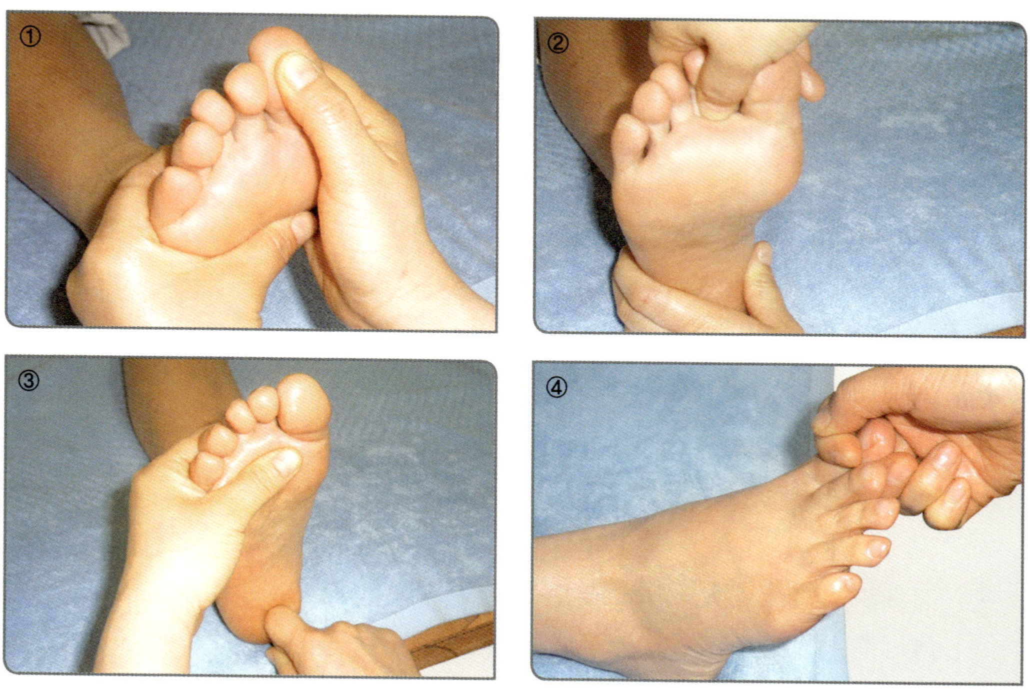

그림 5-4 발반사요법의 수법

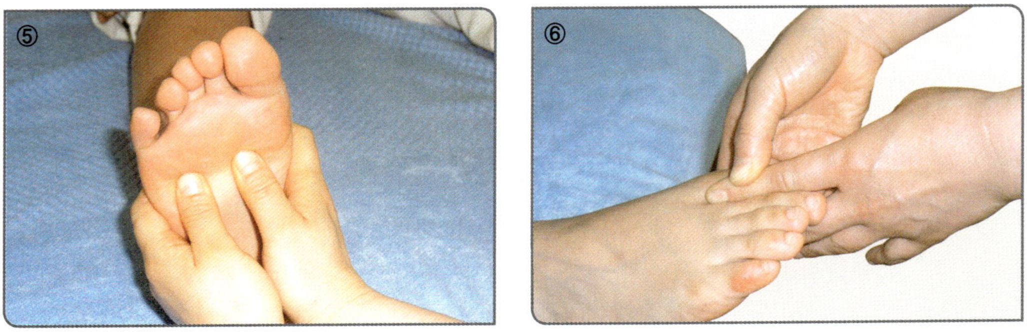

그림 5-4 발반사요법의 수법

5) 양손의 엄지손가락 앞부분(손톱 밑 부분)으로 자극하는 법

양손의 엄지손가락 앞부분으로 반사구를 자극하는 수법으로, 복강신경총, 흉 등의 반사구에 이용한다(그림 5-4 ⑤).

6) 엄지손가락으로 둘째손가락을 누르는 법

둘째손가락의 옆면을 반사구 위치에 두고 다른 손 엄지손가락으로 누르는 수법으로 흉선, 내이신경 등의 반사구에 이용한다(그림 5-4 ⑥).

3 발반사요법의 원칙

반사요법사(reflexologist)는 다음과 같은 3가지 기본 원칙에 의거하여 발반사요법을 시술하여야 한다.

1) 대상자 개개인에 따른 독특하고 개별화된 시술이 필요하다

발반사요법은 개인별 특성에 따라 시술하여야 한다. 예를 들면, 똑같이 위가 좋지 않은 사람들이라 하더라도 각 장기나 기관의 상태가 개인마다 다르기 때문에 개개인에 따른 개별화된 시술이 필요하다.

2) 대상자를 시술할 때는 단순한 기술적 중재(technical intervention)보다는 인체에 대한 복합적이고 관련 있는 모든 과정들의 이해가 반드시 필요하다

발반사요법은 대상자에게 나타나는 각 증상들을 서양의학의 인체 해부생리학적 기전, 동양의학의 음양오행론과 경락(氣)의 흐름 그리고 수지요법 등 건강과 관련 있는 인체의 복합적인 과정을 이해하고 다양한 기술 방법을 함께 적용하여 시술하면 더욱 빠르고 큰 효과를 나타낼 수 있다.

3) 대상자가 치유되고 있는 과정을 보일 때 효율적인 시술이라 할 수 있다

발을 만져 주면 누구나 시원하고 좋다. 그러나 대상자의 전반적인 몸 상태의 반응이나 각 장기의 기능 및 증상이 호전되고 있어야 발반사요법이 효과적으로 시술되었다 할 수 있다. 발반사요법의 효과는 연령, 장기간의 약물 복용 여부, 각 장기의 상태 등 개인에 따라 다양하다. 그러므로 발반사요법을 받게 되는 횟수 또한 개인별 차이가 크다. 보통 20회 정도 받으면 어느 정도의 증상은 거의 완화될 수 있으며, 꾸준히 받는 것이 더욱 효과적이다.

발반사요법을 실시할 때는 위의 3가지 원칙에 의거하여 다음과 같은 세부적인 원칙을 반드시 지켜야 그 효과를 나타낼 수 있다.

- 발반사요법을 실시할 때는 무엇보다도 정확한 반사구의 위치를 찾아 시술하여야 한다.
- 발반사요법을 시작할 때와 끝마칠 때 항상 기본 반사구를 지압한다.
- 가압의 세기가 균등하고 반사구 부위에 따라 적절한 가압으로 시술하여야 한다. 한 반사구를 자극할 때 시작하여 끝날 때까지 같은 압력으로 가하고 누르는 힘의 세기는 약간 아프다는 느낌을 받을 정도의 압력으로 실시하되 심장 부위 및 부신 등은 갑자기 강한 압력을 가하지 않도록 한다.
- 정확한 가압 시간을 지켜야 한다. 한 반사구를 자극할 때 3~5초 동안 압을 가하고 3초 쉬는 방법으로 마치 전기 스위치를 켰다 끄는 것처럼 반복 시술하며, 양발의 전체 자극 시간은 개인 상태에 따라 차이가 있을 수 있으나 보통 30분~1시간 정도 실시한다.
- 발반사요법은 지압시의 방향에 따라 그 자극 효과가 달라지므로 각 반사구에 해당하는 반사구 방향(상하, 좌우 및 내외측)을 잘 지켜야 한다.
- 왼발부터 시술을 시작하며 오른발과 왼발을 교대로 실시하는 것이 원칙이다.
- 발반사요법의 적용 기간은 건강상태에 따라 다양하지만 어느 정도의 반복 시술이 필요하다. 질병 치유를 위한 발반사요법의 적용 기간은 개인별 건강상태, 연령, 질병의 종류와 조직 손상의 정도에 따라 다양하다. 질병치유를 위해서는 어느 정도의 반복 시술이 필요하며 규칙적인 잦은 시술이 훨씬 효과적이다. 개인별 차이는 있지만 규칙적인 간격으로 대개 약 10회가량 실시하다 보면 효과의 호전성을 느낄 수 있다.
- 연수 부위에서 신경이 교차되기 때문에 목의 위쪽 부위는 오른쪽은 왼발, 왼쪽은 오른발을

이용하여 검사 및 시술을 해야 한다. 예를 들면 오른쪽 눈이 아플 때 왼쪽 발에 있는 눈반사구를 자극한다.

- 발반사요법을 실시한 후 양쪽 무릎 위 약 10cm까지 순환 마사지를 실시하고 미온수를 마시게 한다. 이러한 방법은 반사구 자극에 의해 깨어진 노폐물이 축적되지 않고 쉽게 배출되도록 하는 효과가 있다.

4 발반사요법의 주의사항

발반사요법을 실시할 때 주의해야 할 사항은 다음과 같다.

1) 발가락 사이를 강하게 긁지 말아야 한다

발가락 밑 부위는 피부가 얇고 모세혈관이 집중적으로 분포되어 있어 자칫하면 모세혈관 파열이 있을 수 있으므로 발가락 밑 부위를 잡고 비틀거나 강하게 긁지 말아야 한다.

2) 식후 1시간 이내에는 발을 자극하지 않아야 한다

식사 후에는 위에 혈액이 모여 소화에 도움을 주어야 하는데 발을 자극하면 혈액이 분산되어 소화기 장애를 일으킬 수 있으므로 식후 1시간 경과 후에 발을 자극하는 것이 가장 이상적이다.

3) 공복 시에는 온수를 적당히 마신 후 지압을 실시한다

공복 시에 지압을 실시할 경우에는 위 속에 혈액이 모이게 되어 좋지 않으므로 이럴 경우에는 온수를 적당히 마신 후 지압을 실시하면 걱정할 필요가 없다.

4) 각 반사구에 따라 발 전용크림을 적당히 사용하거나 제한해야 한다

발 자극 시에는 이완에 도움을 주는 발 전용크림을 반드시 사용해야 한다. 발 전용크림이나 오일의 사용은 발 지압을 하기 쉽게 해주고 피부 상처가 생기지 않도록 해준다. 그러나 발반사요법시에 일상적으로 발 크림을 많이 사용하지는 않는다. 반사구를 밀어주어야 할 경우에는 발 크림을 사용하지만 일반적으로 반사구 자극시에 발 크림을 바르면 미끄러워 발 지압이 잘 되지 않게 되므로 발 크림 사용을 반사구에 따라 제한할 필요가 있다. 그리고 반사구 자극 후 순환마사지를 실시할 때는 오일을 충분히 발라 리드미컬하게 마사지 동작이 잘 이루어지도록 한다.

5) 발반사요법을 시술하기 전에 발의 외상 여부를 검토한 후 실시한다

발을 자극하기 전에 상처 등 외상이 있는지 확인한 후 외상이 있을 경우에는 주의하여 실시하도록 한다.

6) 여성의 경우 월경 중에는 발의 자극을 삼가 하는 것이 좋다

월경 중에 발을 자극하면 혈액순환이 촉진되어 월경 양이 많아지는 경우가 있기 때문이다. 불안정한 임신일 경우에도 피하는 것이 좋다.

7) 주요 수술을 받은 후 약 100일 이상을 경과하지 않은 환자는 시술하지 않도록 한다

8) 음주 후, 심장질환, 전염성질환, 고열이 있을 때는 시술하지 않도록 한다

9) 중병 환자는 자극 시간을 첫 회에는 5분 정도로 하고 2, 3회 살펴본 후 특별한 증상이 없으면 조금씩 자극 시간을 늘린다

10) 자극이 끝나면 30분 이내에 따뜻한 물을 400~500cc 가량 마시는 것이 노폐물의 이동을 빠르게 하여 혈액을 맑게 한다

11) 발 자극을 실시하기 전에 이완요법을 실시하여 전신을 이완시킨 후 실시하는 것이 보다 효과적이다

12) 발반사요법 후 약물 복용이나 흡연을 금해야 한다

니코틴 등 해로운 물질의 흡수가 매우 잘 되므로 발반사요법을 받을 때는 금연하여야 하며, 반드시 복용해야 할 약을 제외하고는 약물 복용을 삼가 하는 것이 바람직하다.

5 발의 진단

인간의 건강 상태를 발에서 진단할 수 있다는 것은 매우 놀랄 만한 인체의 신비이다. 발반사구는 해당 부위의 에너지(氣) 흐름의 정도뿐만 아니라 신체의 모든 기관이나 영역을 반영한다. 발반사요법사는 반사구와 조직 상태의 검사를 통해서 그 반사구에 해당하는 신체 부위에 에너지(氣) 흐름이 막혔는지 또는 다른 장애가 있는지를 사정할 수 있다. 에너지(氣) 흐름에 문제가 있거나 다른 장애가 있는 반사구는 두텁고(thick) 단단하거나(hard) 또는 스폰지처럼 말랑말랑하며 움푹 들어간다.

예를 들면, 위염이 있는 경우에 발바닥의 위반사구를 자극해 보면, 쌀알이나 줄기 같은 이물질이 감지되거나 단단해지며 통증이 나타나게 된다. 그리고 위암이나 위의 상태가 매우 좋지 않은 경우에는 위반사구가 스폰지처럼 말랑거리거나 쏙 들어가게 된다.

발반사요법의 가장 큰 매력은 각각의 반사구를 확인하여 해당 장기의 기능 상태를 파악하고 조기 진단함으로써 미리 질병의 악화를 예방할 수 있다는 것이다.

병원에서의 검사소견상 이상이 있는 경우는 그 장기나 기관의 기능이 상당히 감소된 경우이다. 발에서는 각 기관의 기능이 조금만 감소되어도 그 반응이 나타나기 때문에 매우 빠른 조기 진단이 가능하고 지속적인 발반사구의 자극으로 각 기관의 자연 치유 능력을 향상시켜 기능을 되살리거나 더 이상 악화되지 않도록 해준다.

5.1 발진단 방법

1) 문진

가장 먼저 문진을 통해 대상자가 호소하는 증상들을 잘 파악하여야 한다. 이는 발진단 시 많은 도움이 된다. 발을 진단할 때는 대상자가 호소한 증상들을 잘 참고하여 이와 관련이 있는 반사구 부위를 세심하게 검진함으로써 보다 정확한 진단을 할 수 있게 한다.

2) 시진

문진이 끝난 후 발의 생김새를 자세히 관찰한다. 편평족, 발가락의 변형, 즉 외반모지, 발가락이 굽었는지, 비틀어졌는지 등의 여부와 티눈, 무좀, 굳은살, 각질 형성 부위, 발의 색상, 탄력 상태 등을 발바닥, 발 내측, 발 외측, 발등 순으로 자세히 살펴본다. 반사구에 탄력이 없어 자극 후 쏙 들어가 잘 나오지 않거나 반사구 부위가 스폰지처럼 말랑거리며 주름이 잡혀있는 것은 그 기관의 기능이 매우 감소된 경우이다.

3) 증상에 따른 진단

(1) 발바닥의 윤기와 탄력이 사라지면 건강 상태가 나빠지고 있다는 징조이다

발바닥이 윤기가 없고 탱탱하지 않으며 쭈글쭈글한 경우는 전반적인 건강 상태가 좋지 않고 기(氣)의 흐름이 원활하지 않음을 의미한다.

(2) 발톱이 세로로 갈라지고 줄무늬가 생긴 경우

발톱이 갈라지는 것은 대장에 열이 많은 것으로 혈액 순환장애로 인해 폐와 대장에 필요한 영양이 부족하다는 것을 의미하며 치료하지 않으면 간, 담낭에 병이 발생하게 된다.

(3) 발톱이 오그라들어 살을 파고 들어가는 경우

발톱이 오그라들어 살을 파고 들어가는 경우에는 위장에 열기가 많다는 것을 의미한다.

(4) 발바닥이 누렇게 변하는 경우

발바닥이 누렇게 변하는 경우는 혈액 속의 독소가 배출되지 않고 쌓인 경우로, 신장과 간장의 기능이 나빠졌다는 것을 의미한다.

(5) 다리를 자주 꼬는 경우

다리를 자주 꼬는 경우는 간장과 신장의 기능이 약하다는 신호이며, 간장과 신장이 나빠지면 피로를 쉽게 느끼게 된다. 다리를 꼬는 자세는 골반을 휘게 하고, 그 압박으로 골반 내 다른 장기에 나쁜 영향을 주게 된다.

(6) 발에 열이 나는 경우

발이 화끈거릴 정도로 열이 있을 때 몸 상태가 나쁘다는 것을 알리는 적신호로 당뇨병, 고혈압에 주의해야 하며 불면증이 나타나기도 한다.

(7) 발이 시리고 저린 경우

발이 시리고 저리는 것은 냉증을 의미하며 주로 여성에게 많이 나타나고, 저혈압, 빈혈, 순환장애 및 운동부족 등으로 발의 혈액순환이 원활하지 못하여 나타난다.

(8) 발에서 땀이 많이 나는 경우

발에서 땀이 많이 나는 경우는 심장에 많은 부담이 가해지는 생활로 인해 발생하는 경우가 많으며, 긴장, 흥분, 피로 등 신경작용이 원인인 경우로 특히 사춘기에 심하게 나타난다. 대부분 성격이 조급하고 소심한 사람에게 발한이 많으며, 내장의 균형이 깨졌다는 증거로 당뇨, 심장질환 및 뇌졸중에 주의해야 한다. 발에 땀이 많으면 세균이 번식하기 쉬우므로 통풍이 잘되는 신발을 신어야 하고, 발가락 사이 사이를 잘 씻어 주고 건조시켜 항상 발을 청결히 해야 한다. 발반사요법으로 장기의 기능을 강화시켜 줌으로써 발한 증상이 호전될 수 있다.

(9) 발가락이 발바닥 쪽으로 구부러져 갈고리 모양을 하는 경우

발가락이 발바닥 쪽으로 구부러져 갈고리 모양을 하는 것은 주로 후천성이며 두 번째 발가락에서 가장 많이 나타나는데, 원인은 발에 맞지 않은 신발에 의해 발의 변형이 초래된 것이다. 새끼발가락이 변형되어 있거나 안쪽으로 굽어있는 여성은 월경이상, 생리통, 청력 감퇴 등이 나타날 수 있다.

(10) 발목이 통통한 경우

발목 부위가 통통하여 복사뼈가 뚜렷하게 보이지 않는 것은 고관절의 기능이 좋지 않은 경우이며, 흔히 여성들에게 발생된다.

(11) 발바닥이 전체적으로 부종이 있는 경우

발바닥이 전체적으로 부종이 있는 경우에는 간기능의 감소를 의미한다.

(12) 티눈

티눈은 발에 맞지 않은 신발 착용 등으로 인하여 신발의 압박을 받아 두꺼워진 각질이 시간이 지남에 따라 피부 변형을 일으켜 원추형 마개 모양의 형태를 나타내는 것이다. 티눈은 피부층 깊숙이 파고 들어가 골막이나 발뼈를 자극하기 때문에 통증을 느끼게 되며 티눈이 생긴 반사구에 해당되는 기관의 기능에 이상이 초래될 수 있으므로 제거해야 한다.

(13) 발이 차가운 경우

발의 냉증은 혈액순환장애나 신경적인 요인에 의해 발생한다. 장시간 정신을 집중하면 두뇌로 혈행이 집중되어 발이 차가워진다. 이때 발반사요법을 실시하면 발에 온기가 돌며, 뇌반사구 자극으로 두뇌도 맑아져 집중력이 좋아진다. 평소에 발을 조이거나 굽이 높은 신발은 피하고 발을 따뜻한 물에 담가 심장을 향한 방향으로 매일 아침, 저녁에 발 솔로 씻어 주기만 해도 혈액순환에 크게 도움이 된다. 그리고 발반사요법과 순환마사지 후 파라핀요법을 지속적으로 실시해주면 발의 냉증이 완전히 사라지게 될 것이다.

4) 촉진

인체의 건강 상태를 진단하기 위해 발을 촉진할 때는 처음에 경압을 적용하고 차차 중압을 실시하며 강압을 사용해서는 안 된다. 단, 발뒤꿈치의 생식선반사구는 필요에 따라 중압 또는 강압을 사용하여도 된다. 강압 사용은 신경이 경직되거나 저리거나 쥐가 나는 마비 현상이 나타날 수 있고, 부작용을 초래할 수 있으며, 정확한 진단을 하기 어려우므로 금해야 한다.

발을 누르거나 밀 때 단단한 근육의 긴장감, 좁쌀알, 밀가루반죽 및 줄기 같은 것이 감지되면 노폐물이 응고되어 있는 것이므로 중점적으로 시술하여야 한다. 노폐물이 어느 반사구에서 감지되는지 알아내는 것은 매우 중요하다. 노폐물이 감지되는 반사구와 연결되는 기관은 반드시 기능 저하 및 장애가 있을 수 있기 때문이다.

발을 자극할 때 나타나는 통증은 누르는 압력에 의한 통증(압통)과 각 기관의 기능 감소로 나타나는 통증과는 그 양상이 다르다. 건강 상태가 매우 좋지 않을 경우에는 칼로 베는 듯한 통증이 나타난다. 이런 경우에는 아프더라도 지속적인 자극을 하면 그 반사구에 해당되는 기관의 기능이 되살아나고 반사구에서 나타나는 통증의 정도도 감소된다.

(1) 각 기관의 기능 감소

우리 인체의 각 기관의 기능이 약간 감소되어 있을 경우에는 그 기관에 상응하는 반사구에서 볼록한 느낌을 감지할 수 있으며, 이때도 약간의 통증을 느끼게 된다.

(2) 각 기관의 염증 상태

우리 인체의 일부분에 염증이 생겼을 경우에는 그 기관에 해당하는 발의 반사구에 쌀알 같은 이물질이 3개 이상 감지되며, 이때 반사구를 누르면 심한 통증을 느끼게 된다.

(3) 각 기관의 염증 상태가 오래되었거나 심한 상태

우리 인체의 일부분의 기관에 염증 상태가 오래되었거나 심한 경우에는 반사구에 줄기 같은 느낌의 응어리가 감지되며, 이때 반사구를 누르면 칼로 베는 듯한 심한 통증이 나타난다. 질병이 발생한 부위에 상응하는 반사구에서 각이 진 모래알 같은 것이 많이 감지되거나 혹은 부비동반사구 전체의 통증, 림프선 부위의 심한 통증 등은 중증을 의미하거나 암일 가능성도 있다. 이때 반드시 병원 진료를 받은 후 발 자극의 도움이 필요하다고 판단되면, 매일 발반사요법을 실시하여야 한다. 이때 발 자극을 하면 해당 반사구에 통증이 심하게 나타나는데, 참고 인내하며 지속적으로 받으면 증상 완화뿐만 아니라 더욱 악화되지는 않는다. 발의 진단은 먼저 건강과 관련되는 인체에 대한 복합적인 의학적 지식을 갖추고 발반사요법에 대한 기술을 연마한 후 여러 상태의 발을 많이 만져 본 경험을 바탕으로 하여야 보다 정확히 내릴 수 있을 것이다.

5.2 발진단 시 주의할 점

1) 반사구에 통증이 나타난다고 해서 무조건 심각한 질병 상태인 것은 아니므로 신중히 진단하여야 한다

발에서는 각 기관의 기능이 조금만 감소되어도 해당 반사구에 통증이 나타나게 된다. 그러므로 반사구에서 1~2개의 이물질, 혹은 통증이 나타난다고 해서 전부가 질병이 심각한 상태는 아니다. 따라서 함부로 진단을 내리는 것은 대상자에게 오히려 나쁜 결과를 초래할 수 있으므로 주의하여야 한다.

2) 반사구에 통증이 전혀 나타나지 않은 경우에도 세밀히 잘 살펴본 후 진단을 내려야 한다

발의 반사구를 여러 번 자극해도 어느 곳도 아프지 않은 사람의 경우 건강한 사람이라면 다행이지만 그렇지 않은 경우가 있을 수 있다. 피부가 두꺼워져 딱딱하게 굳어 자극이 반사구 내부까지 이르지 못하거나 침전물이 너무 많이 쌓여 피부 밑에 두꺼운 층이 형성되어 있는 경우 또는 신경 전달에 문제가 있는 경우에 통증을 느끼지 못하게 된다.

3) 모든 반사구에 통증이 나타나지 않은 경우에는 좋지 않다고 생각되는 어느 한 반사구를 선택하여 통증을 느낄 때까지 횟수를 늘려 자극해 보아야 한다

장기간의 약물 복용, 특히 혈관 주사제를 많이 남용한 경우에는 인체의 신경세포 손상을 초래하여 신경 전달의 장애를 일으키고, 각 장기의 기능을 감소시키게 된다. 이런 경우에는 한 반사구에 신경 전달이 될 때까지 즉, 통증을 느낄 때까지 반복하여 자극을 실시한 후 진단을 내려야 한다.

저자가 시술해 본 대상자 중 이런 사람이 있었다. 각 반사구는 보통 3~5회 정도 자극하면 통증이 거의 나타나는데, 이 남성은 한 반사구를 15회까지 자극을 해야 겨우 신경 전달이 되어 통증을 느끼기 시작하였다. 이 사람은 금단 현상으로 담배를 끊지 못하여 피우고 있었으며, 특이한 것은 영양주사를 혈관으로 자주 투여 받고 있었다. 이 남성은 지속적인 발반사구 자극으로 금단 현상 없이 담배를 바로 끊었으며, 신경 전달 속도도 차츰 빨라지게 되었다.

4) 발을 진단할 때는 봉을 사용하지 않고 반드시 손으로만 해야 한다

발을 진단할 때는 반드시 손을 사용해야 하며, 강압으로 자극해서는 안 된다. 봉을 사용하면 손보다 자극의 정도가 강하여 반사구에 통증을 유발할 수 있으며, 발의 피부와 직접 접촉을 할 수가 없기 때문에 이물질의 감지가 안되므로 정확한 진단을 할 수가 없다.

5.3 건강한 발

인간의 건강은 수승화강(水昇火降)이 잘되는 것에서 시작되고 수승화강이 안 되는 것에서부터 질병이 발생되므로 사람은 항상 수승화강이 잘되도록 하여야 건강을 유지할 수 있다. 발반사요법은 수승화강이 잘되도록 해주는 효과적인 방법 중의 하나이다. 건강한 발은 다음과 같다.

- 발의 변형이 없다.
- 각질이나 굳은살이 없다.
- 피부가 건조하지 않고 매끄러우며 광택이 있다.
- 발이 차갑지 않고 항상 따뜻하다.
- 발에 상처나 무좀 등이 없다.
- 발바닥이 붉은 색을 띠고 있다.
- 발바닥이 탄력 있고 탱탱하다.
- 발의 부종이 없다.
- 발바닥의 아치가 뚜렷하다.

가장 이상적인 발은 어린아이들의 발처럼 변형이 없고 부드럽고 매끄러우며 붉은 색을 띤 탱탱한 발이다.

5.4 발의 변형

1) 통풍

통풍은 요산 대사의 이상으로 엄지발가락의 심한 통증을 호소하며, 관절 주위 연조직에 요산 결절이 축적되는 질환으로 발 모양의 변형을 초래한다. 주로 남자에게 발생하고 담석증이나 신장기능의 장애 현상이 나타나며 가족력이 있다. 증상으로는 요산의 혈중 농도가 높아지며 관절의 부종, 발적, 압통이 심한 다발성관절염과 발열이 나타나기도 한다. 통풍이 심할 때는 휴식을 취해야하고 충분한 수분 공급이 필요하며 지방질을 제한하고 커피, 홍차, 콩류, 내장류와 알콜 섭취를 금해야 한다. 또한 육류 섭취를 제한하고 알칼리성 식품을 많이 섭취하며 과잉 체중이 되지 않도록 주의해야 한다(그림 5-5).

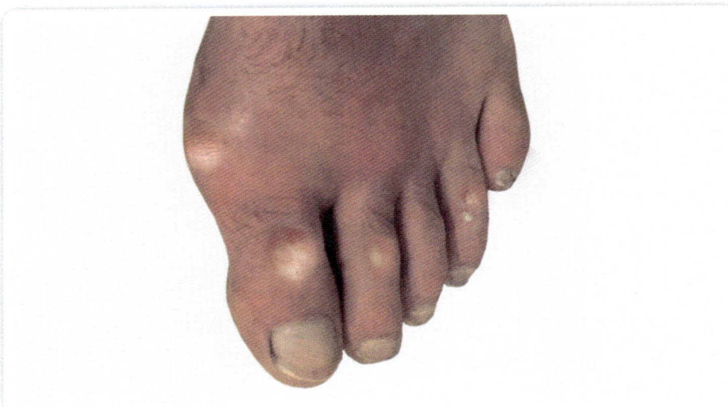

그림 5-5 통풍

2) 외반모지

외반모지는 볼이 좁은 신발 즉, 뾰족한 구두 착용 등이 원인이 되어 엄지발가락이 둘째발가락 쪽으로 휘어지는 발가락뼈의 변형으로, 신경이 압박되면 발에 통증이 유발되어 신발을 신고 다니기조차 불편하게 된다(그림 5-6). 유아기 때는 작은 양말에 의해서도 외반모지가 초래될 수 있다. 외반모지가 형성되면 중족골 골두에 돌기가 생기는데 돌기 부위가 신발과 마찰되면 점액낭이 생김으로써 통증과 염증이 나타나고, 주위 조직 종창으로 발전하여 건막류를 초래한다(그림 5-7). 외반모지는 그 상태에 따라 소뇌 · 뇌간반사구, 척추반사구 그리고 부갑상선반사구에 악영향을 미칠 수 있다. 부갑상선의 칼슘(Ca^{2+})조절의 부조화는 목, 어깨, 팔, 무릎 등 모든 관절통을 일으키기도 한다.

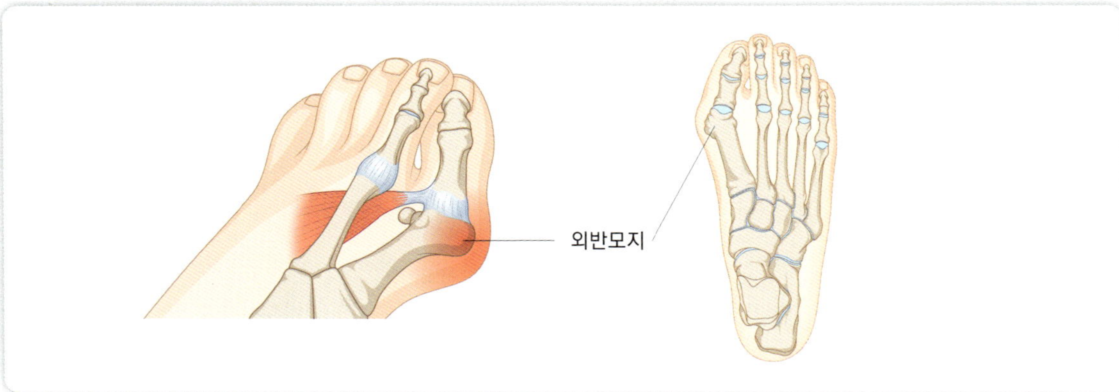

그림 5-6 외반모지

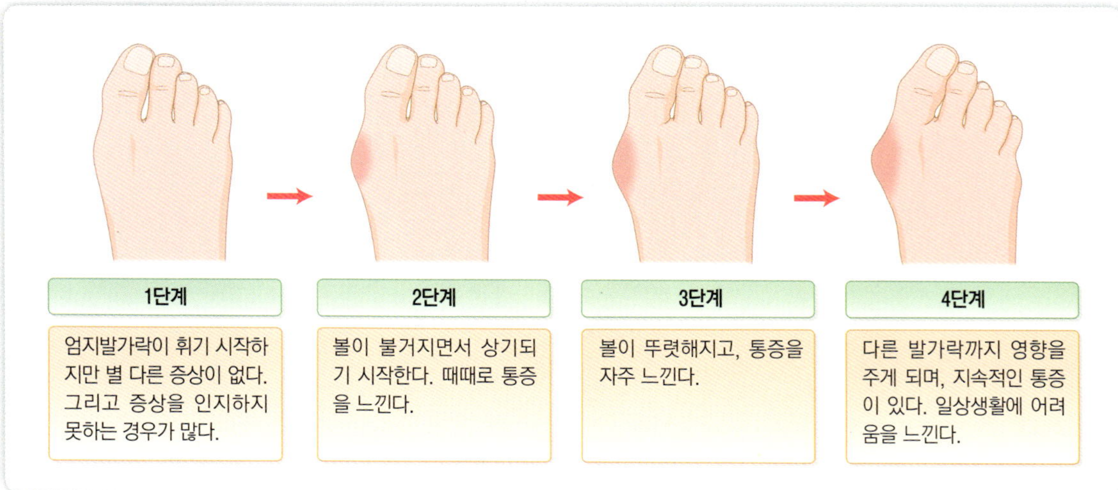

그림 5-7 외반모지의 단계

외반모지는 한번 변형이 오면 돌이키기 어려우므로 예방이 중요하다. 볼이 좁거나 굽이 높은 신발은 절대적으로 피해야 하며, 집안에 있을 때 또는 잠을 잘 때 엄지와 둘째발가락 사이에 거즈나 솜을 충분히 넣고 종이테이프를 감아 발가락을 벌려 두거나 양손으로 발가락을 잡아당겨 벌려 주어야 한다.

3) 편평족

편평족은 발 안쪽의 족궁이 내려앉아서 발바닥의 오목한 부분이 없는 상태이다(그림 5-8). 땅을 밟지 않는 부분이 없어 전신을 지탱하는 힘이 약하고, 근육이 처져 있어 수축도

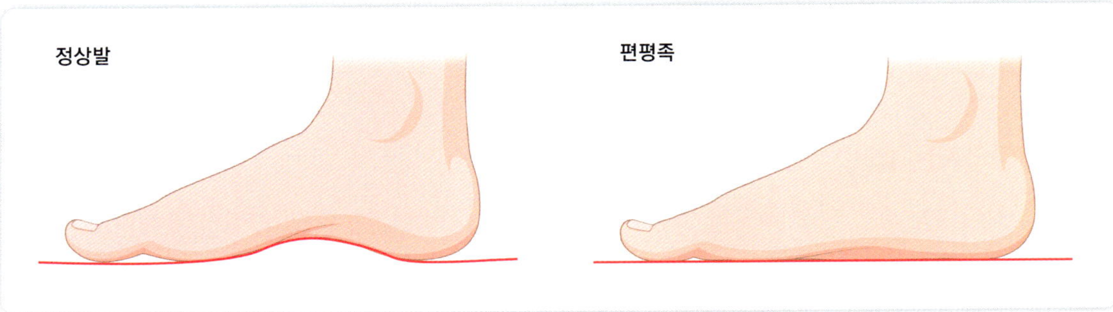

그림 5-8 정상발과 편평족

불충분하다. 스프링 기능과 힘의 분산이 이루어지지 않으므로 조금만 걸어도 쉽게 피로가 누적되어 다리에 무리가 오고, 발의 혈액 순환이 나빠져서 독소가 체내에 축적되기 쉬우며, 민첩성이 결여되고 운동신경도 둔해지게 된다. 또한 위, 십이지장 등의 내장기능 감소, 식욕부진, 현기증 등 여러 가지 증상이 나타날 수 있다.

4) 선상족

선상족은 중족골과 발가락뼈의 구조가 변형된 상태이다(그림 5-9). 중족골의 제2 · 3 · 4뼈가 내려앉아서 바닥에 닿게 되며, 제2 · 3 · 4발가락의 관절이 밑으로 처지게 된다. 발가락은 움츠려들며 각을 이루는데 망치나 짐승의 발톱처럼 움켜진 상태로 나타나는 것이 특징이다. 발가락의 움직임은 발의 짧은 근육으로 인하여 자유롭지 못하고 때로는 움직임을 불가능하게 만들기도 한다. 이러한 선상족의 변형으로 인하여 엄지발가락의 관절이 밖으로 휘어지는 현상 즉, 외반모지가 생긴다. 발가락뼈에 통증이 나타나며 발바닥에 티눈이나 굳은살이 잘

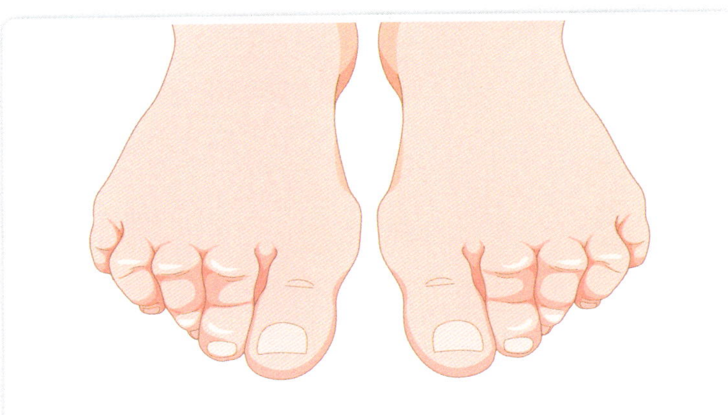

그림 5-9 선상족

생긴다. 선상족은 과다한 체중과 딱딱한 바닥에 오랫동안 서 있거나 발에 맞지 않는 신발을 신었을 때 발생한다.

5) 갈라지는 발

갈라지는 발은 피부 표면이 어린선(비늘)의 형태로 발바닥이나 발 가장자리 특히 발뒤꿈치가 갈라진다. 이는 걷기로 인한 발바닥 피부 자극과 수분 부족, 피부노화 등의 원인으로 발생하며, 특히 건조한 겨울철에 더욱 심하게 나타나고 갈라진 부위에 통증을 유발하기도 한다(그림 5-10). 갈라지는 발은 감염되지 않도록 매우 신중하게 관리를 해야 하며, 두꺼워진 각질은 조심스럽게 제거해야 한다. 두꺼워진 각질을 제거할 때 주의할 점으로 피부에 상처가 생기지 않도록 족욕 등으로 사전에 발을 부드럽게 한 후에 제거하도록 한다.

갈라지는 발의 관리방법은 평상시 수분섭취를 충분하게 해주고 각질이 두꺼워지지 않도록 버퍼나 프레져를 사용하여 각질을 제거해 준 후 따뜻한 물에 족욕을 하여 발을 부드럽게 해주고, 보습력이 뛰어난 발 전용 크림을 발라 주며, 수면 양말을 신어 발을 보호해 준다.

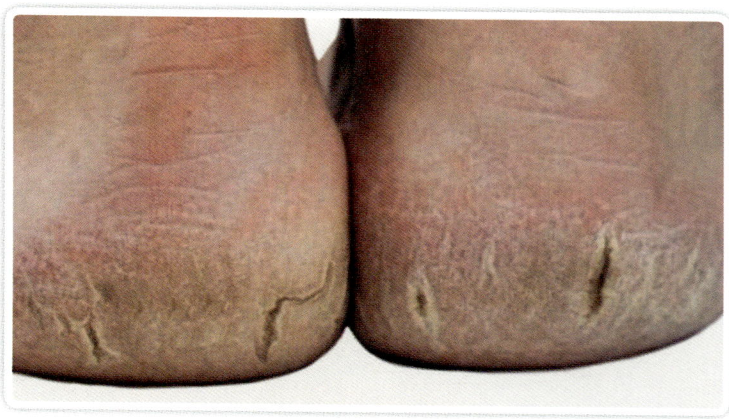

그림 5-10 갈라지는 발

6 발반사요법 자극 순서

발반사요법을 실시할 때는 심장을 활성화하기 위해 왼발부터 시작하며, 각 부분을 교대로 실시한다.

6.1 기본반사구

뇌하수체, 요관, 방광, 신장(부신)반사구

6.2 발바닥에 분포된 반사구

1) 발가락 부위에 있는 반사구

대뇌, 소뇌 · 뇌간, 삼차신경, 부비동, 눈, 귀, 코, 목, 부갑상선반사구

2) 발가락 뿌리 부위에 있는 반사구

갑상선, 승모근, 폐, 기관지반사구

3) 중족골 부위에 있는 반사구

복강신경총, 간장과 담낭(오른발), 심장과 비장(왼발), 위, 췌장, 십이지장, 소장, 대장, 맹장과 회맹판(오른발), 상행결장, 횡행결장, 하행결장 · 직장, 항문(왼발)반사구

4) 발뒤꿈치 부위에 있는 반사구

생식선반사구

6.3 발내측에 분포된 반사구

경추, 흉추, 요추, 천골, 미골, 자궁 · 전립선, 하복부(내측)반사구

6.4 발외측에 분포된 반사구

견관절, 주관절, 슬관절, 외미골, 고관절, 생식선(외측), 하복부(외측)반사구

6.5 발등에 분포된 반사구

견갑골, 상악, 하악, 편도선, 후두 · 성대 · 기관, 식도, 흉선, 흉(유방), 내이미로, 횡격막, 늑골, 상반신림프선, 하반신림프선, 서혜부림프선, 객담배출반사구

6.6 기본반사구

끝으로 기본반사구(뇌하수체, 요관, 방광, 신장)를 자극하여 마무리함

7 발반사요법 후 순환마사지

발반사요법을 실시하여 생성된 깨어지고 녹여진 노폐물, 즉 침전물은 반드시 밖으로 배출되어야 한다. 발목이나 무릎 주위에 혈관의 흐름이 막힌다면 반사구 자극의 효과가 감소될 수 있으므로 발반사요법 후에는 발바닥, 발목에서 무릎 위 10cm 정도까지 순환마사지를 반드시 실시하여야 한다. 또한 순환마사지 후 온수를 마셔주면 노폐물 이동이 더욱 촉진될 것이며, 맨 마지막으로 손과 발을 담가 파라핀요법을 시행하면 손발의 냉증을 완화해 줄 뿐만 아니라 피부 표면층 가까이 있는 노폐물을 제거해 주는 효과가 있다.

7.1 순환마사지의 작용 및 효과

순환마사지는 다음과 같은 작용 및 효과를 나타낸다.

- 인체의 음양, 경락, 기혈, 장부의 기능을 조절한다.
- 말초신경을 확장시키고 혈관의 긴장을 완화시켜 혈액순환과 림프 순환을 촉진시킨다.
- 인체의 모세혈관을 튼튼하게 하며 영양과 산소 공급을 원활하게 해주고 노폐물 배출을 돕는다.
- 피부의 온도를 높여 주고 피로를 회복시켜 준다.
- 노화된 상피 세포를 제거하여 피부를 매끄럽고 건강하게 만든다.
- 골격근과 관절의 기능을 강화시켜 근육의 긴장과 경련 그리고 통증을 제거한다.
- 긴장을 이완시킨다.

7.2 순환마사지 중의 주의사항

순환마사지를 실시할 때 주의해야 할 사항은 다음과 같다.

- 마사지는 일정한 온도와 압력을 유지하며, 리드미컬하고 부드럽게 실시한다.
- 처음 시술에서 끝날 때까지 손을 떼지 않고 연속 동작으로 진행하여야 한다.
- 정맥 혈액의 심장으로의 귀환을 촉진시키기 위해 말초 쪽에서 중심 부위로 방향을 고려하여 마사지를 실시하여야 한다.
- 피부의 결, 마사지의 효과들을 감안하여 신속하고 정확한 순서로 진행한다.
- 대상자의 피부에 상처가 나지 않도록 세심한 주의를 기울인다.
- 마사지 횟수가 너무 많거나 지나치게 힘을 가하면 오히려 역효과를 낼 수 있다.
- 시술하지 않은 발은 타월로 덮어 보온을 유지해 준다.
- 대상자의 발이 시술자의 몸에 닿지 않도록 주의한다.

7.3 순환마사지를 금해야 하는 경우

순환마사지를 금해야 하는 경우는 다음과 같다.

- 월경 중, 임신 중, 출산 전 · 후, 골절 등 신체적 · 정신적으로 불안정한 경우
- 붉게 화농된 부분이 있는 경우
- 일소 직후, 홍반이 있는 경우
- 혈전 형성 가능성이 높은 경우

7.4 순환마사지 실제

순환마사지는 오일을 바른 후 각 동작을 5~7회 정도 실시한다.

1) 오일 바르기

45°로 옆으로 서서 오일을 발라 도포한다(그림 5-11 ①).

2) 무릎 쓸고 오르내리기

양손을 발목 부위에 놓고 심장을 향한 방향으로 쓸어 올리고 무릎 주위를 돌아 내려온다. 주의할 점은 쓸어 올릴 때는 힘을 주어 시행하고 내려올 때는 힘을 완전히 뺀다(그림 5-11 ②).

3) 발등과 발바닥 쓸어 올리기

한 손은 발등, 다른 한 손은 발바닥에 대고 심장 쪽을 향하여 쓸어 올려 준다(그림 5-11 ③).

4) 발안쪽과 발바깥쪽 쓸어 내리기

양손의 엄지와 검지 사이로 발 안쪽과 발 바깥쪽 면을 잡고 발목을 향해 쓸어 내린다(그림 5-11 ④).

5) 용천혈 지압하고 발가락뿌리 부위 밀어 올리기

양손으로 발뒤꿈치 바로 앞 부위와 용천혈 부위를 지그시 지압해 주고 발가락뿌리 부위를 세 부분(1지와 2지, 2지와 3지, 4지와 5지쪽)으로 나누어 각각 밀어 주면서 발가락 사이로 빠져 나온다(그림 5-11 ⑤-1,⑤-2).

6) 발가락 부위 쓸어 내려 주고 지압하기

양손으로 발가락을 잡고 살짝 쓸어 내린 후 발톱 바로 밑 부위를 지압해 준다. 발가락 1지와 3지, 2지와 4지, 3지와 5지 순으로 실시한다(그림 5-11 ⑥).

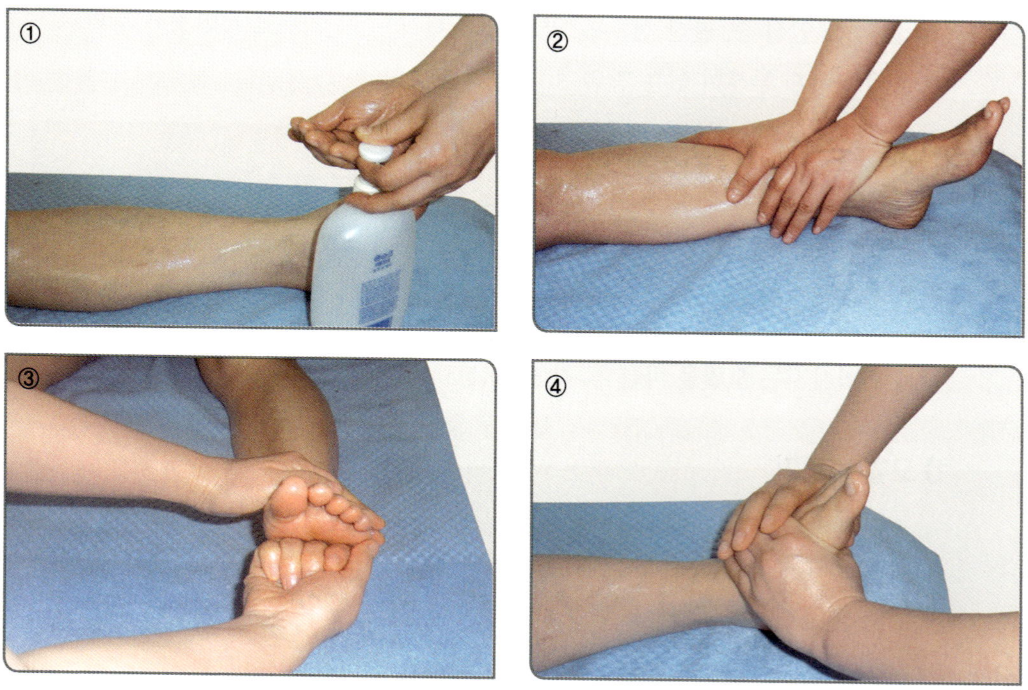

그림 5-11 순환마사지

7) 발가락 위에서 발목 부위까지 밀어 올리기

양손으로 발가락 쪽에서 발목 부위의 객담배출반사구까지 밀어 올려 준다. 이때 반드시 심장 쪽을 향하여 촘촘히 실시하도록 한다(그림 5-11 ⑦-1, ⑦-2).

8) 복숭아뼈 둘레(고관절반사구 부위) 돌려주기

복숭아뼈 둘레를 엄지와 검지로 원을 그리며 둥글게 돌려준다. 이때 주의할 점은 뼈를 자극하여 통증이 나타나지 않도록 해야 한다(그림 5-11 ⑧).

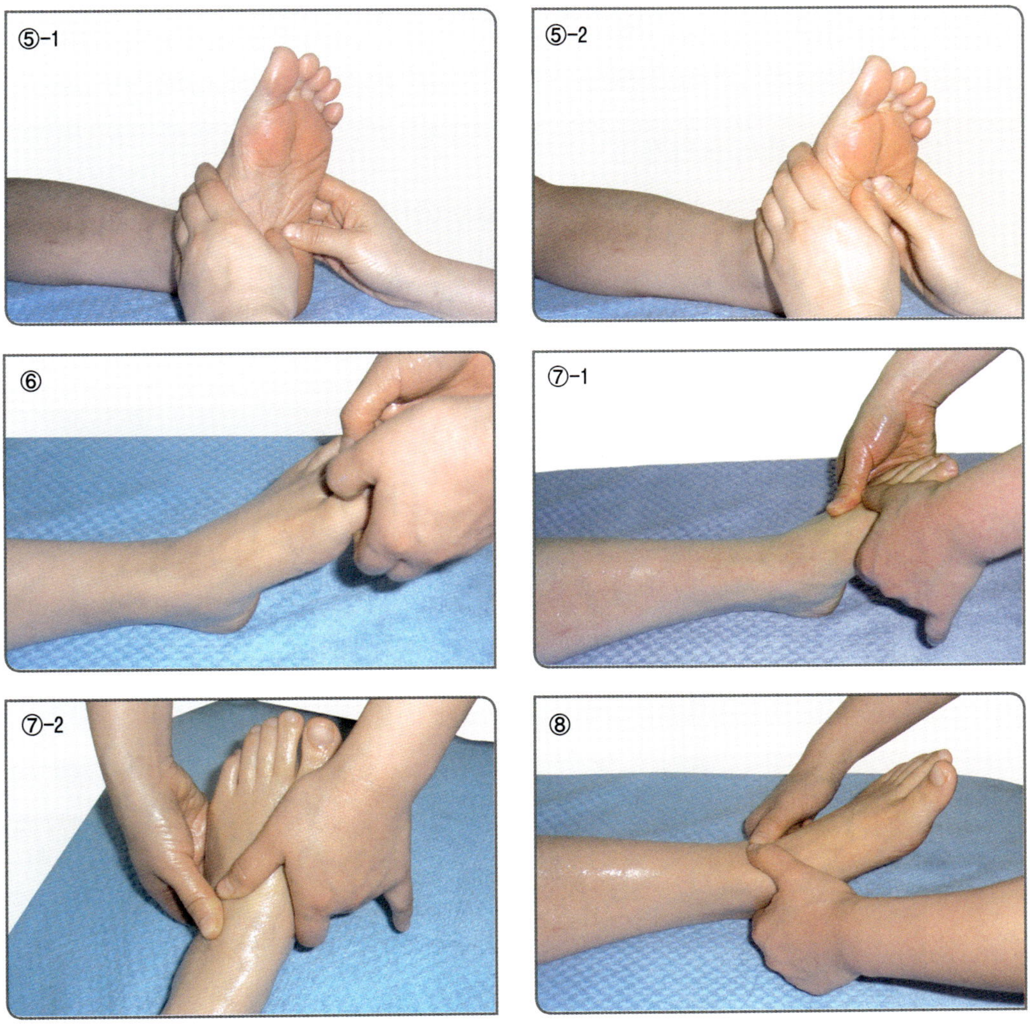

그림 5-11 순환마사지

9) 내측 척추반사구 라인 쓸어 내리기

대상자의 왼발을 시술할 때는 왼손을 앞에 오른손을 뒤에 두고 척추반사구 라인을 쓸어 내려준 후 왼손은 발바닥을 뒤로 밀어 주고 오른손은 무릎 아래 다리 안쪽 부위를 3등분하여 반복 시술한 후 지압한다(그림 5-11 ⑨-1, ⑨-2, ⑨-3).

10) 외측 관절반사구 라인 쓸어 내리기

외측 관절 부위를 발가락 쪽에서 발뒤꿈치 쪽으로 주먹으로 쓸어 내려 준다(그림 5-11 ⑩).

11) 내 · 외측 하복부반사구(발 뒷목 부분) 부위 밀어 올리기

발 뒷목 부위를 양손으로 밀어 올려 준다(그림 5-11 ⑪).

12) 전경골근 밀어 올리기

발목에서 무릎 밑까지 다리 앞쪽을 8등분하여 양손으로 심장을 향하여 촘촘히 밀어 올린다(그림 5-11 ⑫).

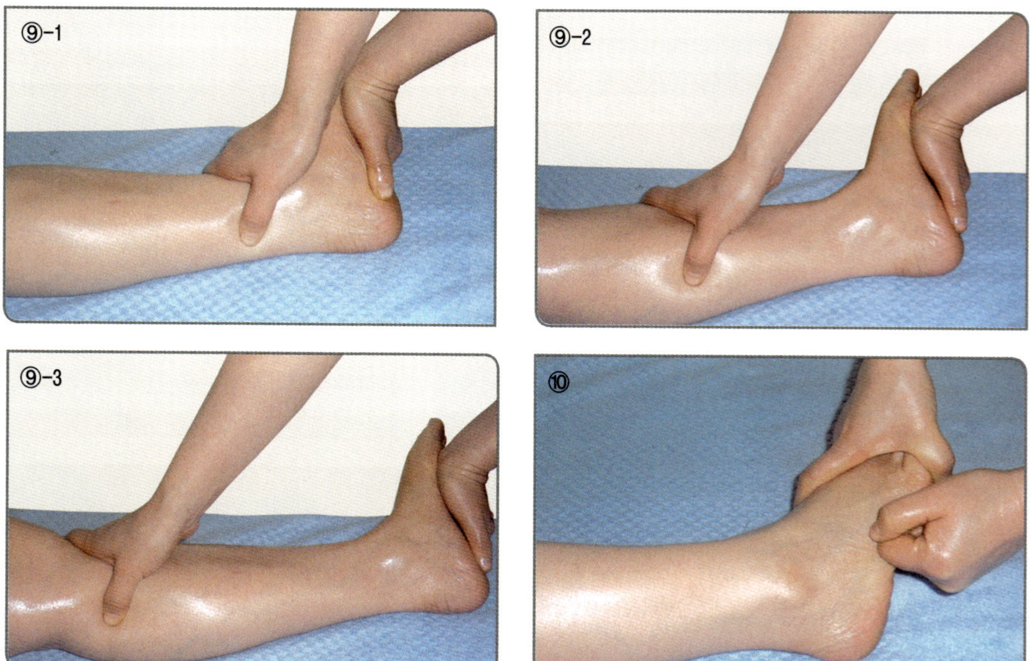

그림 5-11 순환마사지

13) 무릎 주위 밀어 주기

무릎 주위의 위아래를 양 엄지로 엇갈리게 밀어 준다. 이때 부드럽게 실시하도록 한다(그림 5-11 ⑬).

14) 양 엄지로 무릎 위 밀어 올리기

무릎 위를 6등분하여 양 엄지로 엇갈리게 밀어 올린다(그림 5-11 ⑭).

15) 무릎 위 손바닥으로 밀어 올리기

무릎 위를 양 손바닥으로 엇갈리게 밀어 올린다(그림 5-11 ⑮).

16) 무릎 양옆 비비기

무릎 양옆에 양 손바닥을 대고 엇갈려 위아래로 비벼 준다(그림 5-11 ⑯).

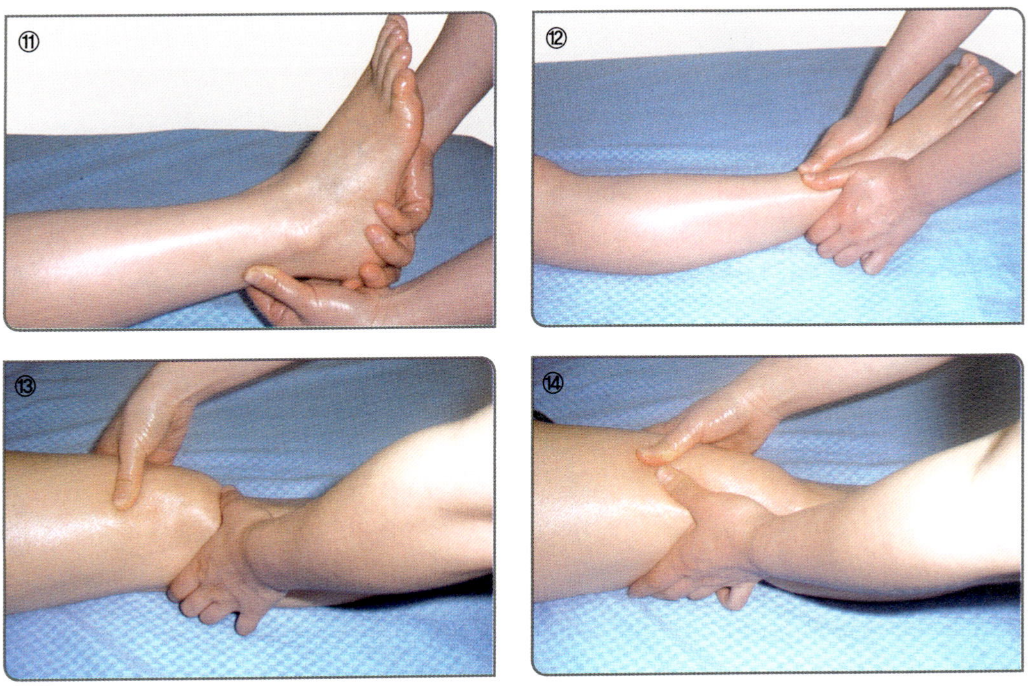

그림 5-11 순환마사지

17) 종아리 정중앙을 밀어 내린 후 쳐 올리기

경락 상 방광경에 해당되는 종아리 정중앙을 양손의 중지로 밀어 내린 후 양손을 종아리에 밀착시켜 다시 쳐 올려 준다(그림 5-11 ⑰-1, ⑰-2).

18) 슬와 부위 쓸어 올리기

주먹 쥔 손으로 슬와 부위를 위로 쓸어 올려 준다(그림 5-11 ⑱).

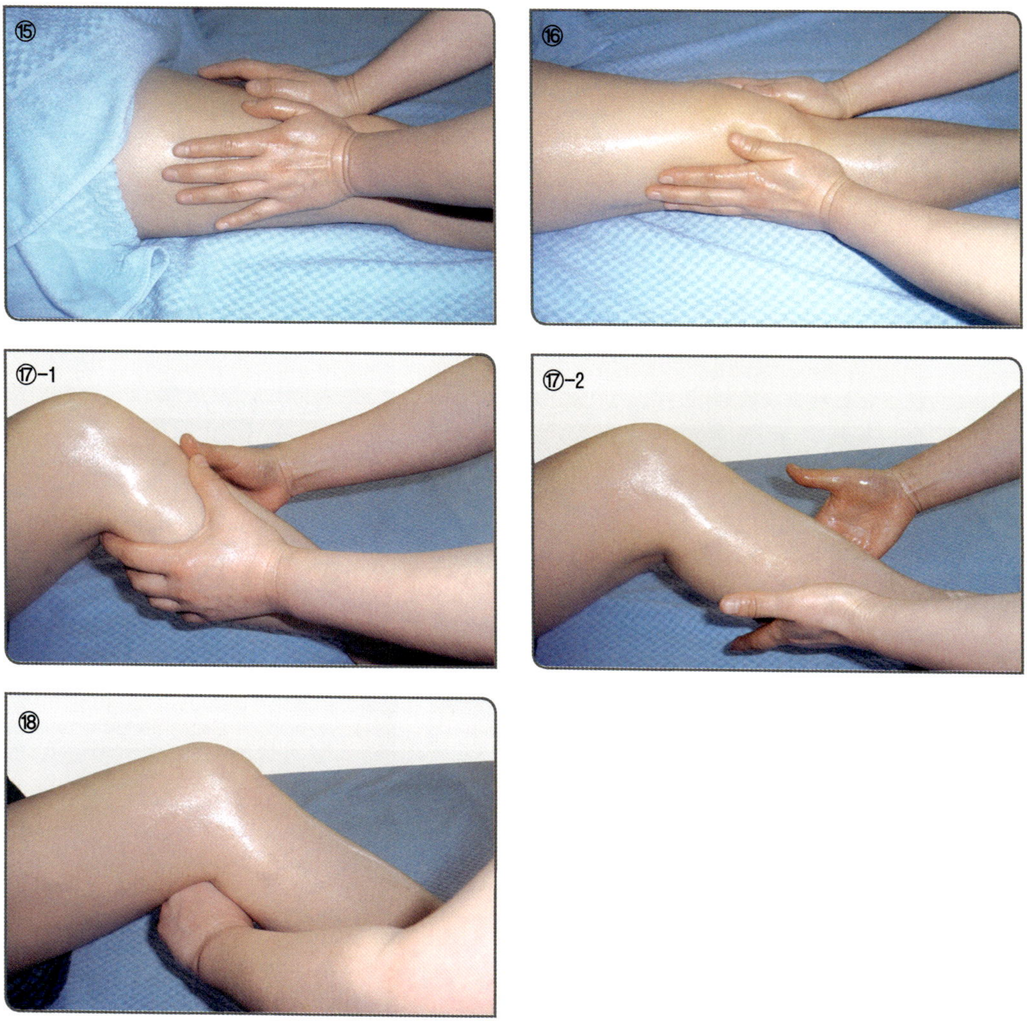

그림 5-11 순환마사지

〈따뜻한 타월 사용하기〉

- 따뜻한 타월을 한쪽 다리에 덮어 준 후 무릎 위와 발목 부위를 잡고 약간 비틀어 준다.
- 허벅지 부위부터 닦아 주고 내려와 무릎 밑에서 수건을 접어 내려 다리를 닦아 준다.
- 발목 부위에서 수건을 한번 더 접어 복숭아 뼈 둘레를 닦아 준다.
- 사과를 쪼개는 것처럼 발가락에서 발목 쪽으로 눌러 올라간다.
- 수건을 접어서 허벅지 바깥쪽에서부터 새끼발가락까지 닦아 준다.
- 허벅지 안쪽에서부터 엄지발가락까지 닦아 준다.
- 종아리 정중앙 부위를 위쪽에서 아래로 닦아 주고 발바닥을 잡고 발가락을 발등 쪽으로 밀어 준다.
- 타월 사용이 끝나면 양발을 겹쳐 놓은 후 체중을 실어 양 손바닥을 모아 살며시 눌러 준다.

8 발반사요법 후의 신체 변화

발반사요법은 인체의 자가 치유 능력을 활성화시킨다고 하였다. 따라서 몸에 과도하게 축적된 독소가 배출되는 과정에서 신체적 반응으로 열, 오한, 발진, 발한, 대소변의 변화, 주호소(chief complaint) 증상의 악화 등 일정 형태의 치유 반응을 보이는데 이를 치유 위기(healing crisis)라고 한다. 반응의 정도는 개인마다 다르며, 신체 불균형의 정도가 어느 정도인지에 따라 반응의 양상은 다양하다. 이런 반응이 매우 심하게 나타날 때는 건강관리자나 반사요법사에게 알리도록 대상자에게 미리 교육한다.

발반사요법사는 치유 위기가 나타날 수 있다는 것을 항상 염두에 두고 대처해야 한다. 반응 정도에 따라 의료 시설의 도움을 받을 수도 있다. 예를 들어 심한 설사 증상이 있을 때는 의사의 도움을 받아 수액요법을 받아야 하는 경우도 있다. 그리고 뇌와 내분비계통의 반사구를 자극해주면 서서히 오한, 발한 등의 증상이 완화되게 된다.

치유 위기가 심하게 나타나는 경우는 내장 기관의 불균형이 심한 상태에서 갑자기 너무 많은 자극을 했을 때 나타나게 된다. 그러므로 내장 기관에 문제가 있는 대상자는 반사구의 자극 횟수를 처음에는 적게 하고 차츰 그 횟수를 늘려 나가야 한다. 또한 치유 반응은 시술에 대한 부작용이 아니라 신체가 스스로 치유되려고 체내 독소를 방출하는 하나의 치유 작용이다. 오히려 이런 경우에는 대상자의 상태가 빠르게 호전될 수 있다.

저자는 심한 치유 반응을 나타내는 사람을 본 적이 있다. 처음에는 상당히 당황했으나 이

틀 후에 솜털같이 가벼워진 몸 상태에 놀라워하며 감사해하는 것을 보고 그 신비를 간접 경험하게 되었다.

치유 반응이 나타날 때 대상자는 서두르지 말고 반드시 긍정적이고 수용적인 태도를 지녀야 하며 신뢰감을 잃지 않아야 한다. 그러기 위해서는 발반사요법을 시작하기 전에 발반사요법의 원리와 효능을 설명하고 치유 위기가 나타날 수 있음을 미리 알려주어 발반사요법에 대한 이해와 부정적 사고 및 태도를 갖지 않도록 하는 것이 무엇보다 중요하다. 발반사요법에 대한 긍정적 사고를 지니고 끝까지 믿고 반복하여 시술을 받는다면 만족스런 결과를 가져올 수 있을 것이다.

발반사요법 후에 나타나는 신체적 변화는 개인별 차이가 있으며, 흔히 나타나는 증상들이지만 염려할 필요는 없다. 치유 과정에 나타나는 반응으로 각 장기의 기능이 감소되어 있는 인체의 신진대사 능력이 강화되어 체내의 노폐물이 배설되기 위한 과정이며, 신경 자극의 전달로 각 기관의 세포가 활발히 움직이는 것을 나타내는 표시이기도 하다.

〈 발반사요법 후 치유과정에서 나타나는 일시적 신체반응 〉

- 신장 자극으로, 소변 배출량이 증가하고 색깔이 진하며 냄새가 강하다.
- 장운동이 활발해져 설사 또는 대변 횟수가 증가하고 가스가 자주 나온다.
- 발한 작용이 증가하며 여드름도 많아진다.
- 순환 작용이 개선되어 피부 톤과 촉감이 좋아진다.
- 수면 양상은 숙면을 취할 수도 있고 수면에 방해를 받을 수도 있다.
- 현기증 혹은 구역질이 나타난다.
- 코나 입, 기관지에서 분비되는 점액질이 증가한다.
- 여성의 경우 질 분비물이 증가한다.
- 열, 피로, 권태감, 졸음, 하품 등이 나타난다.

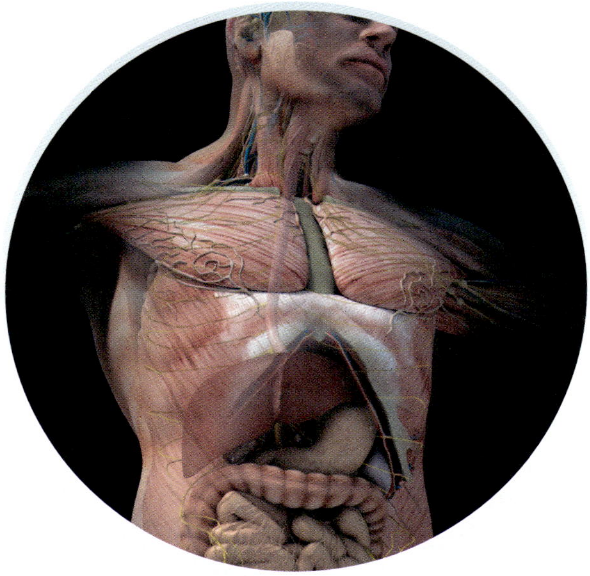

CHAPTER 6

각 장기의 반사구 위치 및 적용 증상

1. 뇌하수체
2. 부신
3. 신장
4. 요관
5. 방광
6. 심장
7. 비장
8. 간
9. 담낭
10. 부비동
11. 대뇌
12. 소뇌 · 뇌간
13. 삼차신경
14. 코
15. 눈
16. 귀
17. 목
18. 경추
19. 부갑상선
20. 갑상선
21. 승모근
22. 폐
23. 기관지
24. 복강신경총
25. 위
26. 췌장
27. 십이지장
28. 소장
29. 맹장
30. 회맹판
31. 상행결장
32. 횡행결장
33. 하행결장
34. S상결장 · 직장
35. 항문
36. 생식선
37. 흉추
38. 요추
39. 천골
40. 내 · 외미골
41. 자궁 · 전립선
42. 요도 · 음경 · 질
43. 고관절
44. 하복부
45. 좌골신경
46. 견관절
47. 주관절
48. 슬관절
49. 견갑골
50. 상악
51. 하악
52. 편도선
53. 식도
54. 인후 · 성대 · 기관
55. 흉선
56. 내이신경
57. 흉, 유방
58. 횡격막
59. 늑골
60. 상반신림프선
61. 하반신림프선
62. 서혜부
63. 객담배출구

본 장에서는 63개 반사구에 대한 각 장기의 구조 및 기능, 반사구 위치 및 적용증상을 소개한다.

1 뇌하수체

1) 구조 및 기능

뇌하수체는 작은 회색의 둥근 형태로 두개골 바닥의 중앙에 위치하고 있는 장기로, 시상하부와 신경, 혈관으로 연결되어 있으며 내분비기관을 지배하는 매우 중요한 기능을 가지고 있다. 뇌하수체는 섬유막에 의해 2개의 엽으로 분리되는데, 뇌하수체전엽은 전체의 약 75% 가량을 차지하며 나머지 25% 정도는 뇌하수체후엽으로 구성되어 있다. 이곳에서는 여러 가지 호르몬이 분비되어 뼈의 발육, 갑상선 및 신진대사 등 인체의 활동을 조절한다(그림 6-1).

2) 반사구 위치

뇌하수체반사구는 양발 엄지발가락 바닥 정중앙 부위에 위치한다.

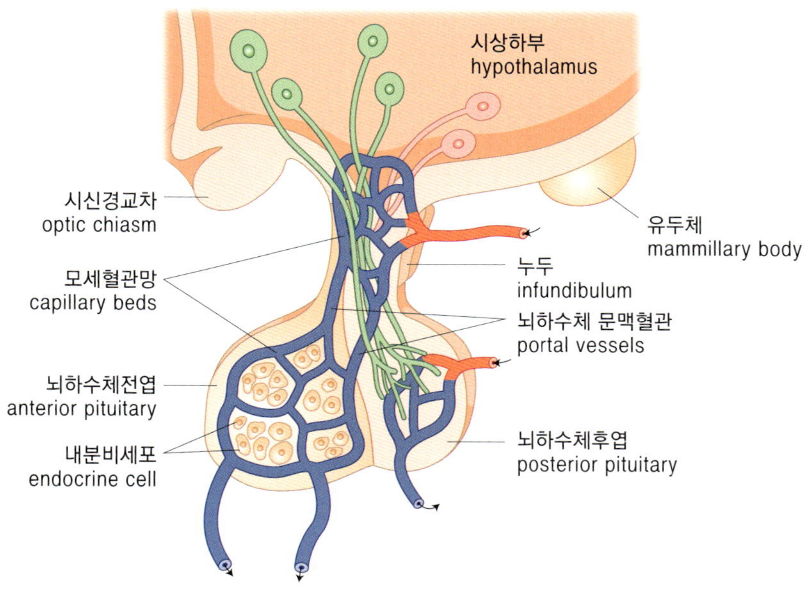

그림 6-1 뇌하수체 문맥계

3) 반사구 적용증상

내분비계(뇌하수체, 갑상선, 부갑상선, 부신, 비장, 췌장, 생식선)장애, 성장발육부진, 비만증, 고혈압, 저혈압, 당뇨, 자궁수축부전

※ 뇌하수체반사구는 시상하부의 기능을 포함한 필수적인 기본반사구이다.

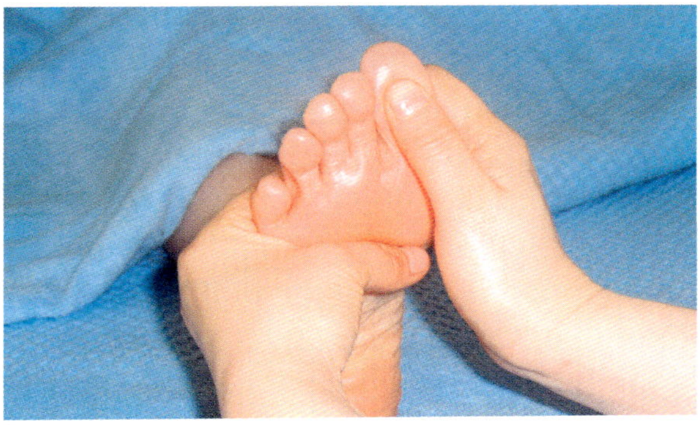

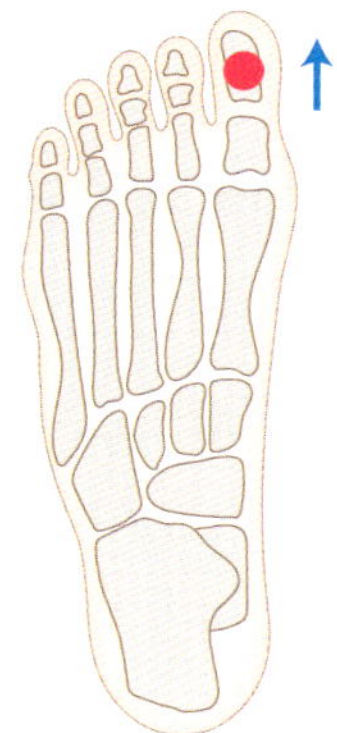

2 부신

1) 구조 및 기능

부신은 신장 위에 위치하는 중요한 내분비선으로, 수질과 피질로 이루어져 있다. 부신피질호르몬은 지방호르몬(steroid hormone)이며 미네랄대사에 관여하는 알도스테론(aldosterone), 당·단백질 대사에 관여하는 코티졸(cortisol), 남성호르몬인 안드로젠(androgen)을 분비하고, 소량의 여성호르몬인 에스트로젠(estrogen)도 생성한다. 부신수질은 에피네프린(epinephrine)과 노어에피네프린(norepinephrine)호르몬을 분비하며, 주기능은 기질대사와 심혈관계 작용이다. 부신피질호르몬의 결핍으로 초래된 증상으로는 Na^+ 배설과 수분 배설이 증가되어 세포외액량의 감소로 저혈

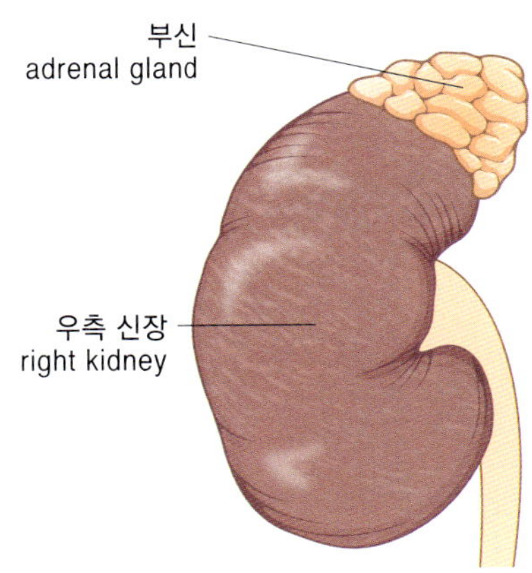

그림 6-2 부신

압 shock에 빠질 수 있으며, 저혈압, 심근위축, 스트레스에 대한 저항력 저하, 성욕감퇴 등이 나타날 수 있다(그림 6-2).

2) 반사구 위치

부신반사구는 복강신경총반사구와 접하는 부위에 위치하며, 양발 신장반사구 바로 위에 접해 있다.

3) 반사구 적용증상

협심증, 부정맥 등의 심장장애, 졸도, 어지러움, 천식, 기침, 알레르기, 두드러기, 가려움증, 신기능부전, 스트레스, 성욕감퇴

※ 부신반사구는 졸도 시 구급 반사구이며, 아주 깊은 곳에 있으므로 리플렉스 시 강하게 눌러야 효과가 있으나 갑자기 강하게 자극하지 않도록 한다.

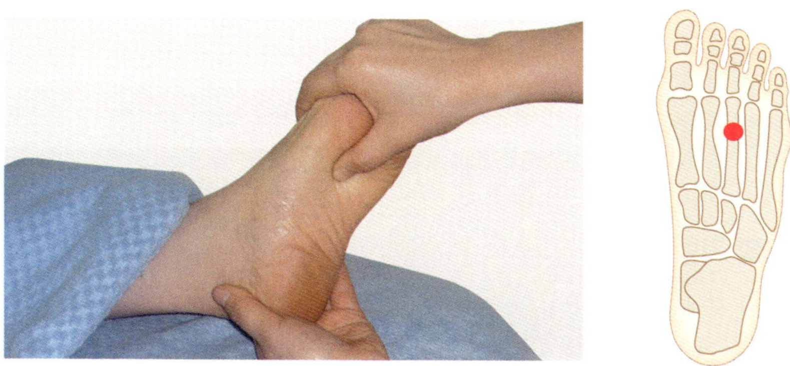

3 신장

1) 구조 및 기능

신장은 좌우 한 쌍으로 제11흉추에서 제3요추 사이에 위치하며, 간의 우엽에 의한 압박으로인해 우측 신장은 좌측 신장보다 약간 낮게 위치한다. 신장은 호흡기계 및 피부와 함께 인체의 중요한 배설기관으로서 요를 형성하는 100만 개 이상의 신원(nephron)을 포함하고 있다. 신장은 혈액으로부터 유기물질과 무기물질 및 수분량을 조절하여 인체의 항상성을 유지

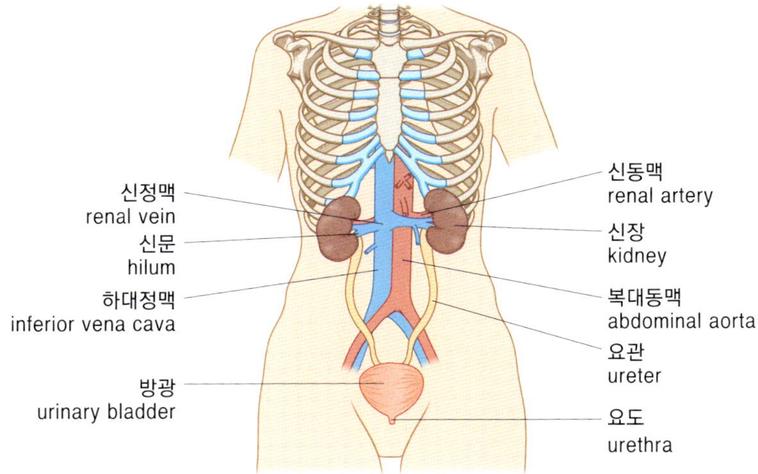

그림 6-3 신장

시켜주며, 독물질이나 대사 과정에서 생성된 인체의 노폐물을 오줌의 형태로 배설하는 장기이다. 또한 신장은 레닌(renin)이라는 호르몬을 분비하여 혈압을 조절하기도 한다(그림 6-3).

2) 반사구 위치

신장반사구는 양발 발바닥의 중앙부 즉, 족심(足心)의 약간 위쪽에 위치한다.

3) 반사구 적용증상

신부전증, 신결석, 비뇨기감염, 부종, 요독증, 고혈압, 골다공증 예방, 기타 모든 질환의 필수적인 기본반사구

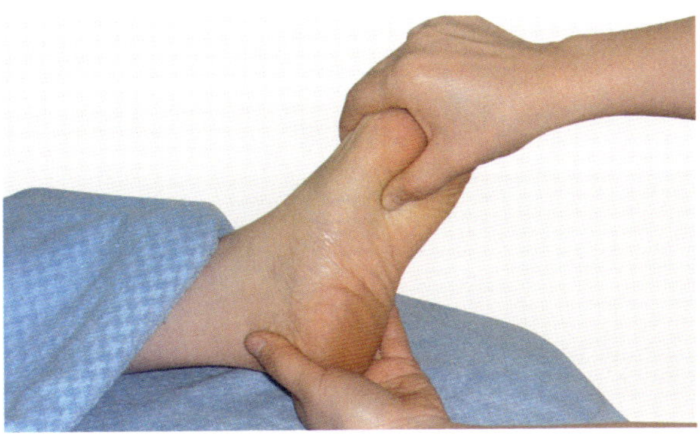

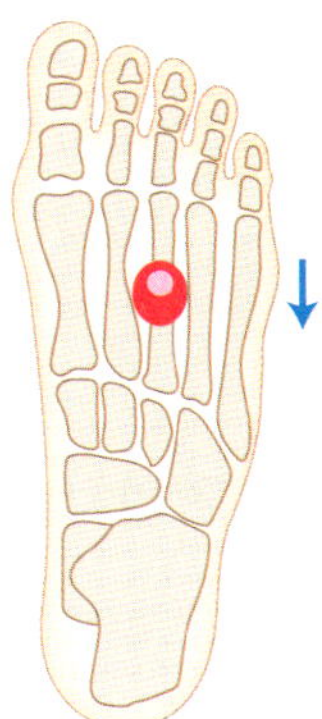

※ 신장반사구는 인체의 생명유지에 필수적인 노폐물을 제거하는 기능을 가진 주요반사구로 기본반사구에 해당한다.

4 요관

1) 구조 및 기능

요관은 신우에서 방광으로 이어지는 약 25cm 가량의 비교적 두터운 벽과 작은 내강의 가느다란 관이다. 신장에서 여과된 독소, 과다 염분, 혈류의 노폐물들이 소변으로 배출되기 위해 지나가는 근육질의 관이다(그림 6-4).

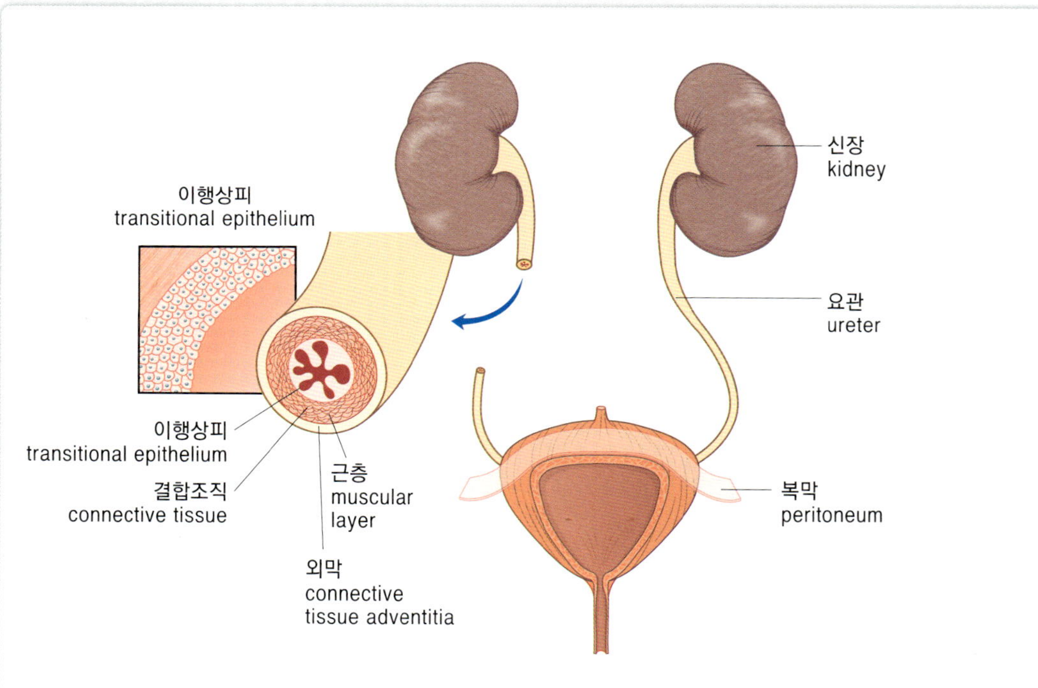

그림 6-4 요관

2) 반사구 위치

요관반사구는 신장반사구와 방광반사구를 연결하고 있으며, 양발 발바닥 중심부에 길게 위치한다.

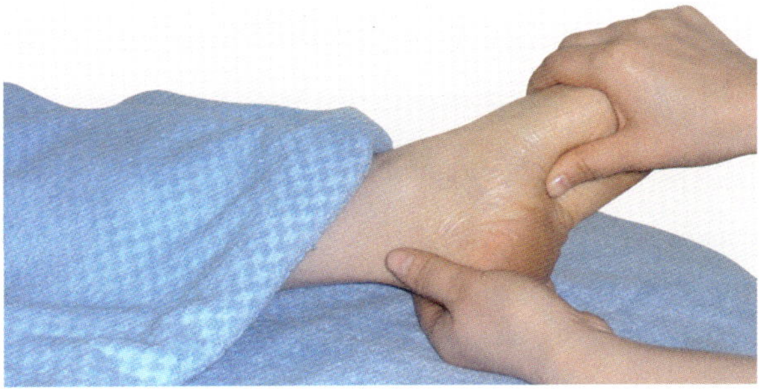

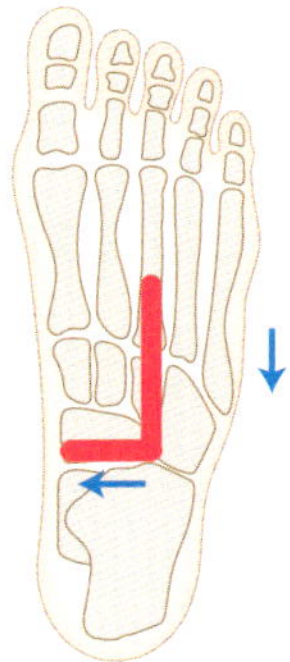

3) 반사구 적용증상

신장, 방광반사구와 함께 노폐물 배출의 필수적인 기본반사구

5 방광

1) 구조 및 기능

방광은 약 500mL 가량의 소변을 저장할 수 있는 풍선 모양의 낭이다. 신장에서 요관을 지나 보내진 소변을 일시적으로 저장하였다가 내외괄약근의 운동에 의해 요도를 통하여 체외로

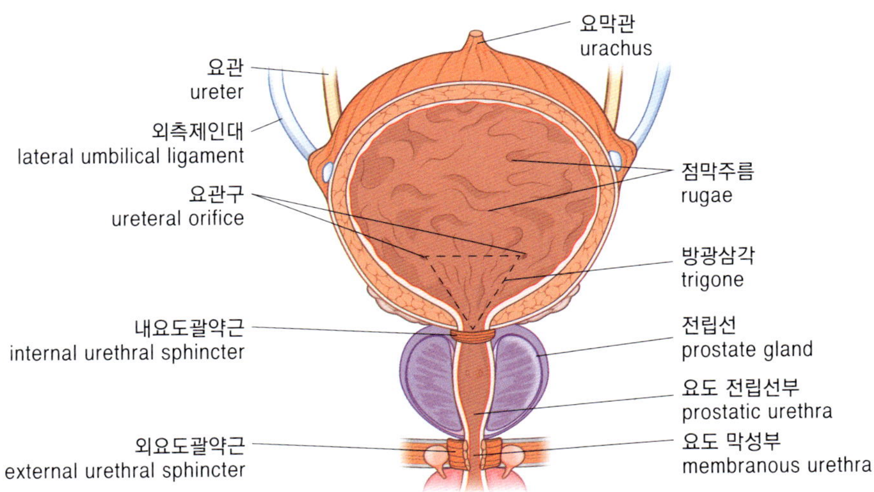

그림 6-5 방광

배설시키는 기관이다. 남성의 경우는 치골결합과 직장 사이, 여성의 경우는 치골결합과 자궁 사이에 위치한다(그림 6-5).

2) 반사구 위치

방광반사구는 발뒤꿈치 시작 부위 바로 앞이며, 발 옆 볼록 나온 부위 바로 옆으로 양발 발바닥 내측 가장자리에 위치한다.

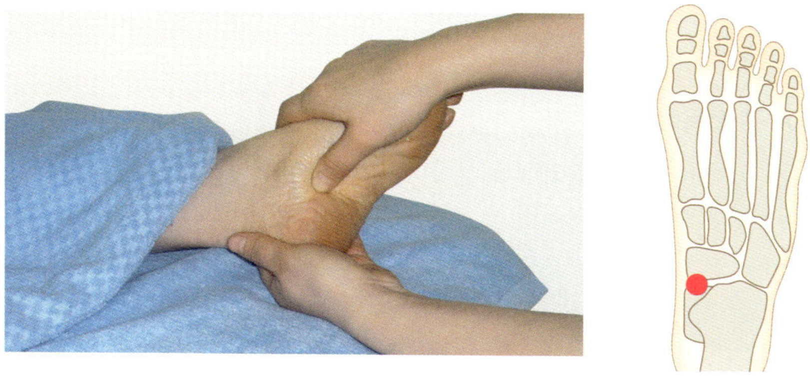

3) 반사구 적용증상

신부전증, 방광결석, 방광염, 방광질환 및 부종 등의 노폐물 배출의 필수적인 기본반사구

6 심장

1) 구조 및 기능

심장은 흉부의 폐와 횡격막 사이에 있는 속이 빈 주먹 크기의 근육질 장기이다. 1일 약 10만 번 이상 박동하여 약 8,100L 이상의 혈액을 온몸으로 보낸다. 심장은 혈액을 전신으로 보내 말초혈관에서 이산화탄소와 산소를 교환하고, 조직과 기관에 필요한 영양분을 공급하며, 노폐물을 체외로 배출시키는 역할을 한다. 혈압은 심장 수축 시의 혈압과 이완 시의 압력 비로 나타낸다. 심장은 순환기계통의 중심 역할을 하는 중요한 장기이며, 인간의 건강유지에 필수적인 기관이다(그림 6-6).

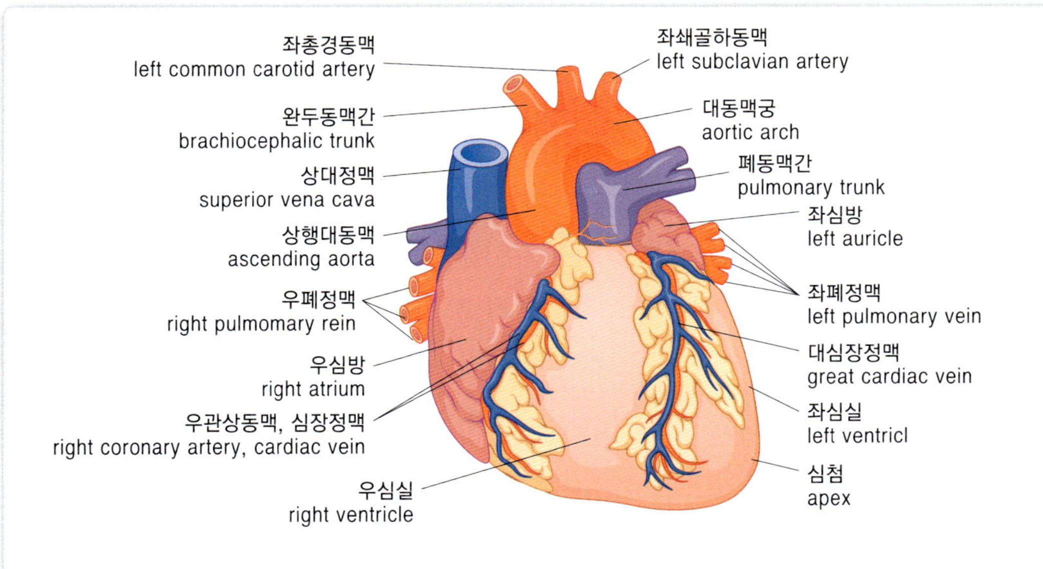

그림 6-6 심장

2) 반사구의 위치

심장반사구는 왼발의 제 4, 5번째 발가락 아래 볼록한 부위의 아래 지점에 위치한다.

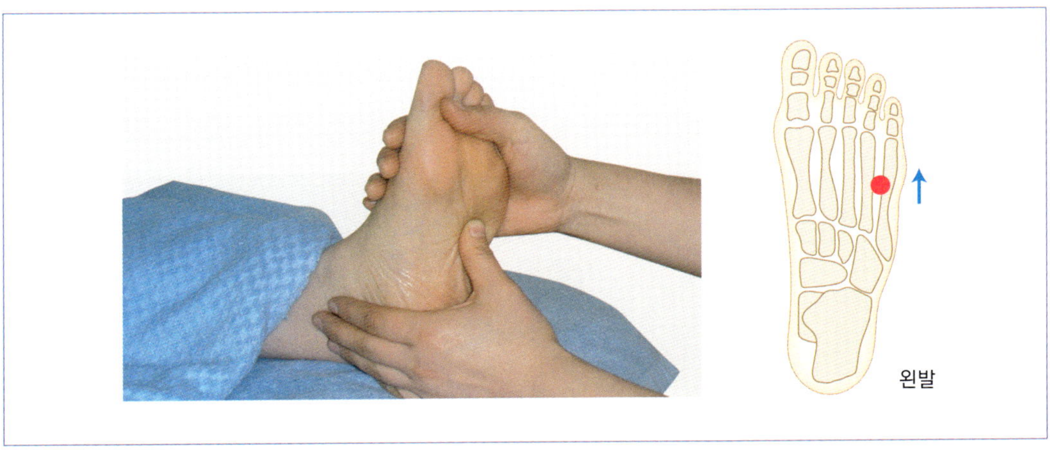

3) 반사구 적용증상

심근경색, 심장쇠약, 협심증, 부정맥, 심부전증 등의 심장질환, 순환장애, 부종, 동맥경화, 혈관색전, 현기증, 스트레스

7 비장

1) 구조 및 기능

비장은 위장의 좌후방, 횡격막 바로 아래에 있으며, 혈액을 다량 함유하고 있기 때문에 암적색을 띠고 있는 림프기관이다. 비장은 서양의학에서는 주목받는 기관이 아니지만 동양의학에서는 독자적인 경락의 흐름이 있는 매우 중요한 장부이다.

비장의 기능은 혈액을 여과 · 저장하고 노쇠한 혈구와 체내에 침입한 세균 등의 이물질을 파괴하며, 백혈구와 림프구를 생산하고 항체와 항독소를 공급하며 면역반응의 중요한 구실을 한다. 또한 골수의 조혈 기능을 조절하고, 철분대사에 관여한다(그림 6-7).

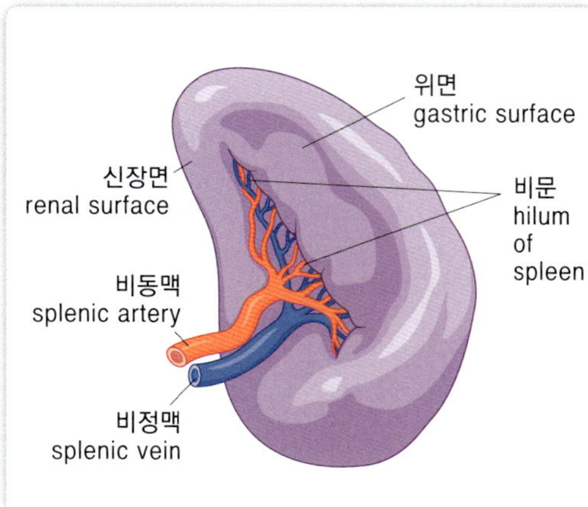

그림 6-7 비장

2) 반사구의 위치

비장반사구는 왼발의 심장반사구 바로 아래에 위치한다.

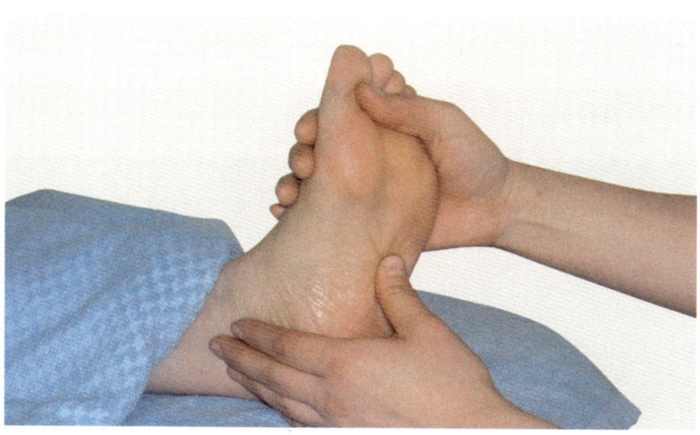

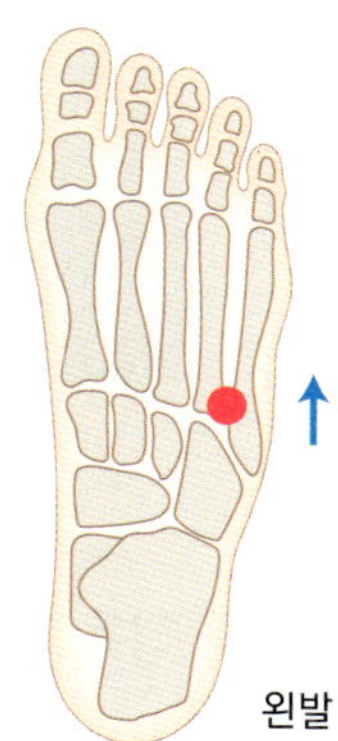

3) 반사구 적용증상

적혈구 부족으로 인한 빈혈, 식욕부진, 감기, 발열, 염증, 면역력강화, 소화불량, 간경화, 식중독, 두드러기, 알레르기 등의 피부병

※ 비장반사구는 빈혈과 피부질환 치료에 특효반사구이다.

8 간

1) 구조 및 기능

간은 우상복부 횡격막 하면에 위치한 무게가 약 1.5kg인 인체 중 가장 큰 선으로 재생력이 매우 강한 장기이다(그림 6-8). 간의 기능은 지방 및 지용성 비타민 흡수에 필수적인 담즙산을 함유한 담즙을 생성하고 간으로 들어온 각종 영양소를 저장하거나 재합성하며, 노폐물이나 유해물질을 해독하여 담즙이나 요로 배설시키고 효소작용으로 알콜을 분해시킨다. 또한 프로트롬빈이나 섬유소원 등의 혈액응고에 중요한 물질을 생산하고, 혈액저장과 조혈작용, 혈장단백질을 합성하는 등 매우 중요한 기능을 하고 있다.

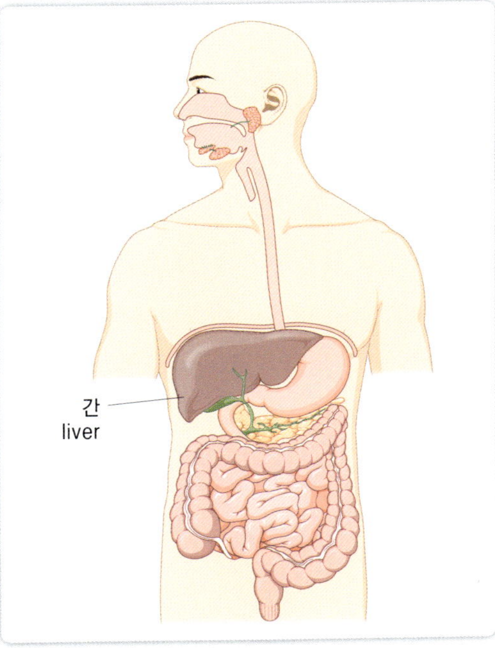

그림 6-8 간

2) 반사구 위치

간반사구는 오른쪽 발바닥의 제4, 5번째 발가락아래 볼록한 부위 아래에 위치하며, 담낭반사구를 감싸고 있다.

3) 반사구 적용증상

간기능장애, 간기능저하로 인한 식욕부진, 간염, 간비대, 간경화, 복수, 구취, 위산과다, 십이지장궤양, 담낭질환, 황달, 영양불량증, 만성피로, 빈혈, 혈액중독증, 종양, 임포텐스, 불면증, 습진, 무좀

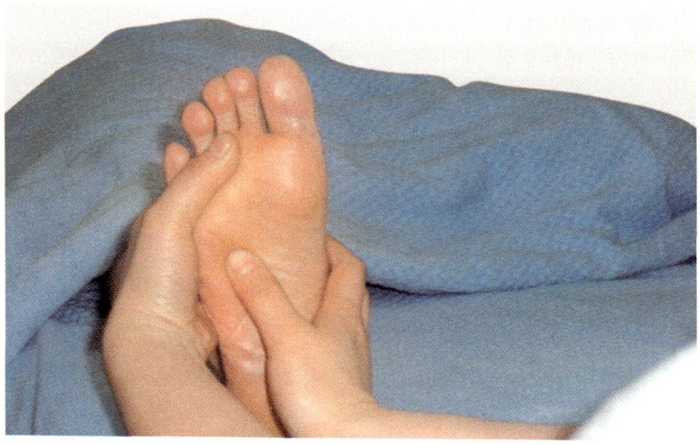

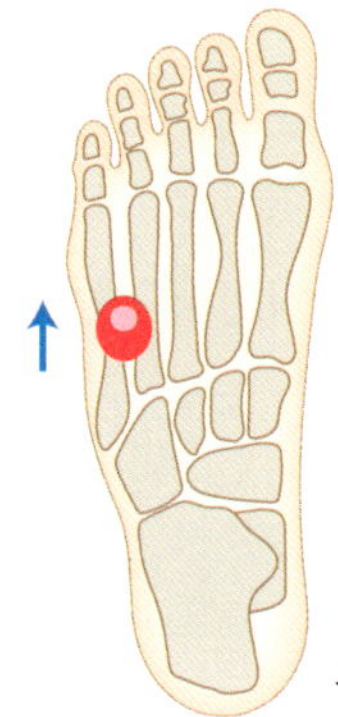

9 담낭

1) 구조 및 기능

담낭(쓸개)은 간의 우측 저부에 부착되어 있으며, 담즙의 농축과 저장을 주 기능으로 한다. 담즙 배설관인 담낭관은 총간관과 합류하여 총담관을 형성한다. 간에서 생산된 담즙은 소장에서 소화가 진행되는 동안에는 담낭을 거치지 않고 직접 간관과 총담관을 통하여 십이지장으로 보내진다. 소장이 비면 오디괄약근이 수축되어 총담관이 폐쇄되면서 담즙이 담낭으로 들어가 저장된다. 담즙의 주 작용은 지방질의 소화 및 흡수를 돕는다(그림 6-9).

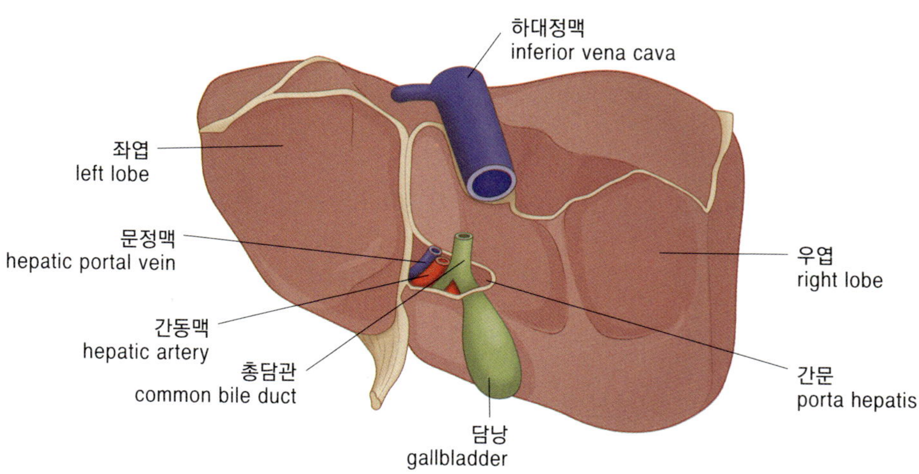

그림 6-9 담낭

2) 반사구 위치

담낭반사구는 오른쪽 발의 간반사구 안에 위치한다. 담낭에 결석이 생겼거나 염증이 발생했을 경우에는 담낭반사구에 콩알만한 침전물 덩어리가 만져진다.

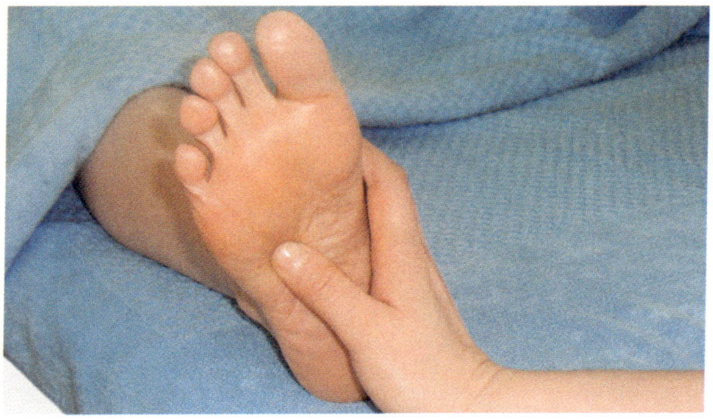

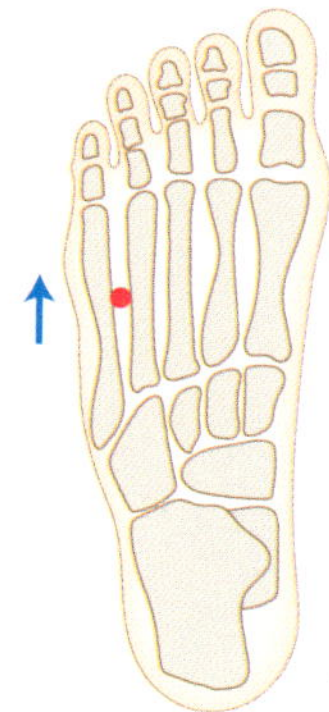

3) 반사구 적용증상

담석증, 황달, 소화불량, 구취, 위산과다, 십이지장궤양, 간염, 간경화, 영양불량증, 만성피로증후군

10 부비동

1) 구조 및 기능

부비동은 비강을 형성하고 있는 뼈 속에 공기가 들어 있는 공간으로서 뼈의 위치에 따라 상악동(maxillary sinus), 전두동(frontal sinus), 사골동(ethmoidal sinus), 접형골동(sphenoidal sinus)이라 한다(그림 6-10). 부비동은 비강과 교통하고 있기 때문에 비강 내의 감염이 빈번히 부비동으로 침범된다. 부비동 점막에 생긴 염증을 부비동염(축농증)이라 하며, 발열, 두통, 콧물 과다, 머리가 무겁게 느껴지거나 기억력 감퇴 등의 증상이 나타나기도 한다. 부비동염은 상악동에서 가장 많이 발생한다.

전두동은 코뼈의 위에 있는 전두골 속의 공동으로 비강 바로 위에 있다. 비강의 연속된 점막을 통과한 병균이 전두동 점막에 염증을 일으키게 되면 두통, 발열 증상이 나타난다. 흔히 부비동반사구를 전두동반사구라고 하기도 한다.

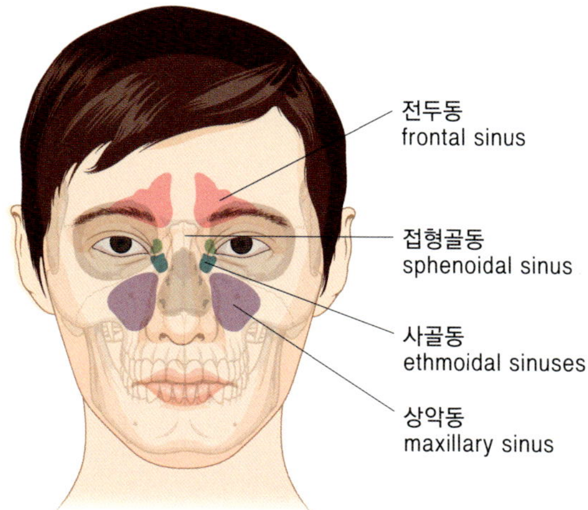

그림 6-10 부비동

2) 반사구 위치

부비동반사구는 양발 다섯 발가락 모두의 안쪽 도톰한 끝 부분으로 발톱이 끝나는 곳에서 반원으로 그려지는 부위에 위치한다. 오른쪽 부비동반사구는 왼쪽 발가락에, 왼쪽 부비동반사구는 오른쪽 발가락에 교차하여 있다.

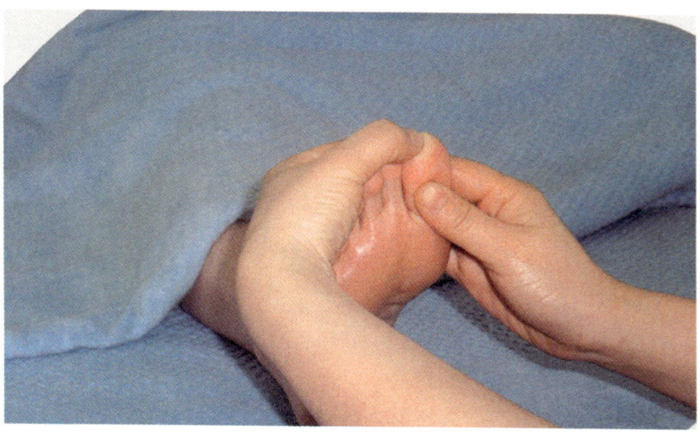

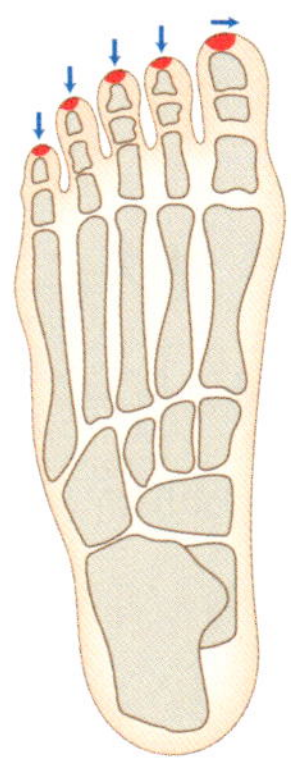

3) 반사구 적용증상

축농증, 코막힘, 눈, 귀, 코 및 구강(상악)의 각종 질환과 불면증, 현기증, 두통, 뇌진탕, 뇌졸중, 발열증상

11 대뇌

1) 구조 및 기능

뇌는 약 90~150억 개의 신경세포로 구성되어 있다. 대뇌는 좌 · 우 대뇌반구로 구분되어 있으며, 뇌신경조직은 부드럽고 섬세하므로 신경세포는 작은 충격 또는 압력에도 손상을 받아 회복이 불가능하다. 대뇌는 두개골과 뇌막, 충격을 흡수하는 뇌척수액에 의해 보호를 받고 있다. 또한 뇌는 뇌혈관 장벽(blood brain barrier)에 의해 혈액을 통하여 들어오는 해로운 물질로부터 보호되고 있다. 대뇌피질은 운동, 청각, 시각, 후각영역과 언어, 기억, 상상, 지각, 학습, 이성 및 인격 등의 기능을 주관하는 연합영역으로 나눌 수 있다. 우뇌는 공간감각이나 창조력 같은 지적기능을 통제하고, 좌뇌는 분석적, 언어적 기능을 조절한다(그림 6-11).

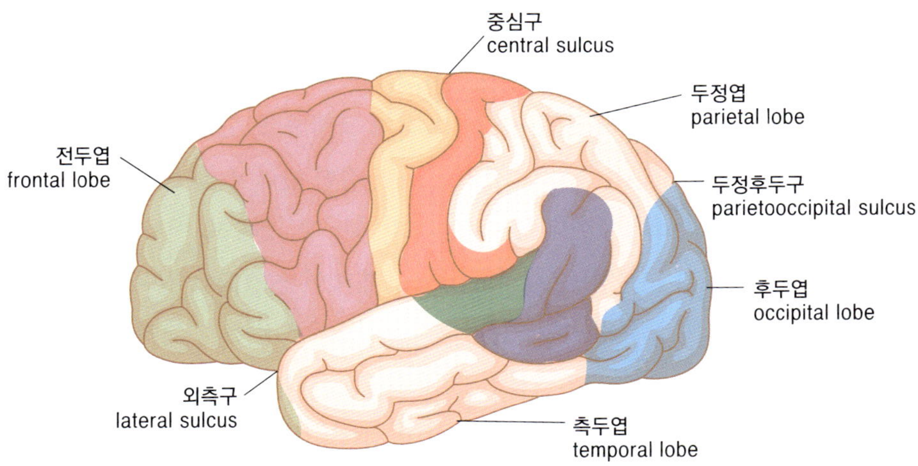

그림 6-11 대뇌

2) 반사구 위치

대뇌반사구는 양발 엄지발가락 중앙에 있는 뇌하수체 주변의 전체 면에 위치한다.

3) 반사구 적용증상

고혈압, 저혈압, 뇌진탕, 뇌졸중, 기억상실, 시각장애, 청각장애, 어지러움, 두통, 불면증, 뇌성마비, 중풍, 스트레스

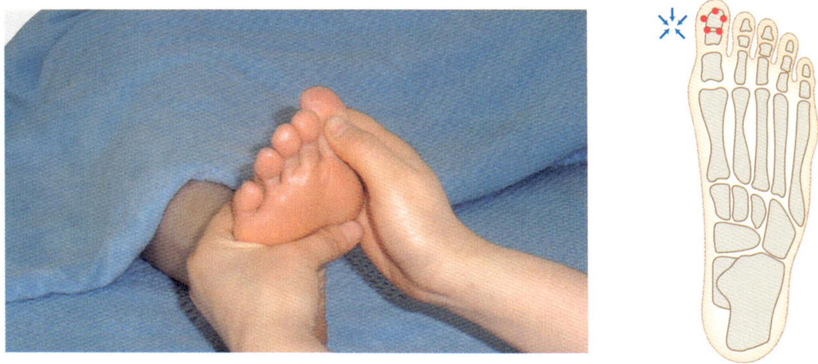

12 소뇌 · 뇌간

1) 구조 및 기능

소뇌는 교의 측면이 조금 커진 것으로 연수와 교의 후상방에 있으며, 평형감각을 조절하고 자세유지, 근육의 긴장도 및 운동의 정밀도를 조정하고, 근육의 활동을 통제한다. 인체의 운동감각을 통제하는 소뇌는 감각기관인 귀와 밀접한 관련이 있다.

뇌간은 대뇌와 소뇌를 제외한 부분으로 중뇌, 교, 연수로 이루어져 있으며, 제1뇌신경(후신경)과 제2뇌신경(시신경)을 제외한 뇌신경의 핵이 집결되어 있다. 뇌간은 순환, 호흡 및 생명유지와 관계되는 필수기능(호흡, 심장박동, 혈압조절)을 관장하는 부위다. 뇌간 중앙부에 위치하는 망상체는 연수, 교, 중뇌를 거쳐 시상하부까지 올라가며, 많은 신경세포와 섬유들을 통해 자극을 전달받아 중추신경계의 모든 신경세포에 영향을 미친다. 즉, 전신에서 오는 감각정보, 운동피질에서 오는 운동정보, 전정기관에서 오는 평형정보, 소뇌에서 오는 자기수용정보 등이 망상체로 전달되며, 망상계는 시상을 통해 대뇌피질로 신경흥분을 보내 대뇌피질이 명료한 의식 상태를 유지하도록 한다. 인간의 의식 유지, 각성과 수면 주기 조절은 뇌간의 망상활성계, 청반핵(locus ceruleus) 및 봉선핵(raphe nucleus) 등에 전달된 정보에 의해 이루어지며, 이들은 정보 전달에 중요한 역할을 하는 도파민, 아드레날린, 세로토닌 등의 신경전달물질을 분비한다(그림 6–12).

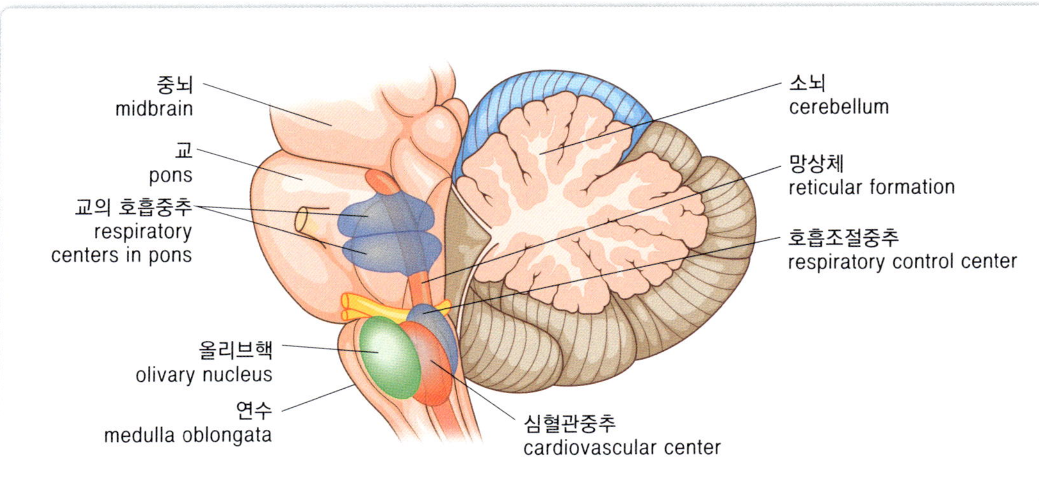

그림 6-12 소뇌와 뇌간

2) 반사구 위치

소뇌 · 뇌간반사구는 양발 엄지발가락 발톱 안쪽 면에 위치한다. 오른쪽 소뇌 · 뇌간반사구는 왼쪽 엄지발가락에, 왼쪽 소뇌 · 뇌간반사구는 오른쪽 엄지발가락에 교차하여 있다.

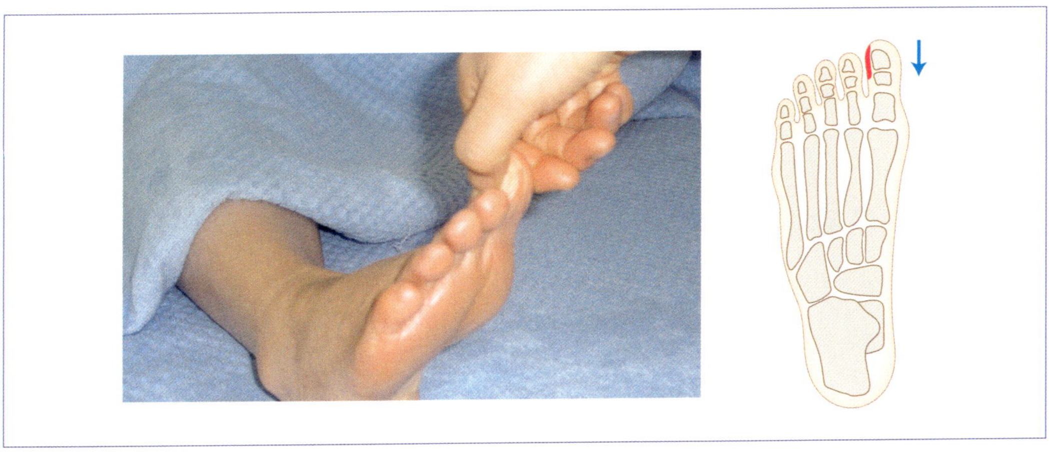

3) 반사구 적용증상

고혈압, 저혈압, 편두통, 신경쇠약, 뇌종양, 불면증, 반신불수, 손발저림, 불규칙적인 생리적 리듬, 월경장애, 불임증, 현기증, 만성피로증후군

※ 소뇌 · 뇌간반사구는 고혈압으로 인한 반신불수에 특효반사구이다.

13 삼차신경

1) 구조 및 기능

척수를 통하지 않고 뇌에서 직접 나와 두부, 경부, 내장 등에 분포하는 12쌍의 말초신경을 뇌신경이라 한다. 제5뇌신경인 삼차신경은 뇌신경 중 가장 크며, 안면과 이마의 감각신경, 저작근을 지배하는 운동신경이 혼합된 단백섬유질의 신경다발로서 안신경, 상악신경, 하악신경의 세 갈래로 나뉘어진다(그림 6-13).

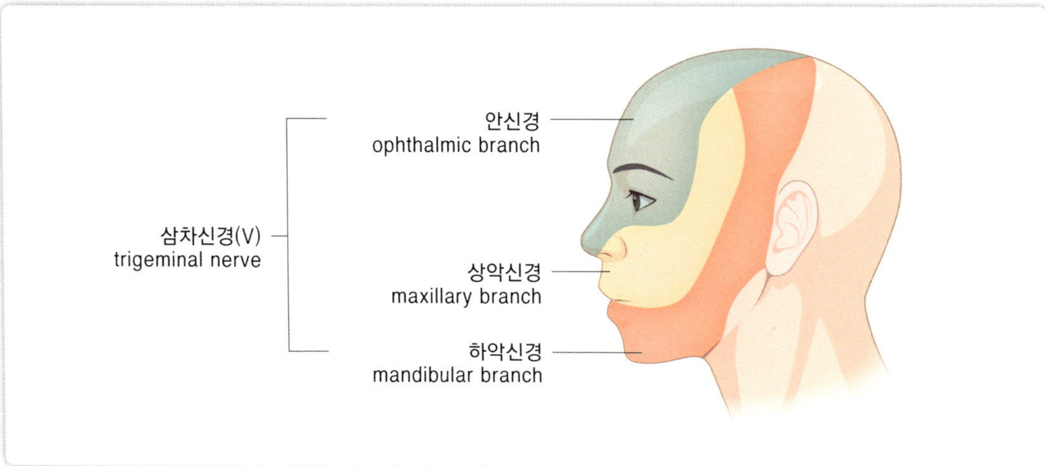

그림 6-13 삼차신경

2) 반사구 위치

삼차신경반사구는 양발 엄지발가락 안쪽 소뇌 · 뇌간반사구 아래에 위치한다. 오른쪽 삼차신경반사구는 왼쪽 엄지발가락에, 왼쪽 삼차신경반사구는 오른쪽 엄지발가락에 교차하여 있다.

3) 반사구 적용증상

고혈압, 저혈압, 신경통, 두통, 편두통, 신경쇠약, 불면증, 치통, 안면신경마비, 눈이상(근시, 사시, 백내장), 귀이상(이명, 평형기관 이상, 중이염), 코이상(비염), 인후염, 이하선염

※ 삼차신경반사구는 편두통으로 한쪽 머리가 심하게 아플 때, 안면신경마비 예방에 특효반사구이다.

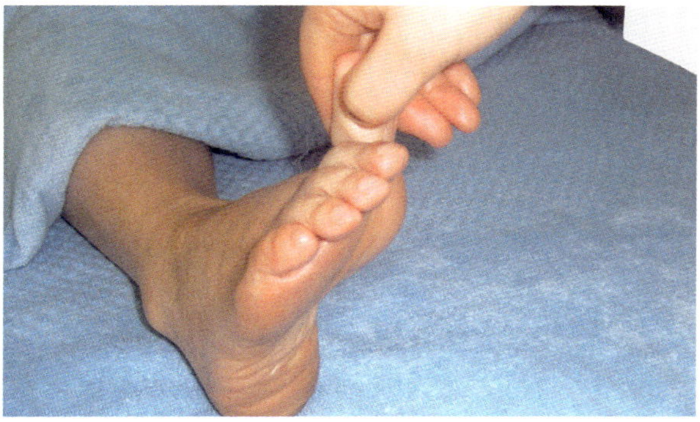

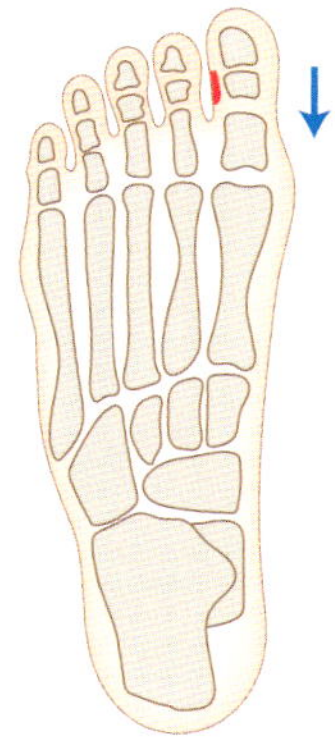

14 코

1) 구조 및 기능

코는 호흡의 첫 통로이며 흡입된 기체를 가온, 가습, 여과할 뿐만 아니라 발성 시 공명기관이 되며 후각수용체를 가지고 있어 냄새를 맡을 수 있게 해준다. 코가 냄새를 맡는 곳은 비강 상부에 있는 후부이며 이곳에는 후각세포와 지주세포가 있고, 후각세포의 비저부는 가늘어져서 후신경 섬유가 되어 이들이 모여 후신경을 형성하고 있다(그림 6-14).

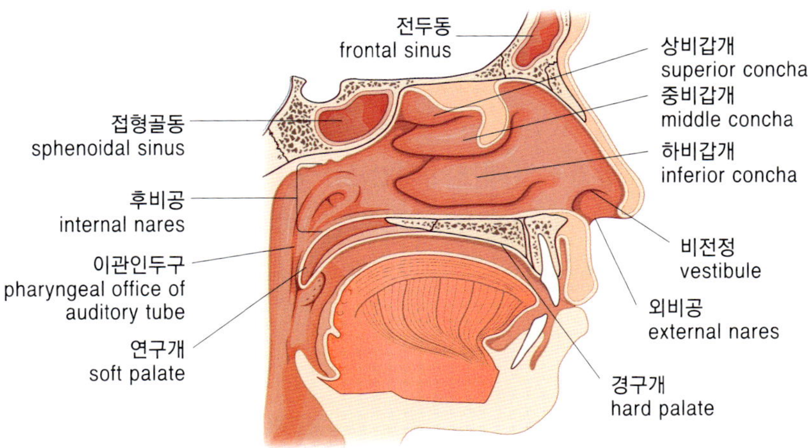

그림 6-14 코

2) 반사구 위치

코반사구는 부비동반사구 아래 양발 엄지발가락 내측 옆 즉, 소뇌 · 뇌간반사구와 대칭되는 부위에 위치한다.

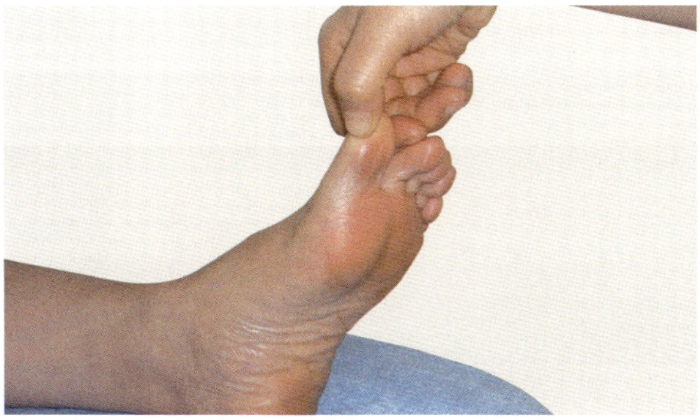

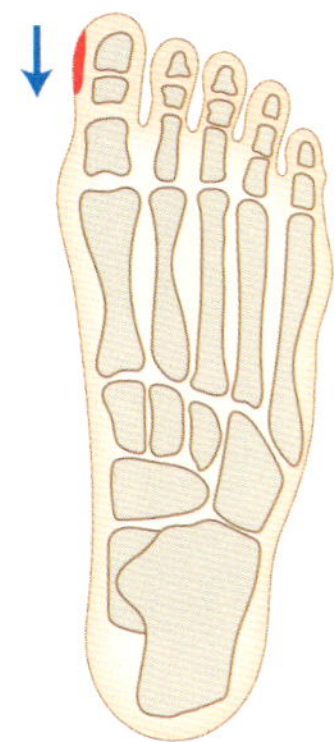

3) 반사구 적용증상

유행성 감기, 콧물, 코막힘, 비염, 비출혈, 부비동염(축농증) 등 코와 관련된 각종 질환

15 눈

1) 구조 및 기능

눈은 시각 수용기를 갖고 있는 감각기관으로, 안구와 부속기관(결막, 눈꺼풀, 안근, 눈물샘)으로 이루어져 있다(그림 6-15). 6개의 외안근은 안와 내에 있는 눈을 지지해 줄 뿐 아니라 자유롭게 눈을 움직여 시야를 넓혀 준다. 각막(검은자위)을 덮고 있는 부분은 투명한 기관으로 광선을 굴절시켜 망막에 영상을 맺게 한다. 망막에는 감광세포가 집결되어 있다.

2) 반사구 위치

눈반사구는 양발 발바닥의 둘째와 셋째발가락의 밑 부분과 발등의 검지와 중지 사이에 위치한다. 오른쪽 눈반사구는 왼발에, 왼쪽 눈반사구는 오른발에 교차하여 있다.

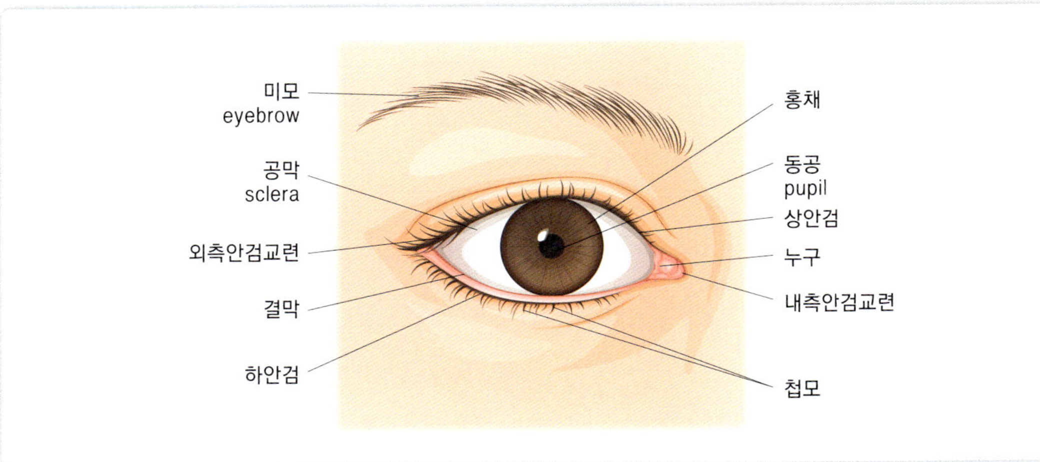

그림 6-15 눈

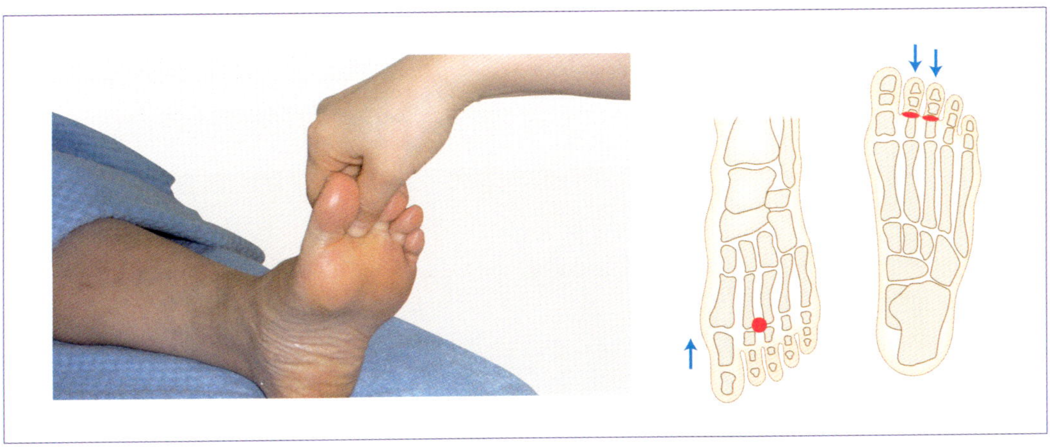

3) 반사구 적용증상

결막염, 각막염, 근시, 노안, 백내장, 눈충혈, 녹내장, 당뇨성망막증

16 귀

1) 구조 및 기능

귀는 바깥 부위의 외이, 외이에서 내이로 소리를 전달하는 중이 및 인체의 평형과 청각을 담당하는 내이로 나뉘어져 있다(그림 6-16). 외이는 공기 중의 음파를 모아 고막을 지나 중이로 전달하고, 중이는 음파의 진동을 적당한 강도로 바꾸어 내이에 전달하게 된다. 내이는 아

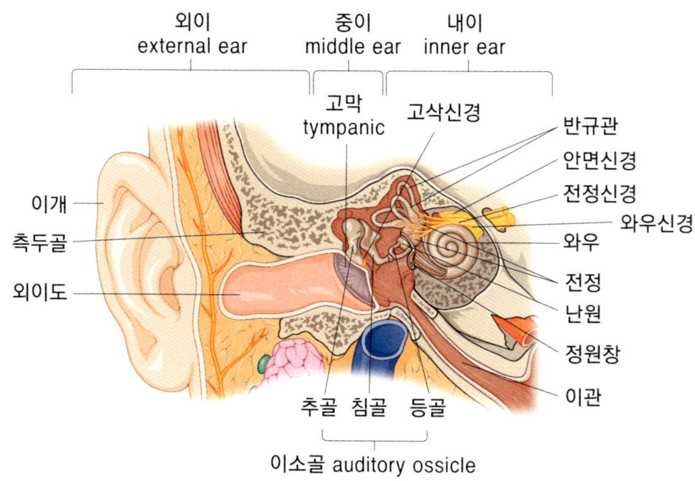

그림 6-16 귀

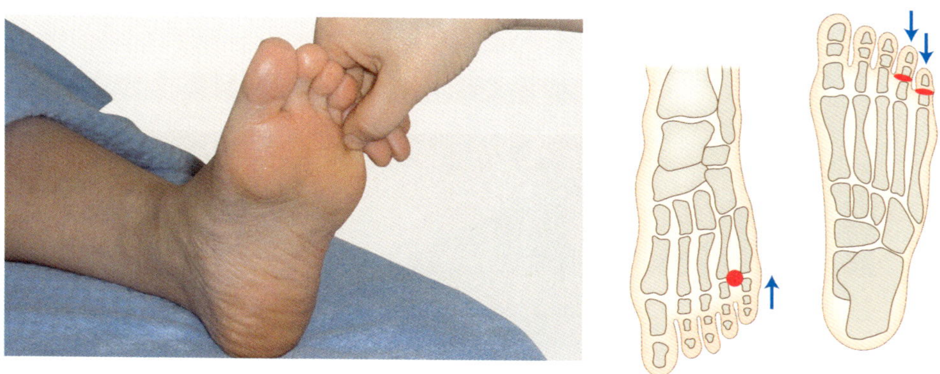

주 복잡한 구조로 되어 있으며 청각과 평형감각을 담당하고 있다. 귀질환이 없더라도 이명이 생기는 수가 있으므로 평형기관과 림프선을 함께 자극하는 것이 좋다.

2) 반사구 위치

귀반사구는 양발 발바닥의 넷째와 새끼발가락 밑 부분과 발등의 넷째와 새끼발가락 사이에 위치한다. 오른쪽 귀반사구는 왼발에, 왼쪽 귀반사구는 오른발에 교차하여 있다.

3) 반사구 적용증상

청각장애, 이명, 중이염, 귀, 코, 목의 염증

17 목

1) 구조 및 기능

경부는 두개골을 떠받치고 있는 7개의 경추가 있고 내경정맥, 외경정맥과 총경동맥이 지나고 있으며, 식도와 기관지가 통과하고 있고 경림프절이 분포되어 있는 곳이다(그림 6-17). 무거운 머리를 떠받치고 있는 경부에는 기관과 뼈를 고정하거나 당기는 세밀한 근육들이 복잡하게 얽혀 있다.

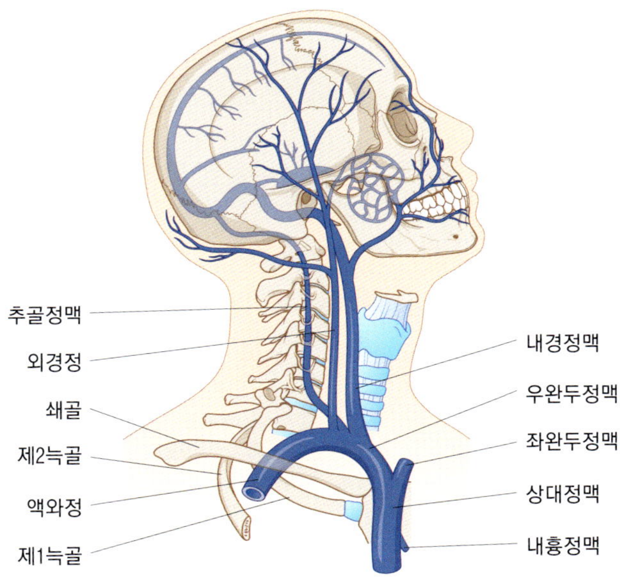

그림 6-17 목

2) 반사구 위치

목반사구는 양발 엄지발가락 안쪽 바닥의 접히는 부분 즉, 삼차신경반사구의 밑에서 경추반사구에 연결되는 부위에 위치한다. 오른쪽 목반사구는 오른쪽 엄지발가락에, 왼쪽 목반사구는 왼쪽 엄지발가락에 있다.

3) 반사구 적용증상

고혈압, 목이 굳을 때, 목이 움직이지 않을 때, 목이 뻐근할 때, 경부 조직 손상, 두통, 편두통, 간질, 인후염, 편도선염, 경부혈액순환장애, 어깨결림

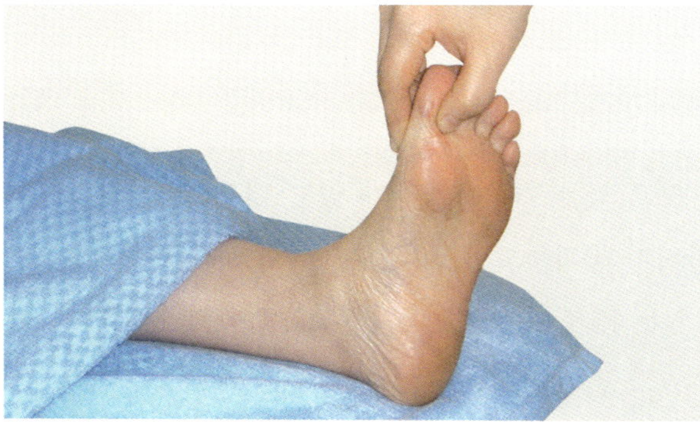

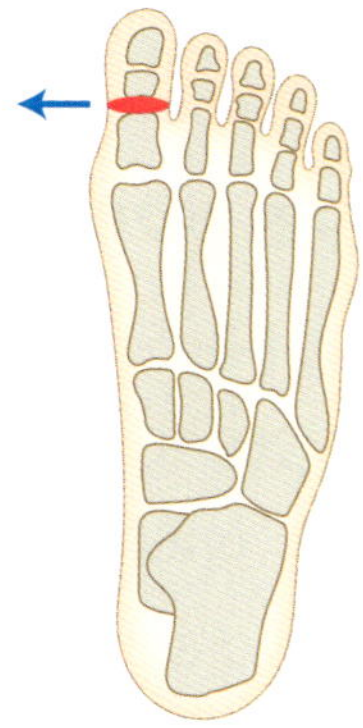

18 경추

1) 구조 및 기능

경추는 척추 중에서 머리 쪽 7개의 뼈로 뇌간과 연결되어 있으며 머리를 움직이고 돌리는 동작을 할 수 있다(그림 6-18). 경추는 대뇌와 신체의 각 부위가 연결되는 중추신경이 지나가는 매우 중요한 부위이다. 만약 원판 탈출로 척수나 척수신경을 압박하면 감각마비, 강한 통증 및 신경계 구조가 파괴될 수 있다.

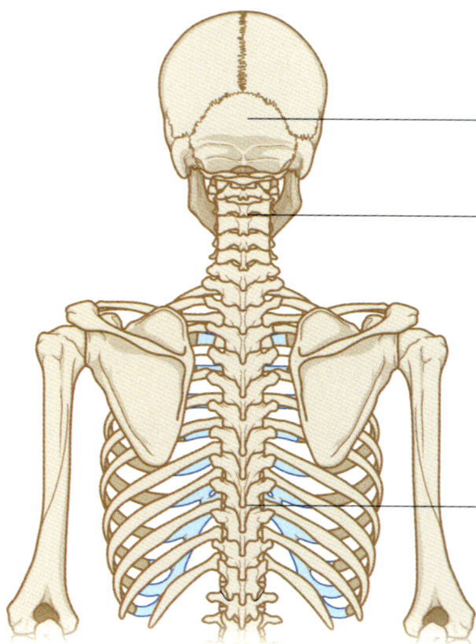

그림 6-18 경추

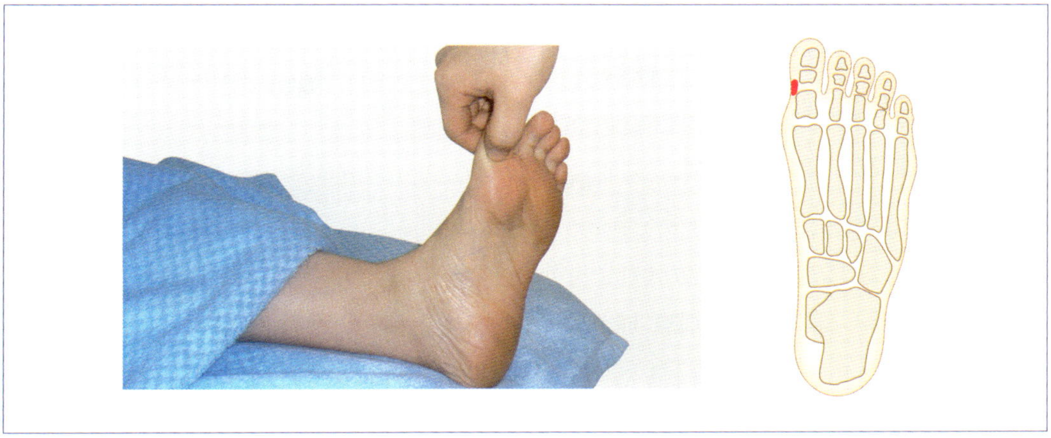

신발 끝이 뾰족하여 발가락을 압박하는 경우에 경추반사구에 침전물이 쌓여 굳은살이 박히거나 스트레스로 인하여 혈액순환이 나빠져 목이 뻣뻣하고 어깨 통증까지 일으킬 수 있다. 평소에 경추반사구를 자극하여 뒷목의 근육이 굳지 않도록 하는 것은 매우 중요하다.

2) 반사구 위치

경추반사구는 양발 엄지발가락이 구부려지는 관절의 내측면에 위치하며, 목반사구와 연결되어 있다.

3) 반사구 적용증상

뒷목이 뻣뻣하게 굳고 무거울 때, 목을 돌리기 어렵고 통증이 있을 때, 손저림, 오심, 현기증, 이명, 편두통, 등허리동통, 경추염 등 각종 경추질환

※ 경추반사구는 손이 저리고 아플 때, 뒷목에 이상이 있을 때 특효반사구이다.

19 부갑상선

1) 구조 및 기능

부갑상선은 갑상선 뒤에 위치하며 작고 둥근 선으로 상부에 각각 하나씩, 하부에 각각 하나씩 총 4개로 구성되어 있다(그림 6-19). 여기서는 인산칼슘의 대사를 조절한다. 부갑상선 호르몬(parathyroid hormone)은 혈중 칼슘 농도가 떨어질 때 분비되어 뼈, 신장, 장을 자극

하여 혈중 칼슘 농도를 상승시킨다. 혈중 칼슘 농도의 상승은 신경전달을 빠르게 해주며 세포막을 안정상태로 유지해주고, 치아와 손·발톱의 성장, 뼈대 형성과 근육의 운동을 원활하게 한다. 부갑상선기능항진증은 골격계통의 장애를 일으키며, 부갑상선기능저하증은 칼슘을 많이 섭취해도 그대로 배설되어 칼슘부족으로 근육경련이 일어나고 혈액순환 장애가 발생하게 되어 순환계 질환을 유발한다.

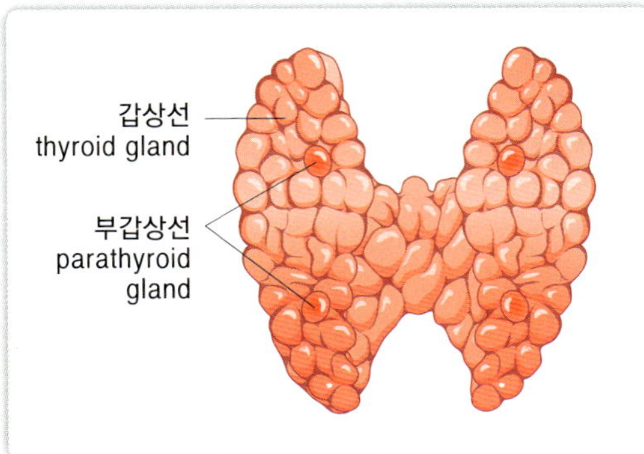

그림 6-19 부갑상선

2) 반사구 위치

부갑상선반사구는 양발 엄지발가락 경추반사구 아래 부위로 발바닥도 발등도 아닌 발 옆 부위에 위치한다.

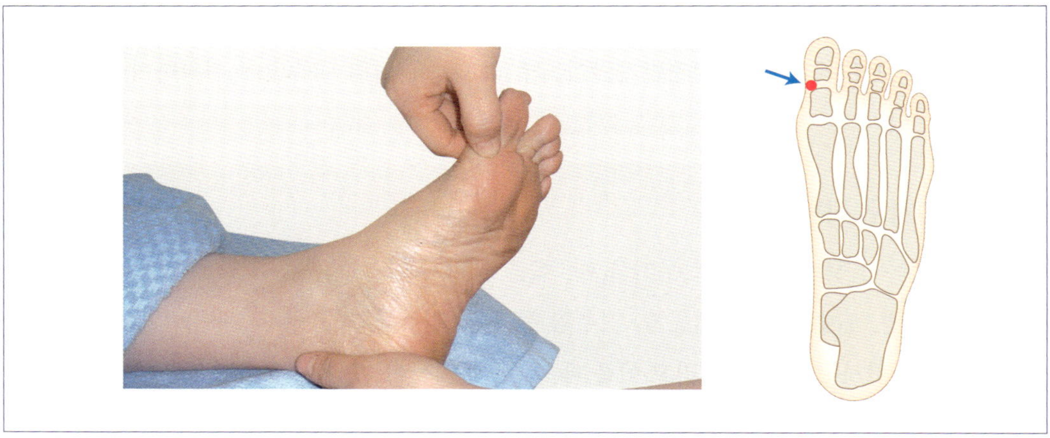

3) 반사구 적용증상

부갑상선기능항진 및 저하증, 수족마비, 수전증, 손과 발의 경련, 간질발작 초기, 구안와사, 갑상선종, 비만증, 어깨동통, 손가락동통, 손가락관절염, 골다공증 예방 등 근골격계질환

※ 부갑상선반사구는 혈중 칼슘 수준을 높여 신경전달을 빠르게 해주고 세포막을 안정시켜주는 반사구로 폐경기 이후 뼈의 칼슘 손실 예방에 좋은 반사구이며, 골관절통, 근육통, 안면마비, 통증완화 등 거의 모든 증상완화에 특효 반사구이다.

20 갑상선

1) 구조 및 기능

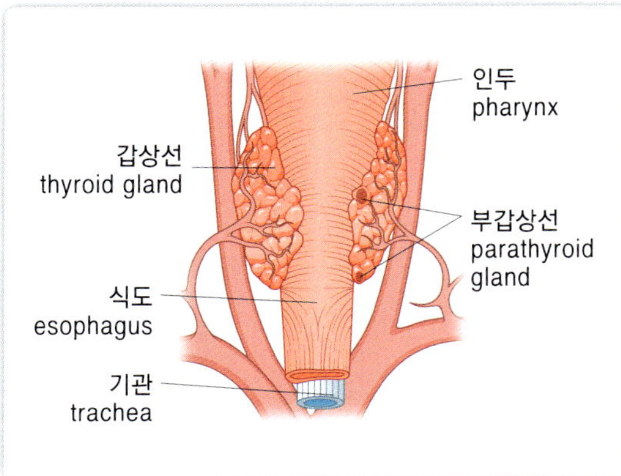

그림 6-20 갑상선

갑상선은 후두와 기관 사이에 위치하며, 좌 · 우엽 및 협부로 구성되어 있다(그림 6-20). 갑상선의 기능은 심장박동수를 일정하게 유지하고 체내의 산소량을 조절하며, 신진대사와 정상적인 성장발육을 조절하고 옥소를 저장한다. 갑상선의 비정상 상태는 갑상선 증식, 갑상선 기능항진증, 갑상선기능저하증이 있다. 갑상선 호르몬의 분비가 저하되면 체내의 신진대사가 떨어져 비만, 갑상선종, 피부와 머리카락의 건조, 정신적으로 둔감하고 무감동적이며, 온몸의 나른함, 심박동수가 느리고 전신부종으로 체중증가 등이 초래된다. 갑상선호르몬의 분비가 과다하면 신경계통이 강하게 자극을 받아 체중감소, 탈모, 정서불안 등이 나타난다.

2) 반사구 위치

갑상선반사구는 양발 발바닥의 엄지발가락과 둘째발가락 사이 아래에서 엄지발가락 밑의 근육 덩어리를 띠처럼 둘러싸고 있다. 양발을 동시에 실시해야 효과적이다.

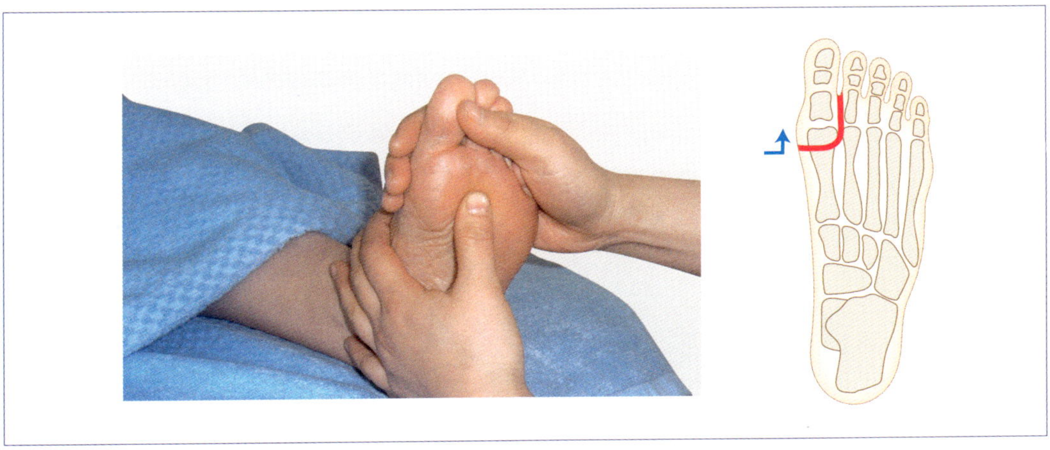

3) 반사구 적용증상

갑상선기능저하증, 갑상선기능항진증, 불면증, 비만, 야윔, 수전증, 우울증, 안면홍조, 불면증, 발한 등 갱년기장애, 성장발육부전

※ 갑상선반사구는 비만 특효반사구이다. 운동, 식이요법과 함께 3개월 간 꾸준히 반사구를 자극하면 건강을 유지하며 살을 뺄 수 있다.

21 승모근

1) 구조 및 기능

승모근은 두개골의 후하방에 있는 후두골에서 시작되어 양쪽 어깨, 목 뒤 그리고 등(12번째 흉추)까지 덮여 있는 삼각형 모양의 근육이다(그림 6-21). 왼쪽 승모근과 오른쪽 승모근이 만나 다이아몬드 모양을 이루며, 어깨에 힘을 주면 가장 먼저 승모근이 긴장하게 된다. 승모근의 기능은 머리를 뒤로 옆으로 굽히는 작용을 하는데 부신경과 경신경총의 가지에 의해 동작이 지배된다.

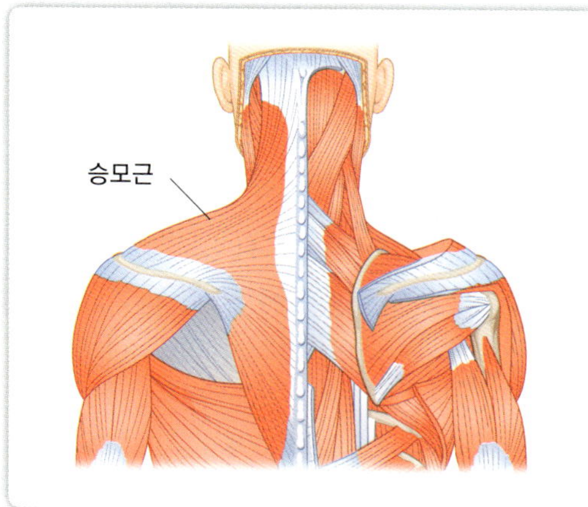

그림 6-21 승모근

2) 반사구 위치

승모근반사구는 양발 발바닥의 눈반사구와 귀반사구의 아래쪽에 길게 띠 모양으로 위치한다.

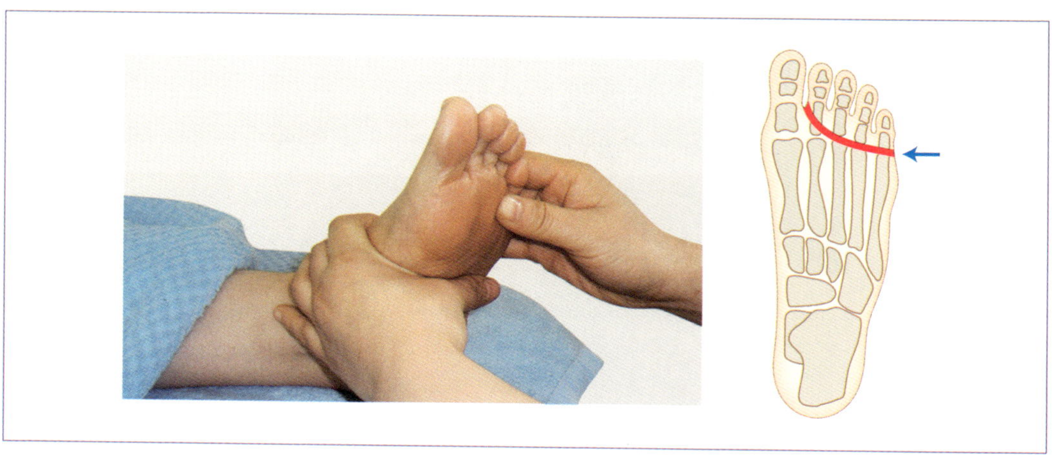

3) 반사구 적용증상

경부동통, 어깨동통, 등허리동통, 요통, 손저림, 손이 마비되고 힘이 없는 증상

※ 승모근반사구는 목이 저리고 아플 때 목, 경추, 부갑상선반사구와 함께 자극하면 효과적이다.

22 폐

1) 구조 및 기능

폐는 흉강 내에 위치한 두 개의 원추 모양의 해면질의 호흡기관이다. 폐의 밑부분은 횡격막에 닿아 있고, 윗부분은 쇄골의 1인치 위에 있으며, 왼쪽 폐는 심장 때문에 들어가 있다(그림 6-22). 폐는 자체의 근육은 없지만 기관을 둘러싸고 있는 흉부 근육의 펌프 작용으로 혈액을 통해 조직에 산소를 공급하고 이산화탄소를 배출하는 역할을 하는 호흡순환계의 주요기관이다.

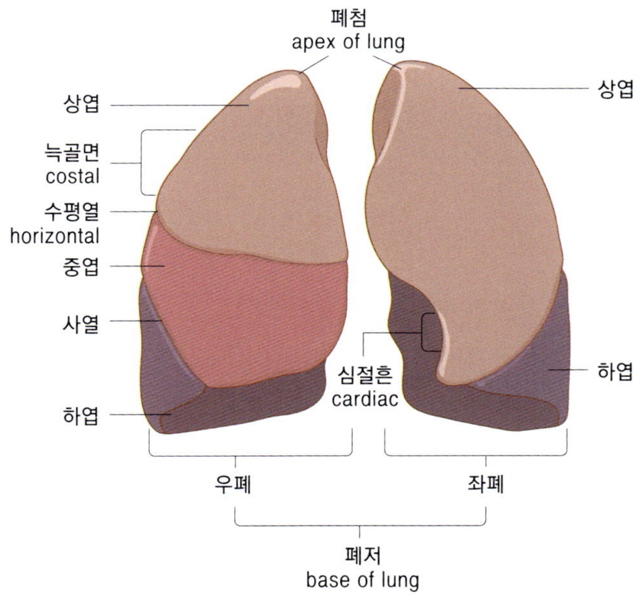

그림 6-22 폐

2) 반사구의 위치

폐반사구는 양발 새끼발가락 아래 승모근반사구 바로 밑에서 엄지와 검지발가락 아래 볼록한 부분 바로 옆에까지 위치한다.

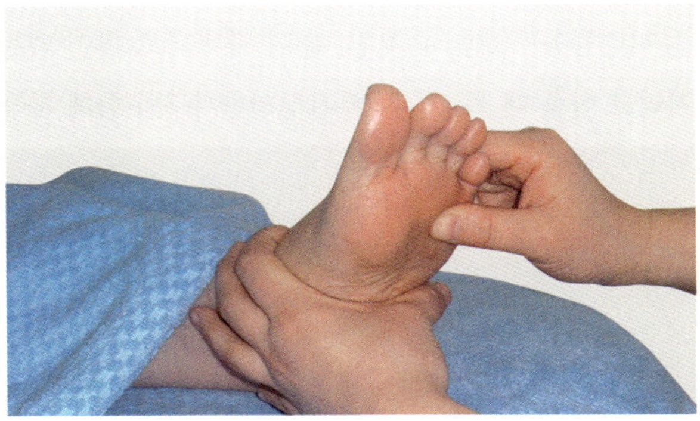

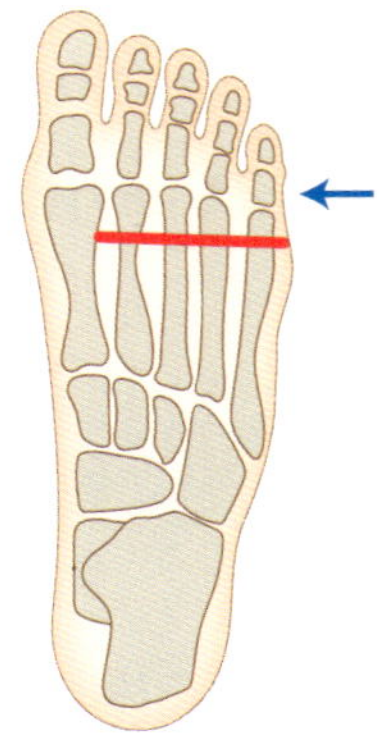

3) 반사구 적용증상

폐렴, 기관지염, 천식, 기침, 유행성감기, 가슴이 답답할 때

※ 폐반사구의 자극은 점액을 묽게 해주고 폐 속의 응혈을 덜어 주며 호흡기계를 청결히 하여 호흡을 용이하게 한다.

23 기관지

1) 구조 및 기능

기관지는 기관에서 좌우로 분기되며, 우기관지는 좌기관지보다 넓고 짧을 뿐만 아니라 수직에 가까운 각도를 이루고 있기 때문에 좌기관지보다 이물질이 쉽게 유입된다. 기관지는 폐문을 통하여 폐로 들어가서 세기관지로 나뉘어진다(그림 6-23).

2) 반사구의 위치

기관지반사구는 양발 부신반사구 바로 위에서 중지 뿌리까지 위치한다.

3) 반사구 적용증상

기관지염, 천식, 기침, 유행성감기

※ 기관지반사구에 있는 노폐물 응어리를 자극하여 없애 주면 기침이 완화된다.

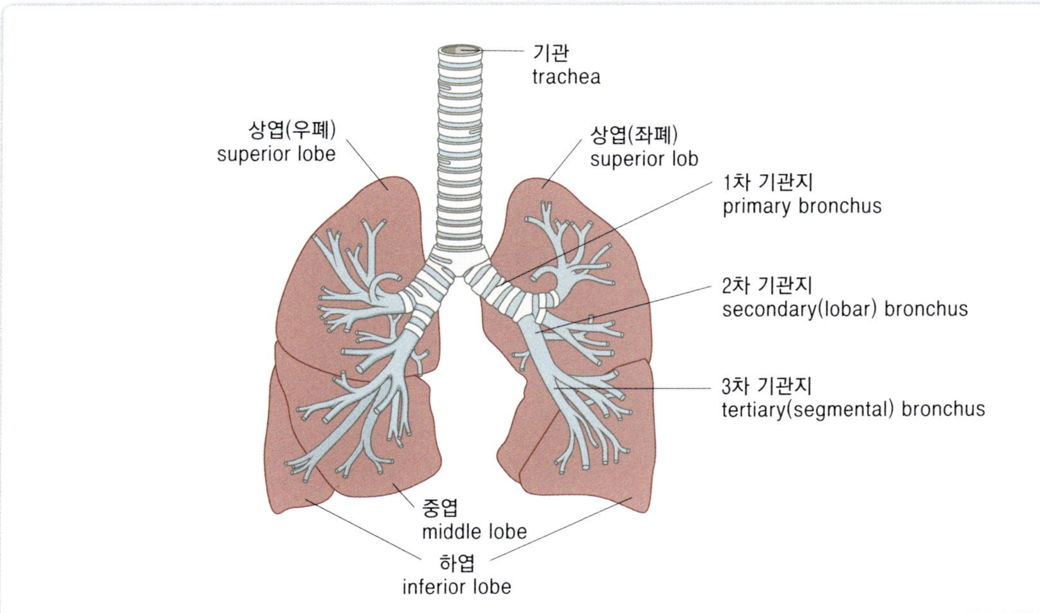

그림 6-23 기관지

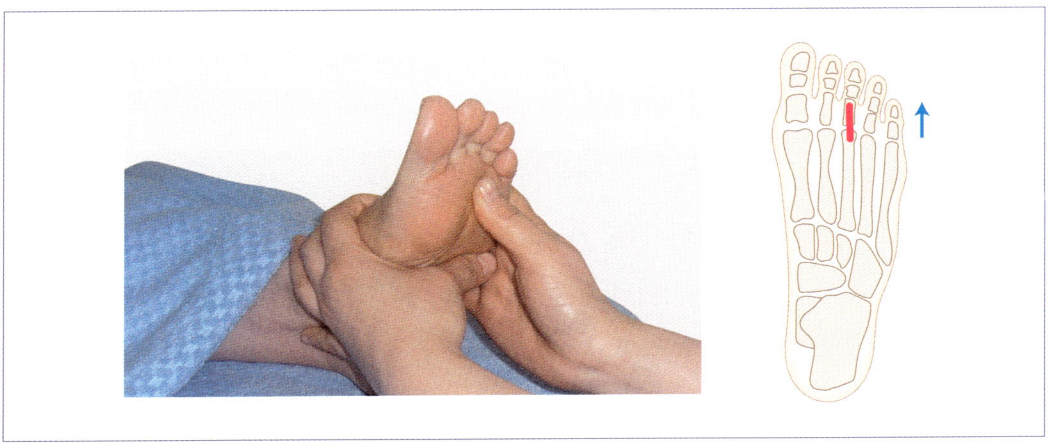

24 복강신경총

1) 구조 및 기능

복강신경총은 흉수로부터 나온 교감신경과 연수로부터 나온 부교감신경이 서로 교차 작용하는 신경다발이다. 복강신경총은 소화기관의 신경계통으로서 뇌와 신경 사이에서 교환되는 정보를 복부의 모든 기관에 보내는 역할을 하는 곳이다(그림 6-24). 긴장, 스트레스, 충격 등에 의해 복강신경총이 예민한 반응을 일으키게 되면 소화기관의 장애를 유발하여 신경성 소화기계 질환을 일으킨다.

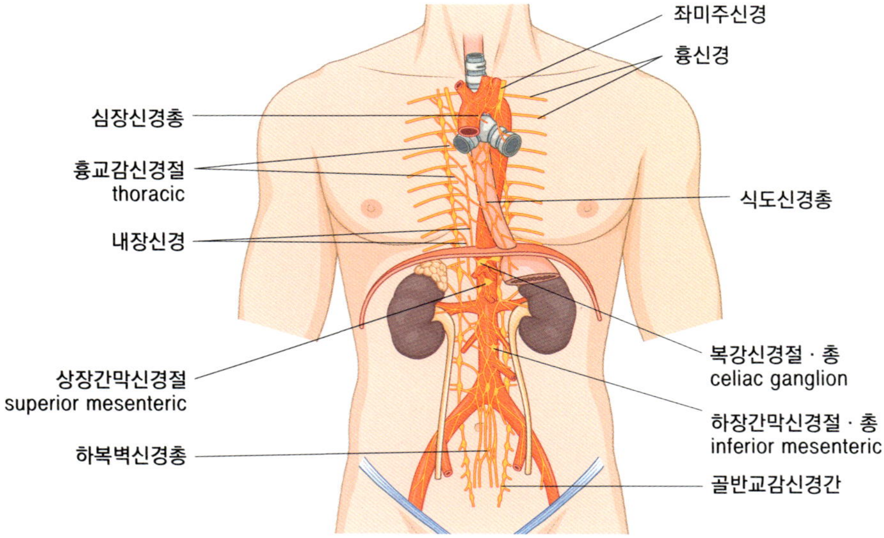

그림 6-24 복강신경총

2) 반사구 위치

복강신경총반사구는 발바닥의 신장반사구와 위반사구 사이의 약간 윗부분에 한 점과 신장반사구와 심장(간)반사구 사이의 약간 윗부분에 한 점으로 양발 발바닥의 부신반사구 양옆과 접촉되는 부위에 위치한다.

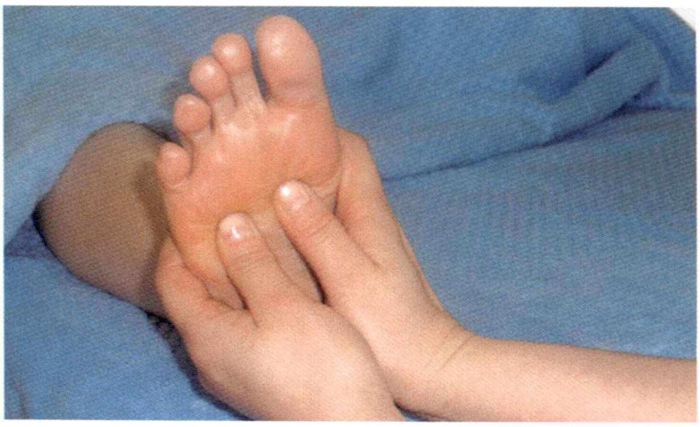

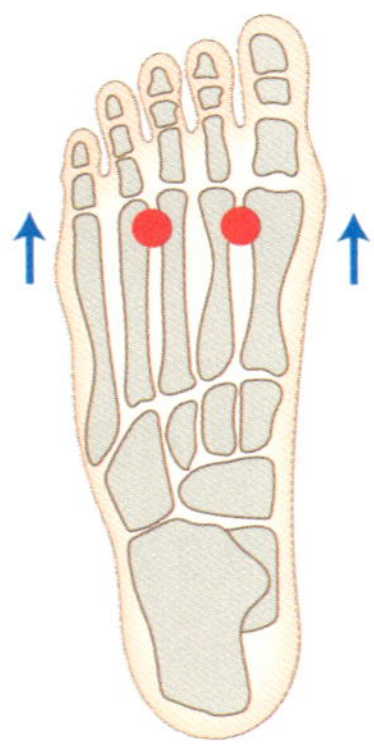

3) 반사구 적용증상

위경련, 신경성위염, 신경성설사 등 신경성 소화기계 질병, 딸꾹질, 가슴답답, 스트레스

※ 복강신경총반사구는 보통 시술을 시작하는 단계에서 사용하지만 어느 단계에서든 사용할 수 있으며, 가슴이 답답하고 위경련이 있을 때 특효반사구이다.

25 위

1) 구조 및 기능

위는 소화관 중에서 가장 팽대한 부분으로, 성인의 용량은 1.5L 정도이며 좌상복부의 횡격막 밑에 위치한다. 위는 열한번째흉추의 왼쪽에서 식도와 연결되고, 첫째요추의 오른쪽에서 십이지장에 이어진다. 위에는 식도에 연결된 구멍인 분문(cardia)과 십이지장과 통해 있는 구멍인 유문(pylorus)이 있다(그림 6-25). 위는 음식물을 일시적으로 저장하고 위액과 소화운동으로 미즙을 만들어 소장으로 보낸다. 유문괄약근은 음식물의 배출을 조절하고, 역류를 방지하며, 위의 분문괄약근은 음식의 식도 역류를 막아주는 역할을 한다.

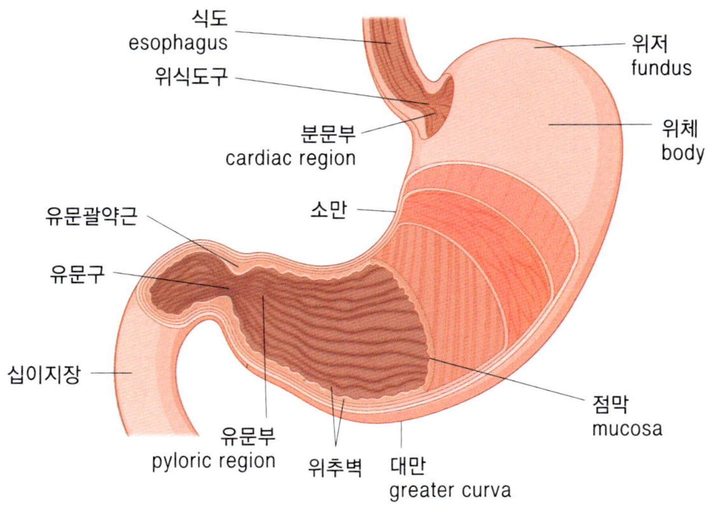

그림 6-25 위

2) 반사구 위치

위반사구는 엄지발가락 두 번째 뼈마디 부분의 볼록한 근육 밑 즉, 양발 갑상선반사구 아래에 위치한다.

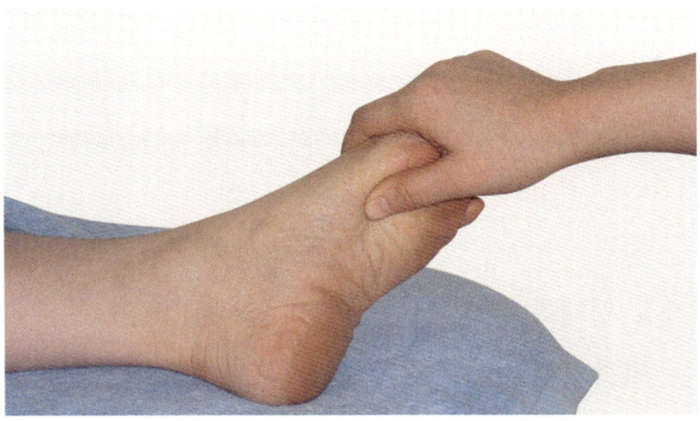

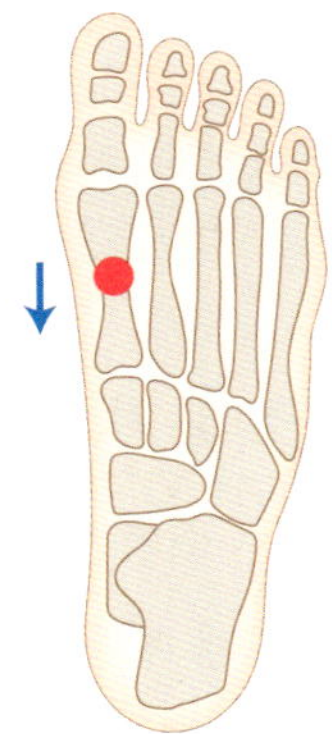

3) 반사구 적용증상

위경련, 신경성위염, 위산과다, 위하수, 위궤양, 위통, 소화불량

26 췌장

1) 구조 및 기능

췌장은 위장 뒤 1, 2번째 요추의 앞에 수평으로 위치하고 있으며, 흐늘흐늘한 해면질의 선으로 되어 있다(그림 6–26). 췌장(이자)의 외분비선에서 분비되는 소화액인 췌액은 총담관을 통해 십이지장으로 보내진다. 췌액은 위(stomach)에서 넘어온 음식물의 산도를 중화시켜 십이지장 점막의 손상을 방지시켜 주고 소장에서의 정상적인 소화, 흡수작용을 돕는다. 또한 췌장의 내분비선에서는 혈당을 조절하는 인슐린과 글루카곤을 분비한다.

2) 반사구 위치

췌장반사구는 양발 발바닥의 위반사구와 십이지장반사구 사이에 위치한다.

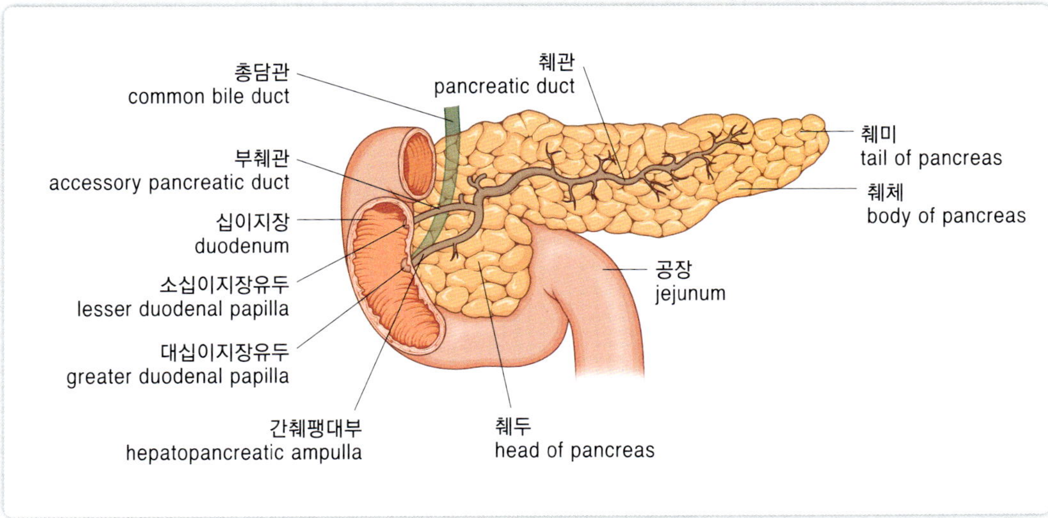

그림 6-26 췌장

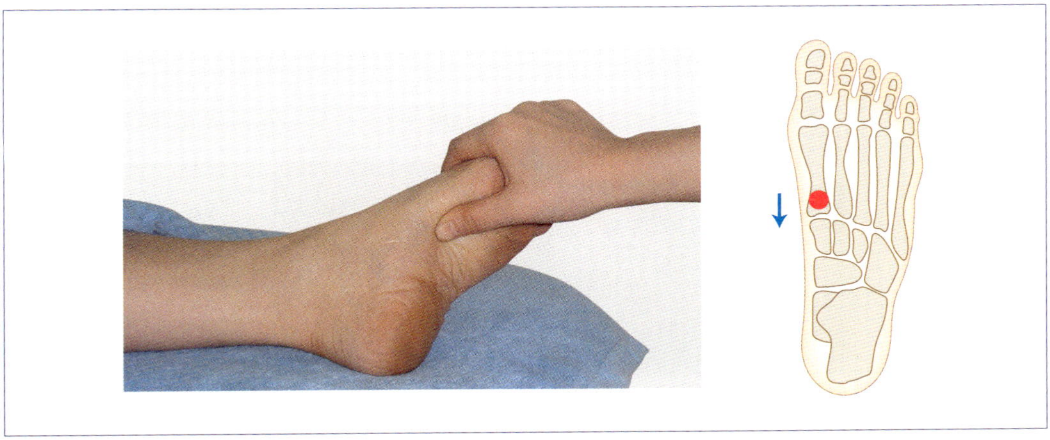

3) 반사구 적용증상

소화기계통의 기능장애, 소화불량, 당뇨병, 대사장애, 췌장염, 췌장질환

27 십이지장

1) 구조 및 기능

십이지장은 소장 중 가장 짧고 길이는 약 25cm 정도의 C자형의 모양을 취하고 있다(그림 6-27). 십이지장은 운동성이 미약하나 소화기의 영양 흡수에 관여한다.

2) 반사구 위치

십이지장반사구는 양발 췌장반사구 아래에 위치하며, 십이지장반사구는 대단히 민감한 부위로 리플렉스시 혹과 같은 이물질이 만져질 때도 있는데, 이것은 혈관에 쌓인 노폐물 덩어리이다.

3) 반사구 적용증상

위 및 십이지장 기능장애, 소화불량, 복부팽창, 십이지장궤양, 식욕부진, 식중독, 영양불량

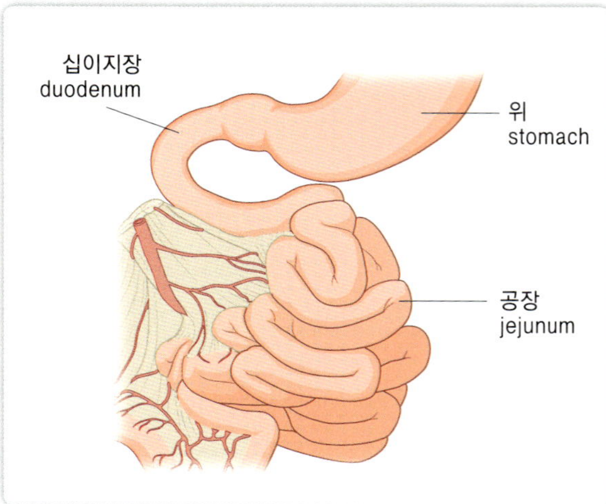

그림 6-27 십이지장

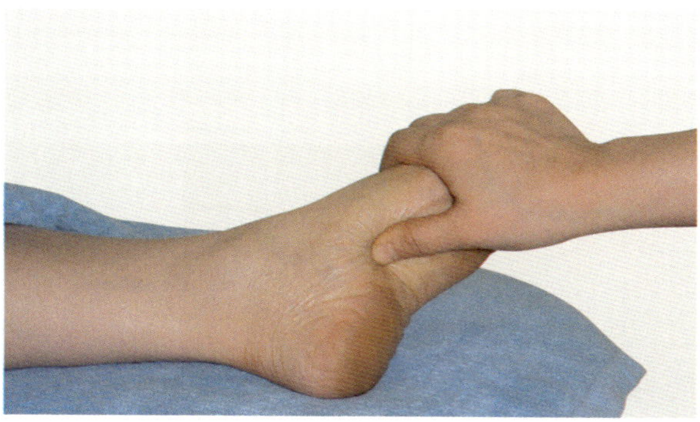

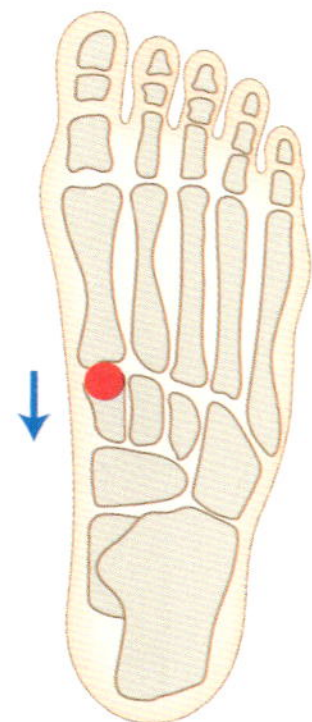

28 소장

1) 구조 및 기능

소장의 구조는 얇은 막으로 되어 있는 근육성의 판으로 십이지장, 공장, 회장의 3부분으로 되어 있다. 소장의 전체 길이는 약 6~8m로 위장의 유문 끝에서 시작되어 회맹부에서 끝나며, 수많은 융모로 형성되어 있다(그림 6-28). 소장에 이상이 생기면 위에 가스가 차서 장이 팽창하거나 설사 증상이 나타나며, 영양분을 흡수하지 못하면 영양불량 및 탈모 증상이 나타난다.

2) 반사구 위치

소장반사구는 양발의 위와 신장반사구 사이에서 시작하여 발바닥에서 움푹 들어간 부위를 지나 방광반사구 옆에까지 위치한다.

3) 반사구 적용증상

소화기계통의 질병, 복통, 설사, 장염, 복부팽만증, 식중독, 영양불량증, 비만, 탈모증

※ 소장반사구는 비만 치료시 갑상선반사구와 함께 자극하면 효과적이다.

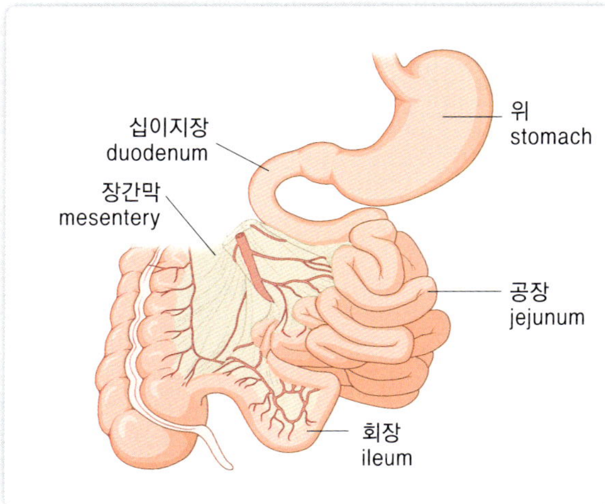

그림 6-28 소장

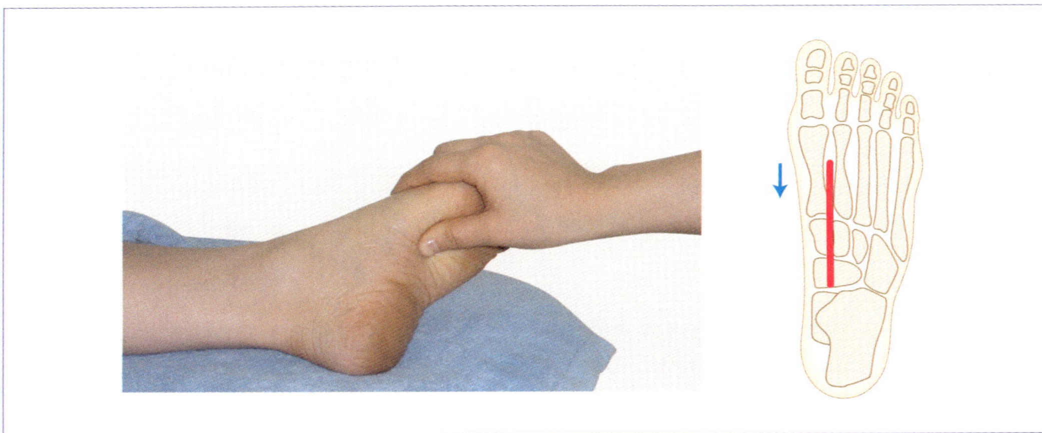

29 맹장

1) 구조 및 기능

맹장은 대장의 시작 부위로서 회맹판의 아래쪽에 위치한다(그림 6-29). 맹장은 사람에게서는 그 기능이 퇴화되어 있으나 맹장 끝에 붙어 있는 충수는 면역계와 관계가 있는 림프 형성에 중요한 역할을 하고 있다.

2) 반사구 위치

맹장반사구는 상행결장반사구가 시작되는 부위로 오른쪽 발바닥 발꿈치 바로 앞쪽에 위치한다.

3) 반사구 적용증상

충수염, 맹장염, 하복부팽만

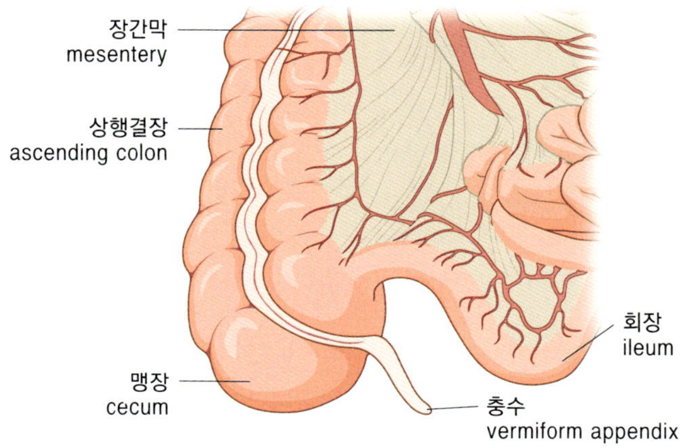

그림 6-29 맹장

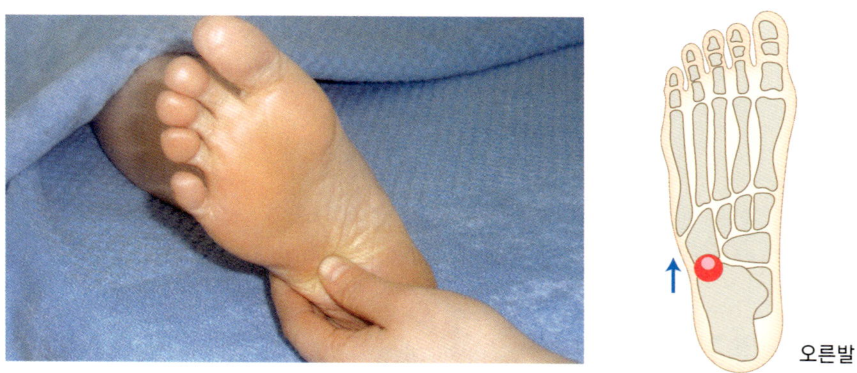

30 회맹판

1) 구조 및 기능

대장의 입구이며, 소화되고 남은 노폐물이 공장과 회장을 지나 맹장으로 들어오게 되는데, 회장과 맹장 사이에 회맹판이 있어 대장의 유독성 노폐물이 소장으로 역류되는 것을 막는다(그림 6-30).

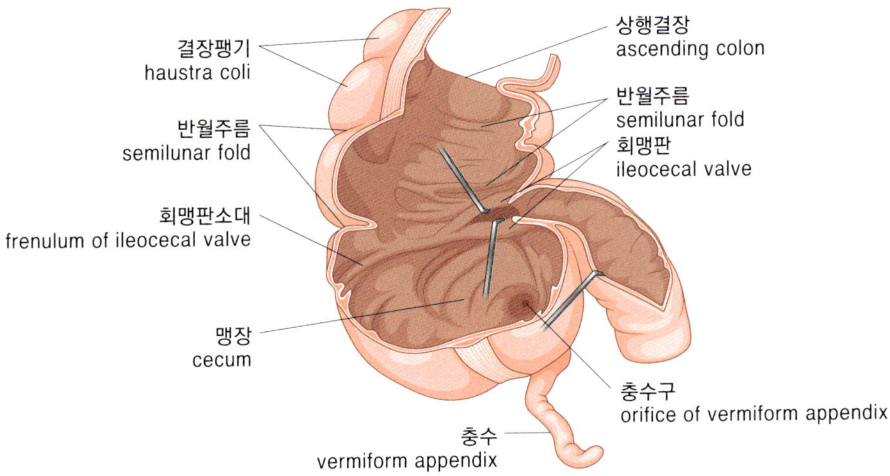

그림 6-30 회맹부

2) 반사구 위치

회맹판반사구는 오른쪽 발바닥 상행결장반사구의 시작점으로 맹장반사구 바로 위에 위치한다.

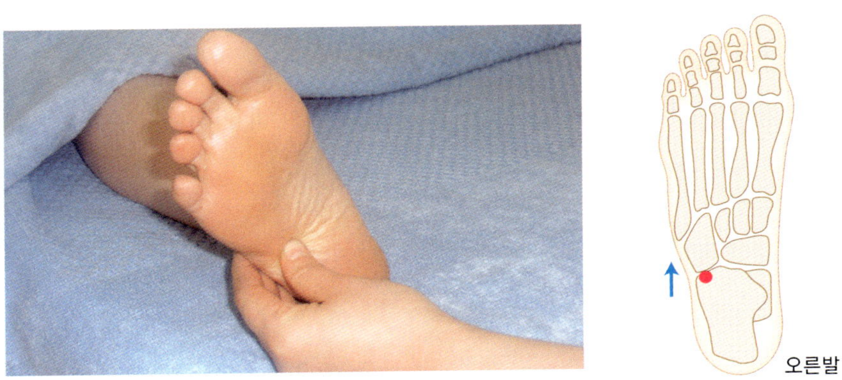

3) 반사구 적용증상

하복부팽만, 복통, 장염, 맹장염, 장폐색증

31 상행결장

1) 구조 및 기능

맹장의 연결 부위인 상행결장은 맹장에서부터 시작되어 결장 중 가장 짧은 부분인 횡행결장에 연결 부위까지 약 20cm 가량의 결장을 말하며, 이 부분은 전면이 복막으로 덮여 있다(그림 6-31). 상행결장에 이상이 생기면 복통과 설사, 변비 같은 증상이 나타난다.

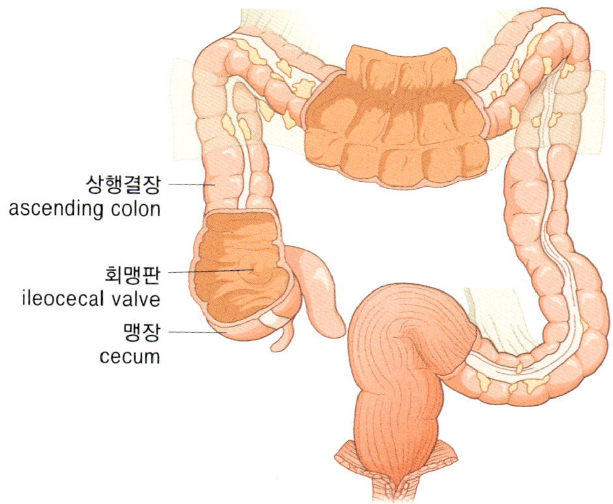

그림 6-31 상행결장

2) 반사구 위치

상행결장반사구는 오른쪽 발바닥 맹장반사구의 바로 위에서 시작하여 간반사구의 한 포인트 아래 부위까지 위치한다.

3) 반사구 적용증상

소화기계통의 질병, 변비, 설사, 복통, 장염, 치질

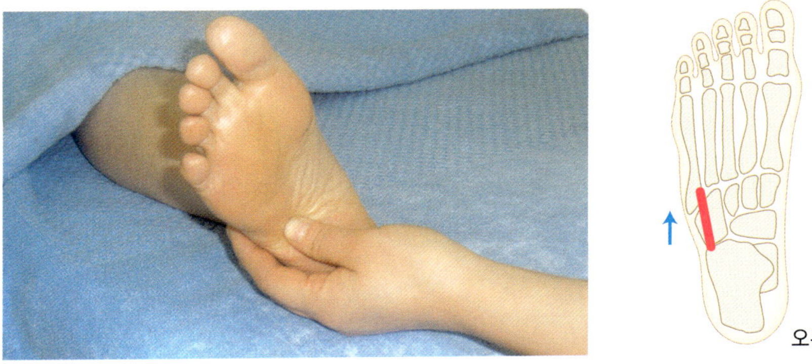

32 횡행결장

1) 구조 및 기능

횡행결장은 상행결장에 이어져 좌측으로 주행한다. 결장 중 가장 길며 운동성이 매우 좋다(그림 6-32).

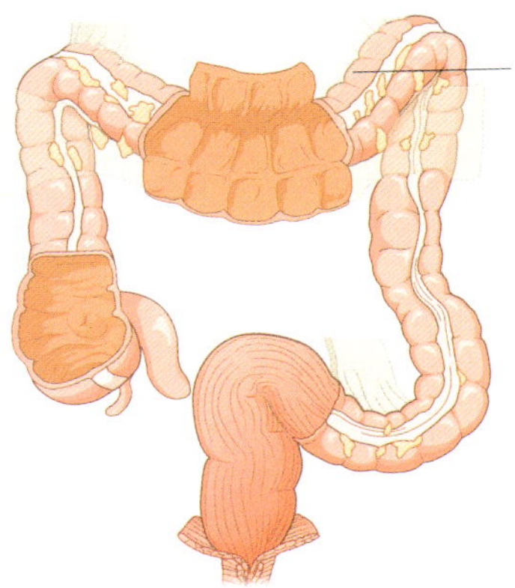

그림 6-32 횡행결장

2) 반사구 위치

횡행결장반사구는 양발에 연결되어 있으며, 오른쪽 발바닥에서는 간반사구의 한 포인트 아래에서 췌장과 십이지장반사구 사이까지이며, 왼쪽 발바닥에서는 췌장과 십이지장반

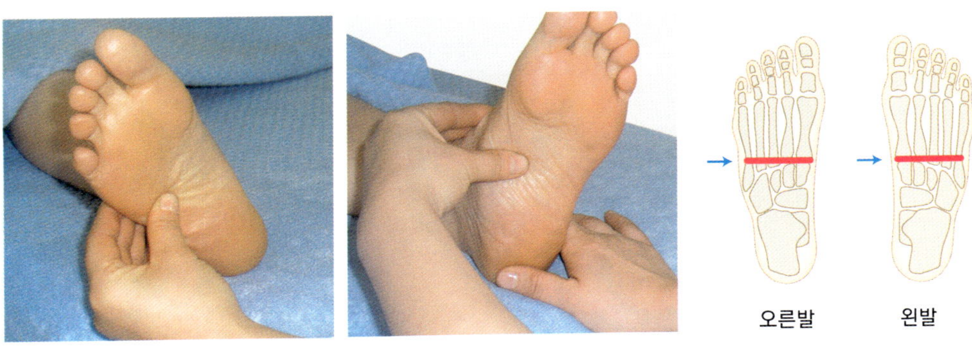

사구 사이에서 비장반사구 바로 아래까지 위치한다.

3) 반사구 적용증상

소화기계통의 질병, 변비, 설사, 복통, 장염

※ 횡행결장반사구는 설사 및 복통의 구급 치료반사구이다.

33 하행결장

1) 구조 및 기능

하행결장은 횡행결장에 이어져 복강의 좌우벽을 하행하여 S자결장에 이어지는 길이 약 25cm 가량의 부분이다(그림 6-33).

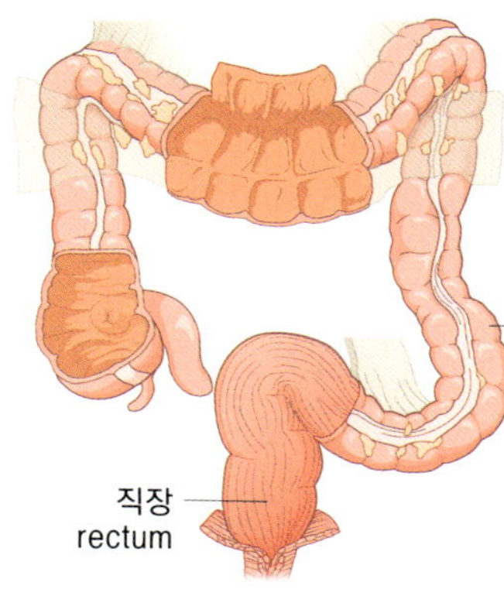

그림 6-33 하행결장

2) 반사구 위치

하행결장반사구는 왼발의 비장반사구 아래에서 발뒤꿈치 앞부분까지 위치한다.

3) 반사구 적용증상

소화기계통의 질병, 설사, 복통, 장염

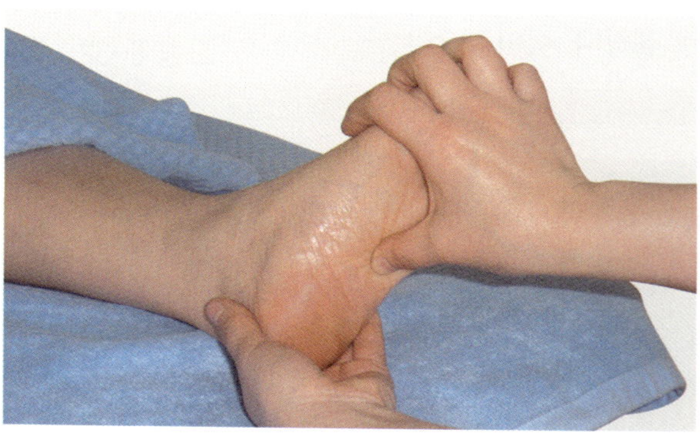

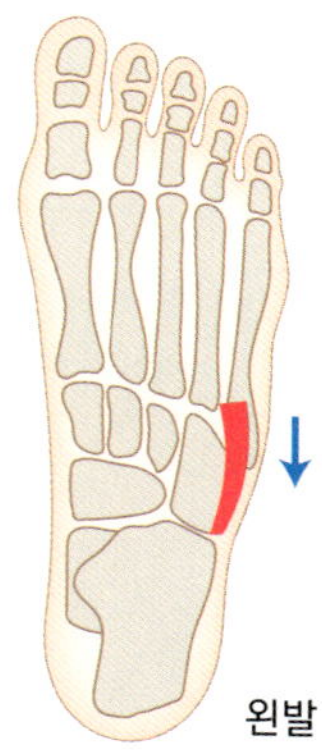

34 S자결장 · 직장

1) 구조 및 기능

S자결장은 S상으로 굽어지면서 골반강 안으로 들어가 직장에 이어지는 부분이다. 직장의 구조는 제2천추 높이에서 시작하며 천골 전면으로 정중선을 따라 항문에 이르는 약 15cm 가량의 길이로 된 부위이다(그림 6-34). 영양분의 소화나 흡수는 이루어지지 않지만 노폐물을 저장하였다가 밖으로 내보내는 기능을 한다. 남성은 방광과 전립선 뒤에, 여성은 자궁과 질 뒤에 위치하고 있다. 직장의 기능이 정상적이지 못하면 변비가 생기고, 정맥이 비정상적으로 이완되면 치질이 생긴다.

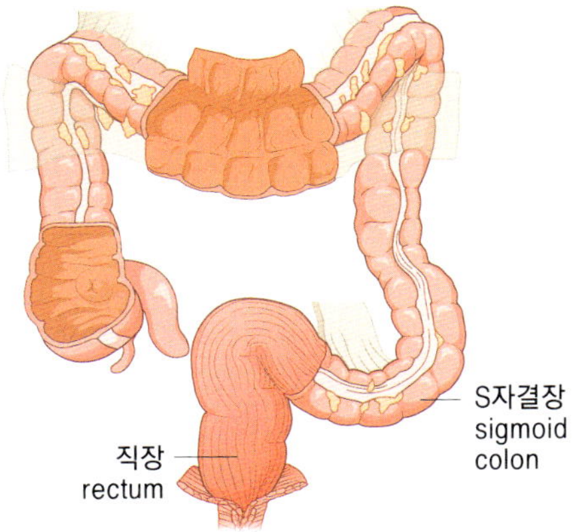

그림 6-34 S자결장과 직장

2) 반사구 위치

S자결장 · 직장반사구는 하행결장과 연결되며 왼발의 발뒤꿈치 앞쪽 항문반사구 바로 옆까지 위치한다.

3) 반사구 적용증상

직장기능마비, 직장질환, 치질, 변비

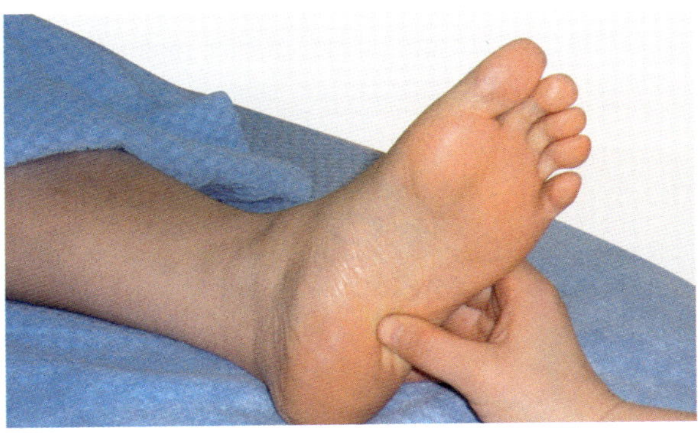

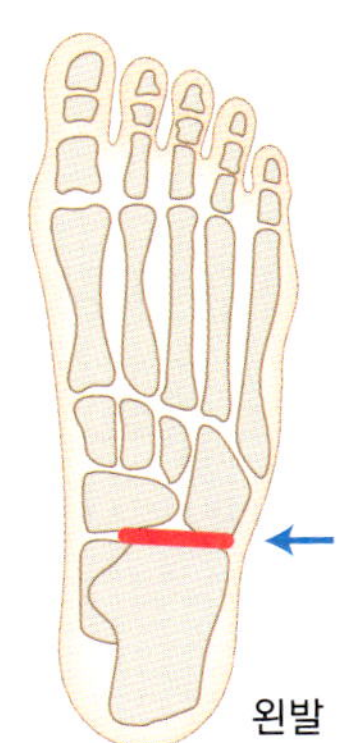

35 항문

1) 구조 및 기능

항문은 직장의 아래 부분으로 직장의 근육운동으로 밀려나온 노폐물이 체외로 나가는 문이다. 배변중추는 대뇌피질과 척수에 있다. 내 · 외항문괄약근으로 이루어져 있으며 직장까지 내려온 대변은 외항문괄약근까지 이완되어야 배변이 이루어진다. 항문의 주름 속에는 정맥이 서로 접합되어 있는 정맥총이 들어있다(그림 6-35). 이 정맥총이 팽대, 돌출하면 치질의 원인이 된다. 항문괄약근은 성 기능을 관장하는 근육과 연계되어 있으므로 치질이 있으면 성 기능이 약화될 수 있다. 항문을 조여주는 괄약근을 운동시키는 것이 중요하다.

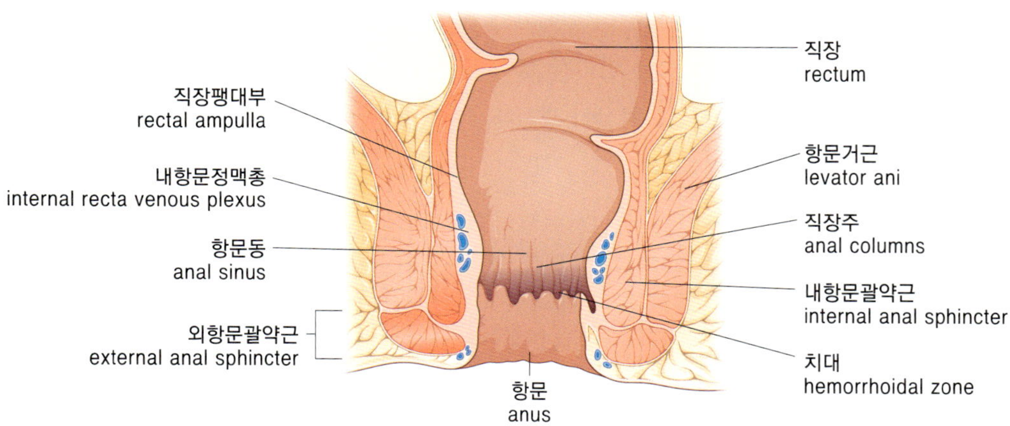

그림 6-35 항문

2) 반사구 위치

항문반사구는 직장반사구와 연결되며, 왼발의 방광반사구 바로 옆에 위치한다.

3) 반사구 적용증상

변비, 치질, 항문출혈

※ 항문반사구는 치질, 변비에 특효반사구이다.

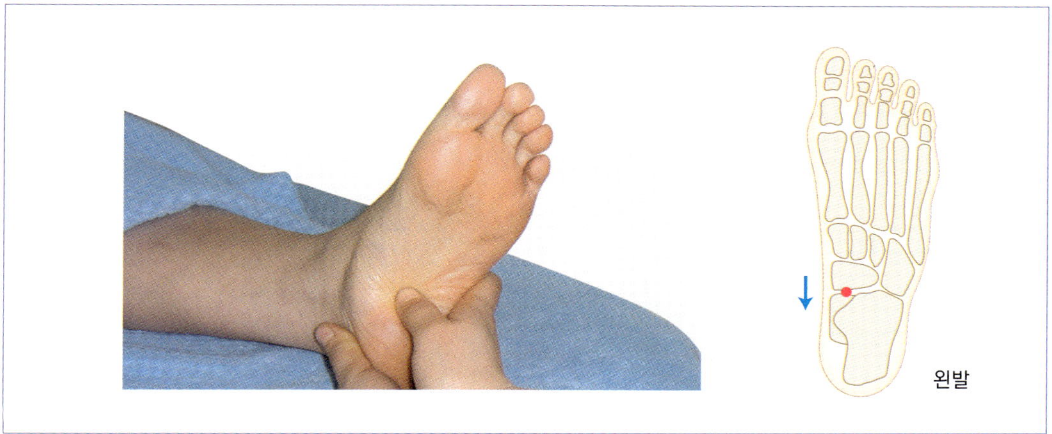

36 생식선

1) 구조 및 기능

남녀 생식선(난소, 고환)에서 스테로이드호르몬인 성호르몬을 생산한다. 난소는 여성 복부 골반강 내에 위치하는 작은 기관이며 에스트로겐(estrogen)과 프로게스테론(progesterone)을 생산한다(그림 6-36 A). 에스트로겐은 생식기의 성숙과 여성의 2차 성징이 나타나도록 한다. 그리고 프로게스테론과 함께 에스트로겐은 유방을 성숙시키고 자궁 점막의 주기적인 변화인 월경주기를 유도한다.

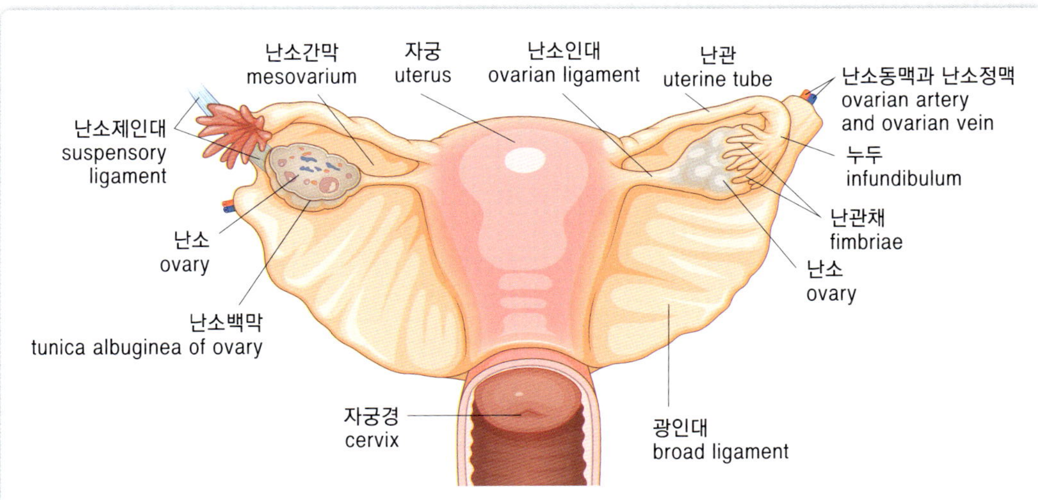

그림 6-36 A 난소

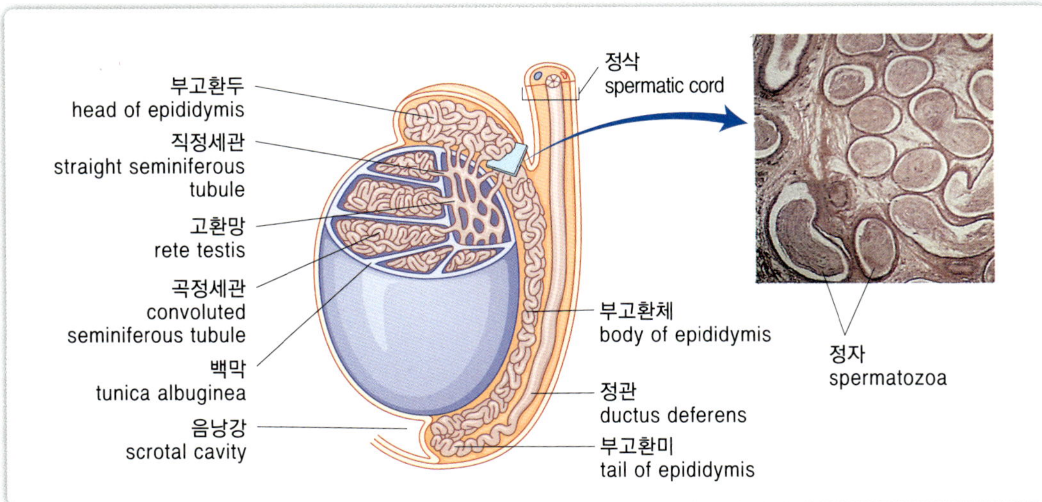

그림 6-36 B 고환

고환은 음낭 내에 위치하여 정자와 남성호르몬인 테스토스테론(testosterone)을 생산한다(그림 6-36 B). 테스토스테론은 남성생식기 성장, 2차 성징 발현, 성욕이 나타나도록 하며, 정상 정자 생산과 남성 생식 기관의 기능을 유지시킨다.

2) 반사구 위치

생식선반사구는 양발의 발뒤꿈치와 발 외측 복사뼈 옆의 두 곳에 위치한다.

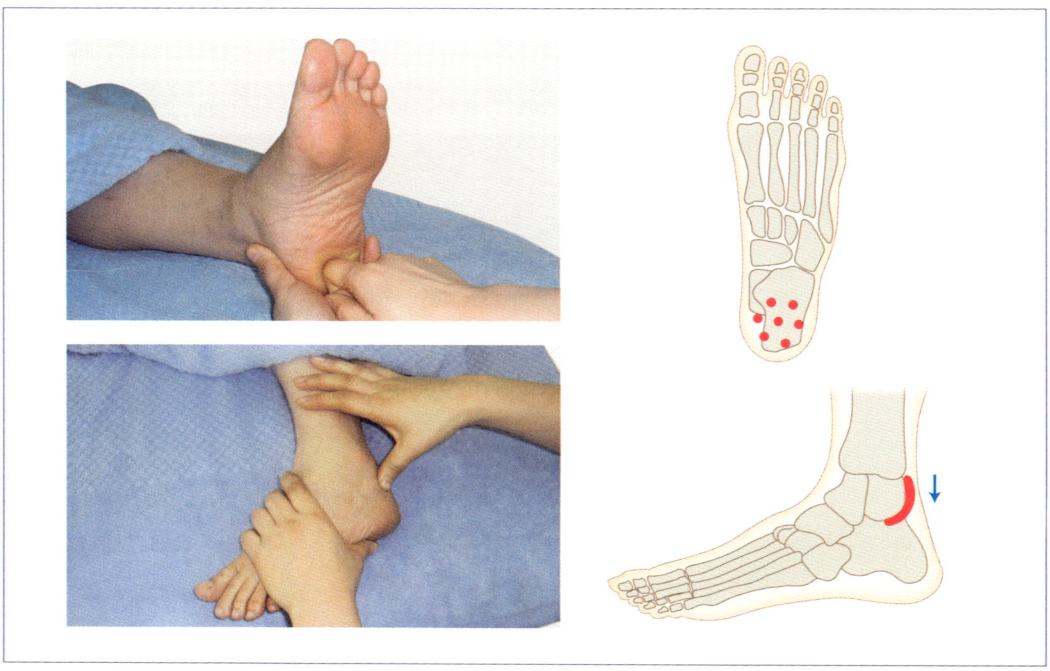

3) 반사구 적용증상

불임증, 월경통, 월경불순, 발기부전, 불감증, 정력감퇴, 갱년기장애, 탈모증, 음부소양증

37 흉추

1) 구조 및 기능

흉추는 12개의 등뼈로 척수를 싸고 있으며, 늑골과 관절을 이룬다. 척추뼈 사이에 추간원판이 있으며 이 공간을 통해 척수신경이 나온다(그림 6-37).

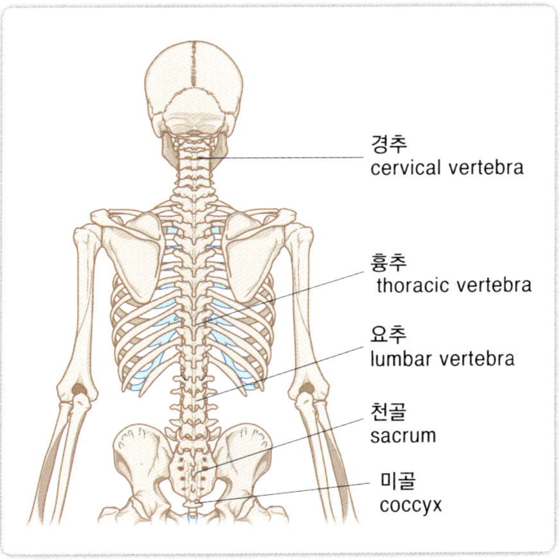

그림 6-37 흉추

2) 반사구 위치

흉추반사구는 양발 내측 발등뼈 바로 아래에 위치한다.

3) 반사구 적용증상

등허리동통, 흉추동통, 흉추추간판탈골, 어깨저림, 어깨동통

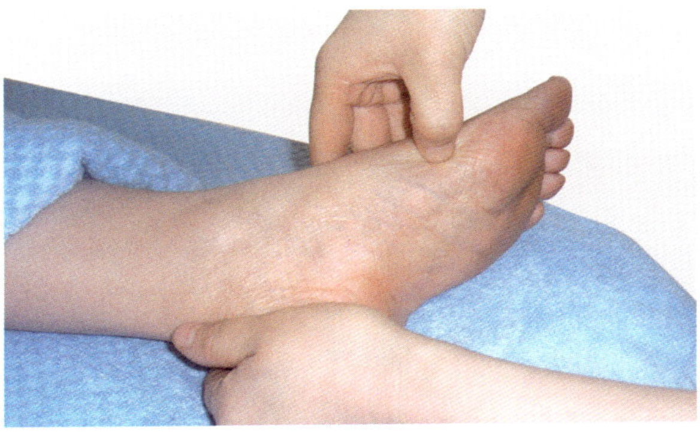

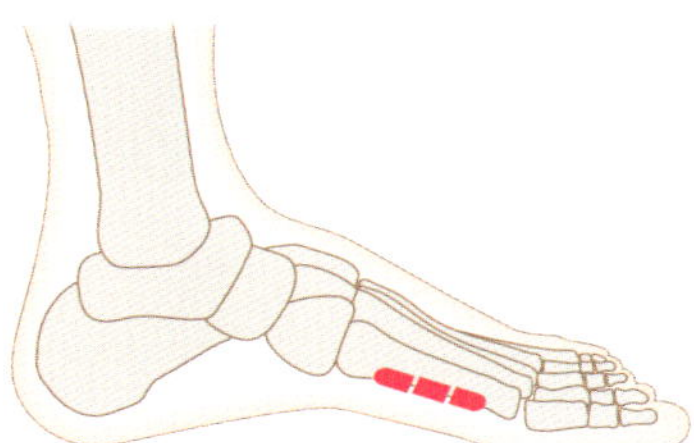

38 요추

1) 구조 및 기능

요추는 5개의 뼈로 구성되어 있고 등의 하부에 위치하며, 추골 중 가장 크다(그림 6-38).

2) 반사구 위치

요추반사구는 양발 내측 흉추반사구 한 포인트 아래의 발등뼈 바로 밑에 위치한다.

3) 반사구 적용증상

요통, 요추추간판탈골, 요추질환

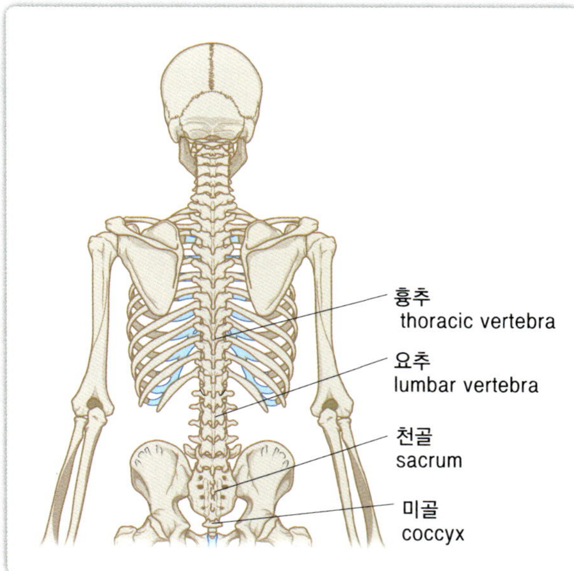

그림 6-38 요추

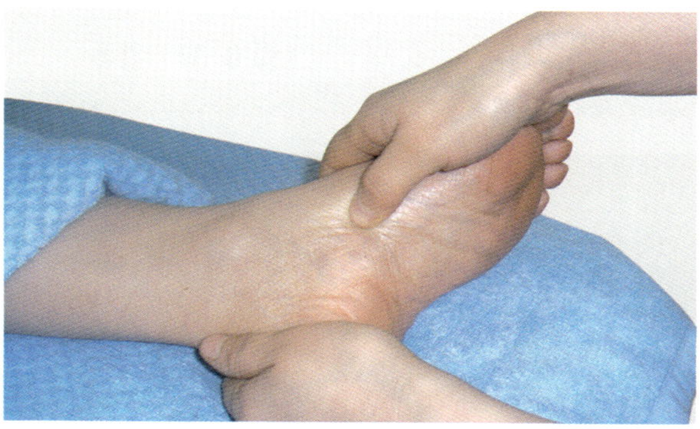

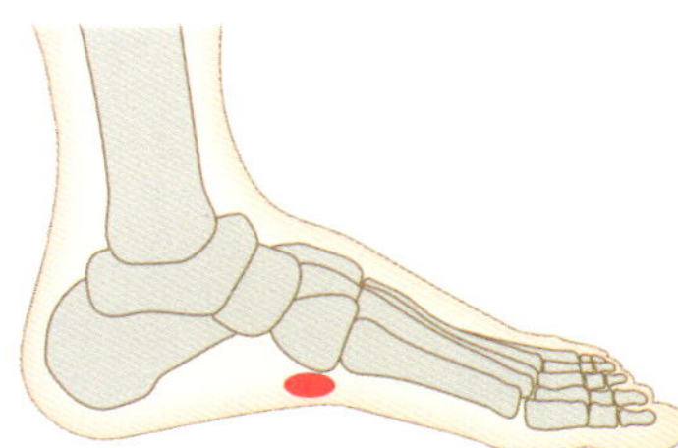

39 천골

1) 구조 및 기능

천골은 신생아 시기에는 5개의 천추가 성인이 되면서 1개로 융합된 삼각형의 뼈로, 골반의 후벽을 형성하고 있으며, 골반을 강하고 안정성 있게 해준다(그림 6-39).

2) 반사구 위치

천골반사구는 양발 내측 요추반사구 아래 뼈돌출 부위 바로 밑 오목한 부위에 위치한다.

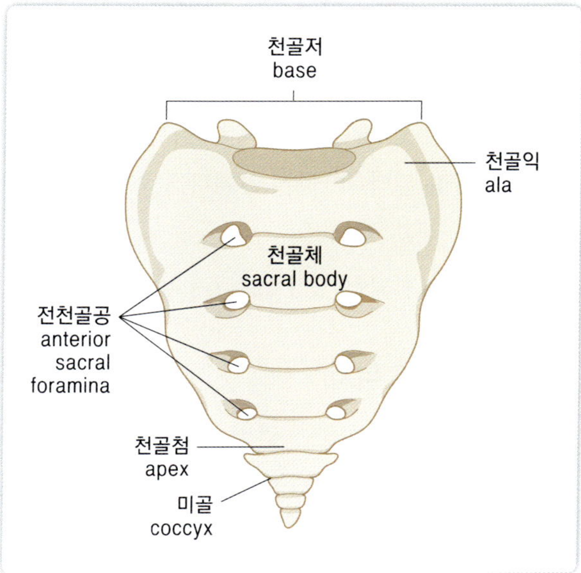

그림 6-39 천골

3) 반사구 적용증상

천골탈골, 미골좌상, 좌골신경통, 골다공증

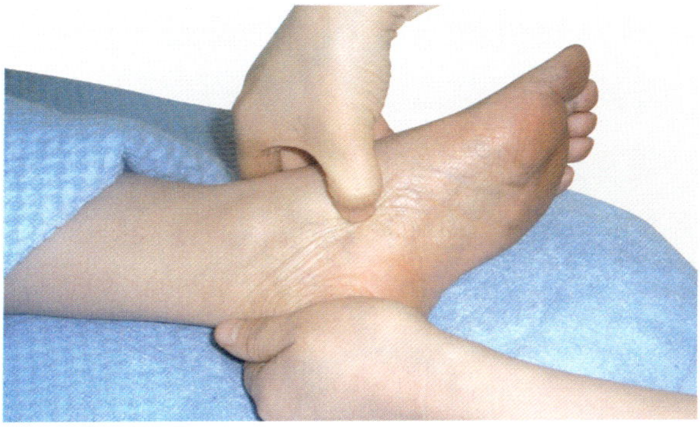

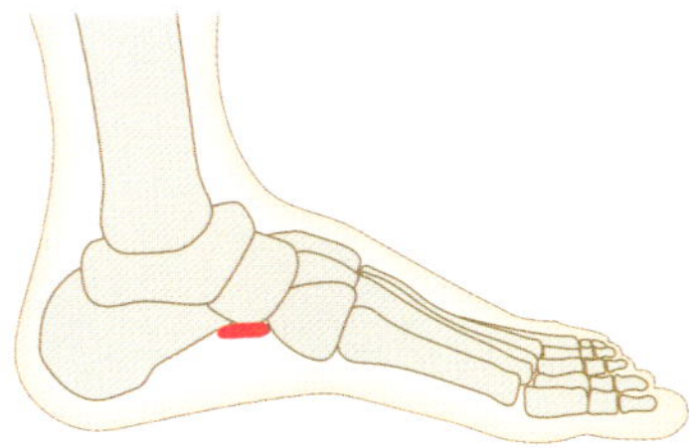

40 내 · 외미골

1) 구조 및 기능

미골은 천골 아래 꼬리뼈로 불리는 부위로 태어날 때는 3~4개의 뼈가 성장하면서 하나로 된다. 미골은 앉거나 넘어질 때 손상되기 쉬운 부위이며, 방광, 요관, 직장과 신경이 연결되어 있다(그림 6-40).

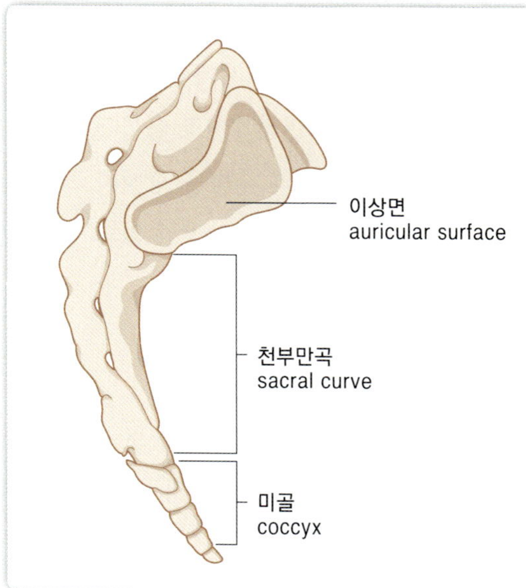

그림 6-40 미골

2) 반사구 위치

내미골반사구는 양발 발안쪽 뒤꿈치옆 부분으로 자궁 · 전립선반사구 뒤에 위치하며, 외미골반사구는 양발 발바깥쪽 뒤꿈치옆 부분으로 외측 생식선반사구와 닿아 있다.

3) 반사구의 적용증상

좌골신경통, 미골손상

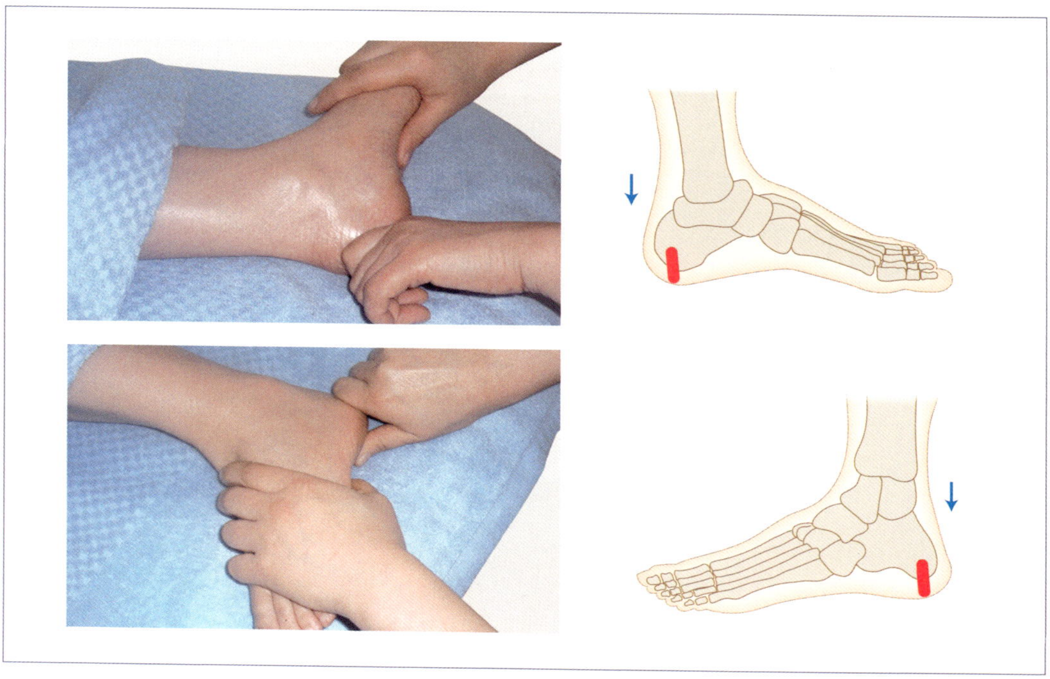

41 자궁 · 전립선

1) 구조 및 기능

자궁은 속이 빈 두꺼운 근육성 장기로 골반강 속의 방광과 직장 사이에 위치하고 있다. 좌우로는 난관과 연결되어 있고 아래로는 질과 연결되어 있다(그림 6-41 A). 자궁은 자궁벽 속에 착상된 수정란을 임신기간 동안 보호하여 발육시키는 기관이다. 출산 시에는 자궁벽을 강하게 수축하여 태아를 밀어내는 등의 중요한 역할을 담당하고 있으며, 변화가 많이 일어나는 곳이다.

전립선은 남성에게만 있는 것으로 방광 밑에 붙어 있으며, 그 중앙으로는 요도가 관통하고 있다(그림 6-41 B). 전립선은 약 알카리성 액체를 분비하여 사정관에서 정자의 운동을 촉진시키고 사정에 앞서 요도를 윤활하게 하며, 산성인 질과 오줌의 유해 작용에서 정자를 보호하는 역할을 한다.

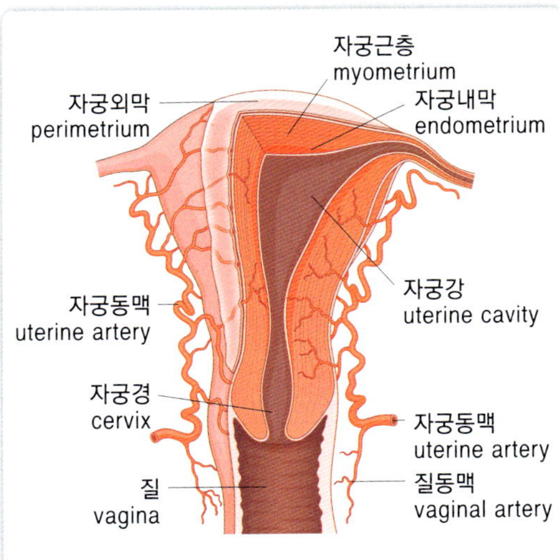

그림 6-41 A 자궁

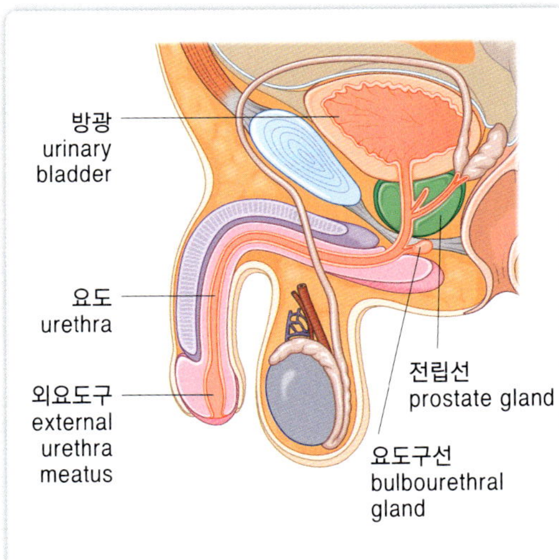

그림 6-41 B 전립선

2) 반사구 위치

자궁 · 전립선반사구는 양발의 내측 복사뼈 후 하방에 위치한다.

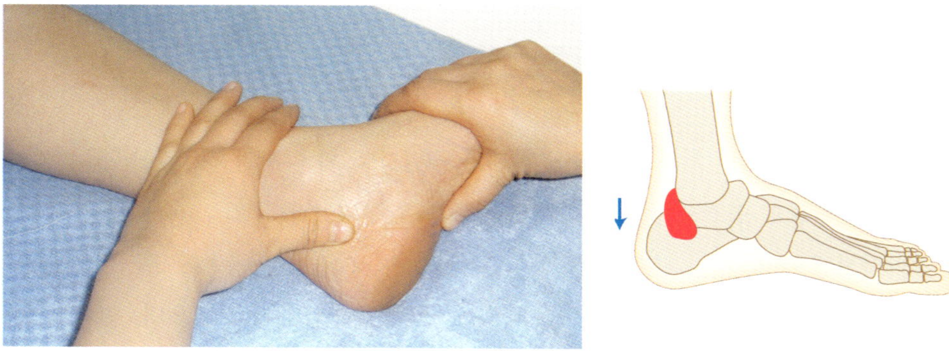

3) 반사구 적용증상

자궁반사구는 자궁하수, 자궁근종, 자궁질병, 월경통, 월경불순 등에 적용되며, 전립선반사구는 전립선비대, 전립선염, 배뇨곤란, 혈뇨, 요도질환 등에 적용됨

42 요도 · 음경 · 질

1) 구조 및 기능

방광에 모아져 있던 소변이 밖으로 배출되는 통로이다. 남성의 요도는 길이가 약 15~20cm이며, 소변과 정액의 통로로 이용된다. 여성의 요도는 길이가 약 3~5cm로 음핵과 질구 사이에 위치하고 있다. 특히 여성의 요도는 남성에 비해 매우 짧아 감염되기 쉬워 방광염 등이 쉽게 발생한다(그림 6-42).

2) 반사구 위치

요도 · 음경 · 질반사구는 양발의 내측 복사뼈 아래 자궁과 방광반사구 사이를 연결하는 부위에 위치한다.

3) 반사구 적용증상

요도염, 배뇨곤란, 오줌싸게, 요실금, 부종, 발기부전, 질염

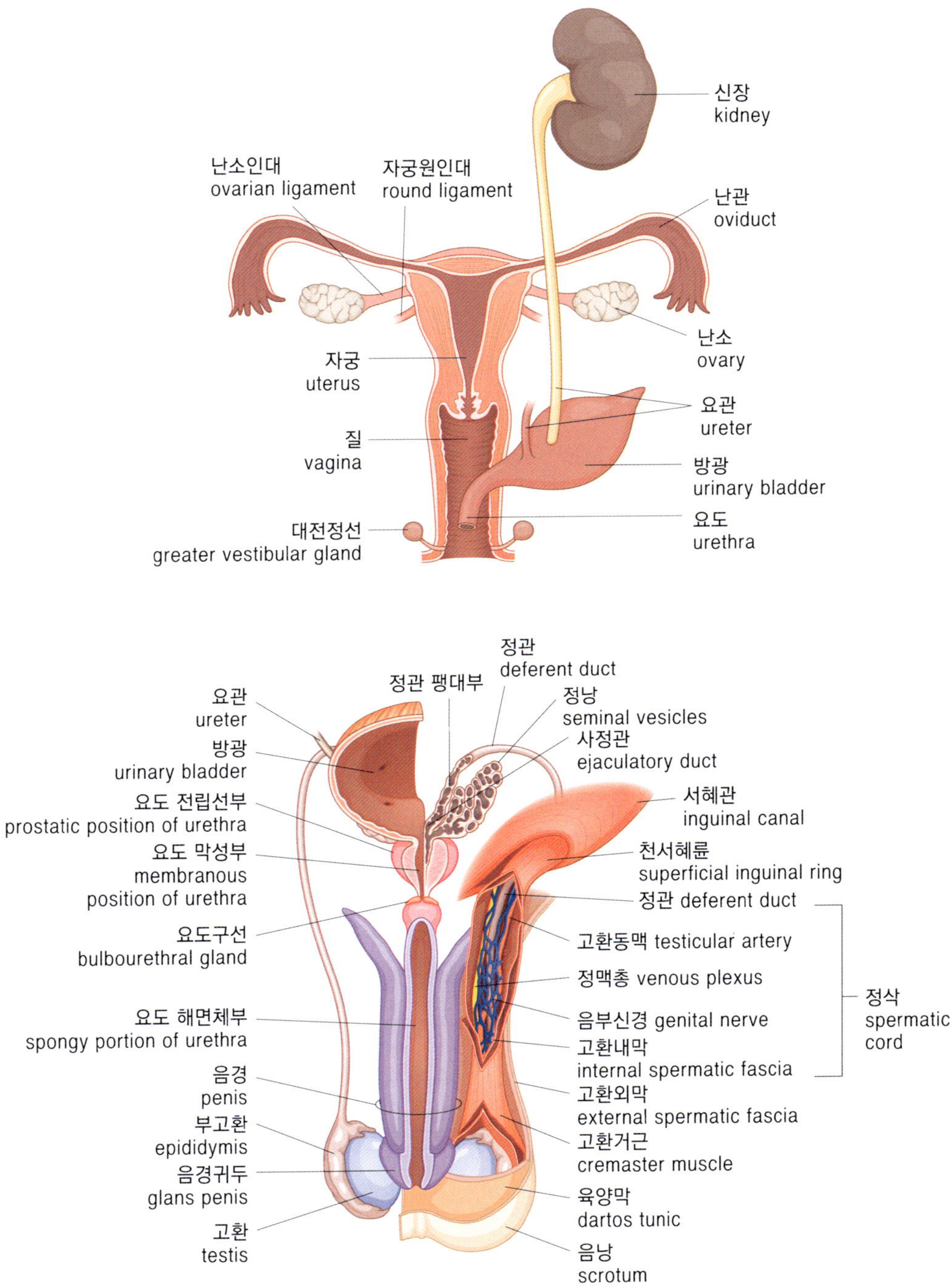
신장
kidney
난소인대
ovarian ligament
자궁원인대
round ligament
난관
oviduct
자궁
uterus
난소
ovary
요관
ureter
질
vagina
방광
urinary bladder
대전정선
greater vestibular gland
요도
urethra
정관
deferent duct
정관 팽대부
요관
ureter
정낭
seminal vesicles
방광
urinary bladder
사정관
ejaculatory duct
요도 전립선부
prostatic position of urethra
서혜관
inguinal canal
요도 막성부
membranous
position of urethra
천서혜륜
superficial inguinal ring
정관 deferent duct
요도구선
bulbourethral gland
고환동맥 testicular artery
정맥총 venous plexus
정삭
spermatic
cord
요도 해면체부
spongy portion of urethra
음부신경 genital nerve
고환내막
internal spermatic fascia
음경
penis
고환외막
external spermatic fascia
부고환
epididymis
고환거근
cremaster muscle
음경귀두
glans penis
육양막
dartos tunic
고환
testis
음낭
scrotum

그림 6-42 요도 · 음경 · 질

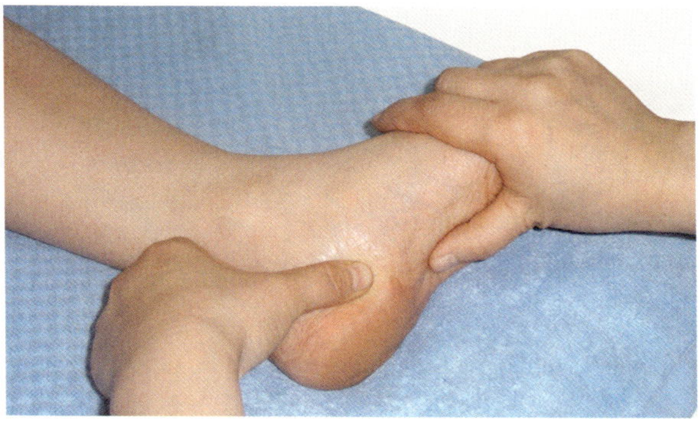

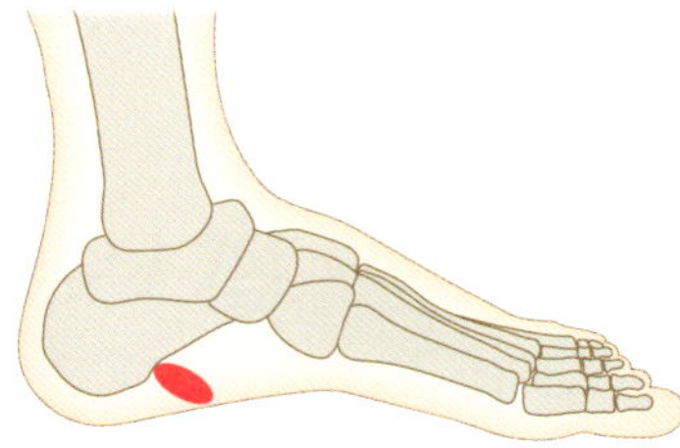

43 고관절

1) 구조 및 기능

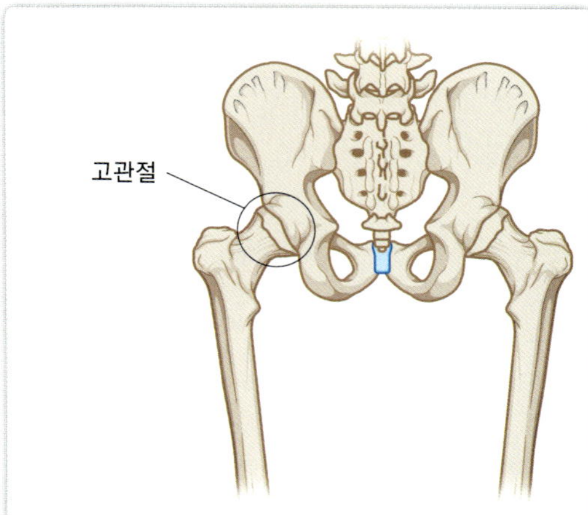

그림 6-43 고관절

고관절은 관골구와 대퇴골두 간에 이루어지는 구상관절로 굴곡, 신전, 외전, 내전, 회전, 순환 운동이 가능하고 안정성이 높고 운동범위가 넓다(그림 6-43). 고관절은 다리로 흐르는 굵은 혈관, 신경, 림프관이 통과한다. 항상 신체의 중심을 받치고 있는 고관절은 신체의 행동과 가장 밀접한 관계를 가지고 있다. 고관절 이상 증세는 대개 노인들의 어깨관절 이상으로부터 유발된다. 따라서 고관절 이상 시 고관절반사구와 견관절반사구를 동시에 꾸준히 자극하면 효과가 빠르다. 고관절통은 노화현상에 의한 자연발생적인 것과 선천성 고관절 탈구가 원인이 되며 근래에는 꼭 끼는 구두를 무리하게 오래 신고 보행했을 때에 부자연스러운 자세로 인하여 고관절통이 많이 초래된다.

2) 반사구 위치

고관절반사구는 양발의 발 안쪽 복사뼈와 발 바깥쪽 복사뼈 아래에 위치한다.

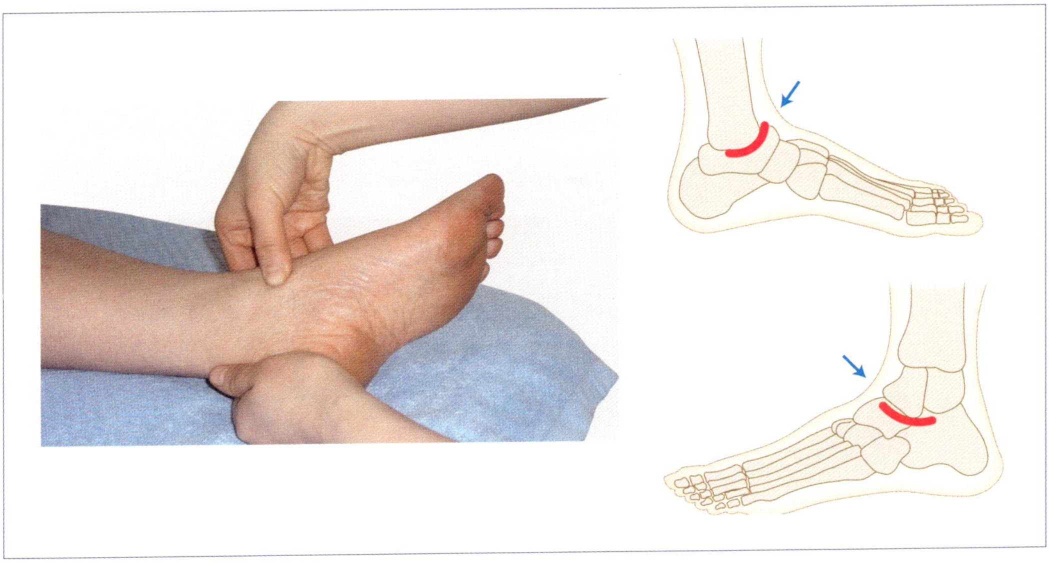

3) 반사구 적용증상

고관절통, 고관절염, 좌골신경통, 미골통, 등허리동통

※ 고관절반사구는 등허리동통에 특효반사구이다.

44 하복부

1) 구조 및 기능

하복부는 골반강으로 소장, 대장의 일부와 방광, 자궁 등 생식기계가 들어 있다(그림 6-44).

2) 반사구 위치

하복부반사구는 양쪽 발의 안쪽과 바깥쪽 하퇴부에 위치하며, 내측 하복부반사구는 위로는 좌골신경과 아래로는 자궁 · 전립선반사구와 닿아 있으며, 외측 하복부

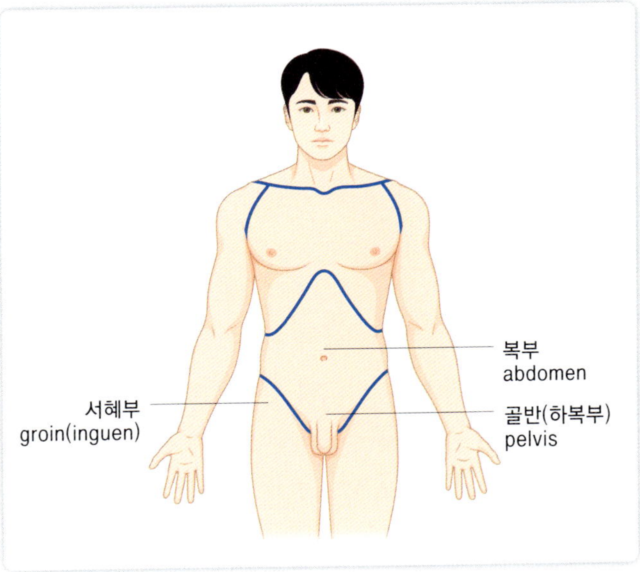

그림 6-44 하복부

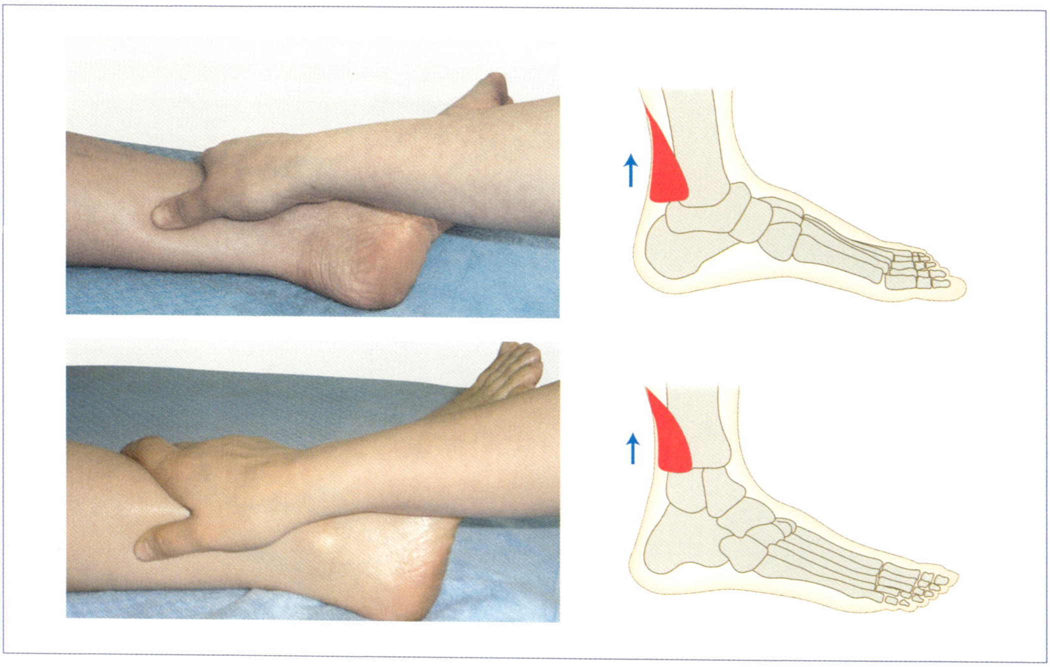

반사구는 위로는 좌골신경과 아래로는 생식선반사구와 닿아 있다.

3) 반사구 적용증상

내측 하복부반사구는 치질, 변비, 직장과 항문질환에 효과적이며, 외측 하복부반사구는 월경통, 월경불순 및 부인과질환에 효과적이다.

※ 내측 하복부반사구는 변비에, 외측 하복부반사구는 월경통에 특효반사구이다.

45 좌골신경

1) 구조 및 기능

좌골신경은 척수신경 중 천골신경총의 주 신경가지로 관골의 후하방을 이루는 길이 1m 이상, 직경 1cm 정도의 인체에서 가장 굵고 긴 신경이다. 이 신경은 둔부를 지나 무릎에 이르러 경골신경과 총비골신경으로 나뉘어져 발 부위에 이른다(그림 6-45). 좌골신경은 하지의 운동이나 감각기능과 매우 깊은 관계가 있으며, 골반 이상이나 고관절 장애 등에 의해 좌골신경이 손상되는 경우가 많다. 좌골신경통은 좌골신경의 감염으로 좌골신경이 지나가는 다리 전체에 찌르는 듯한 심한 통증이 나타나는데, 요통, 척추나 고관절 상해 등의 외상, 당뇨병, 전염성질병, 신장기능 부전으로 인한 신경통 등 다양한 원인에 의해 일어난다. 심한 통증을 완화시키기 위해서는 통증의 정도나 통증의 지속 시간에 따라 발반사요법의 횟수를 정해야 하며 통증이 시작되자마자 발반사요법을 실시하면 좋은 효과를 볼 수 있다.

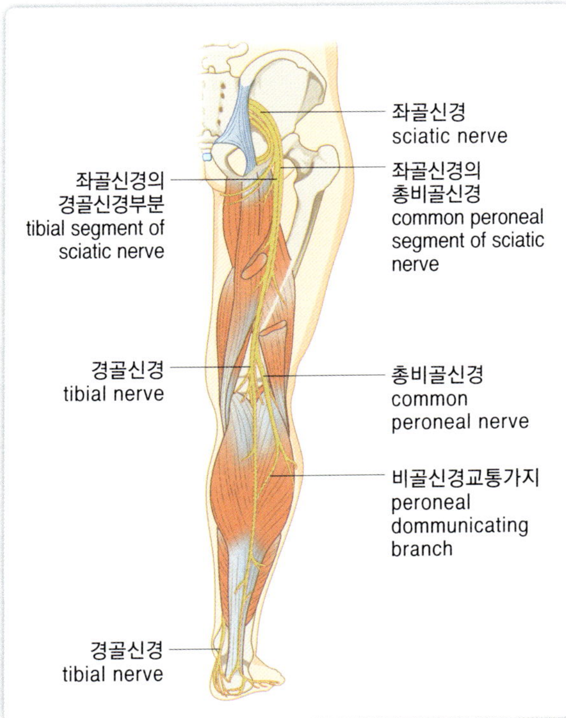

그림 6-45 좌골신경

2) 반사구 위치

좌골신경은 반사구가 아니고 좌골신경이 뻗어 있는 그 자체를 말한다. 좌골신경은 양발의 안쪽과 바깥쪽 복사뼈 부위를 양손 엄지와 중지로 잡고 경골신경 및 비골신경을 따라 무릎 밑까지 지그시 밀어준다.

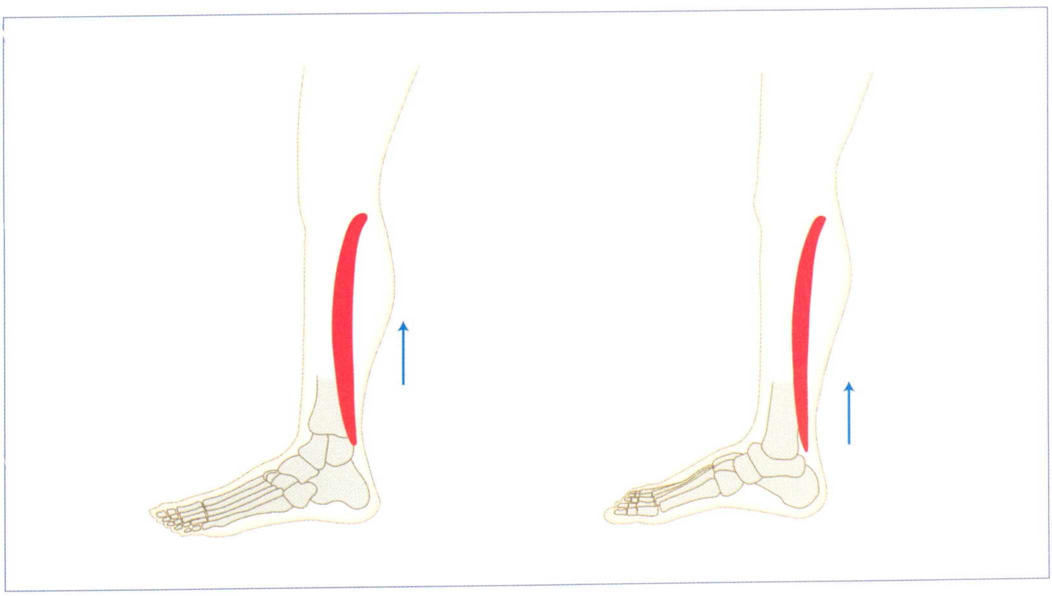

3) 반사구 적용증상

좌골신경통 및 염증, 요통과 하지방사성동통, 하지감각장애, 무릎동통, 하지부종

46 견관절

1) 구조 및 기능

어깨는 몸체와 팔을 연결시켜 주는 부위로 인체에서 운동 범위가 가장 넓다(그림 6-46). 그러나 관절낭과 인대들의 발달이 미약하여 탈구가 쉽게 일어나는 관절이다. 중년 여성들이 특별한 이유 없이 어깨 통증을 호소하는 경우가 있는데, 원인 중 하나는 볼이 좁고 뾰족한 구두를 장시간 착용하였을 때 나타날 수 있다.

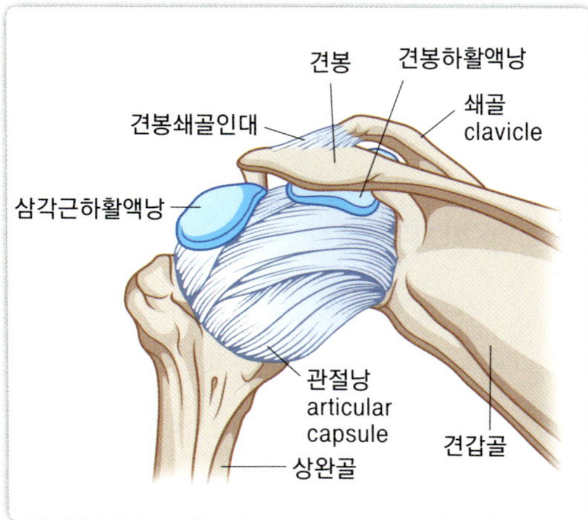

그림 6-46 고관절

2) 반사구 위치

견관절반사구는 양발의 외측 새끼발가락 아래 튀어나온 뼈 바로 밑에 위치한다.

3) 반사구 적용증상

오십견, 어깨동통, 상완신경총마비, 손저림과 마비, 어깨결림

※ 견관절반사구는 어깨가 아파서 손이 올라가지 않을 때 특효반사구이다.

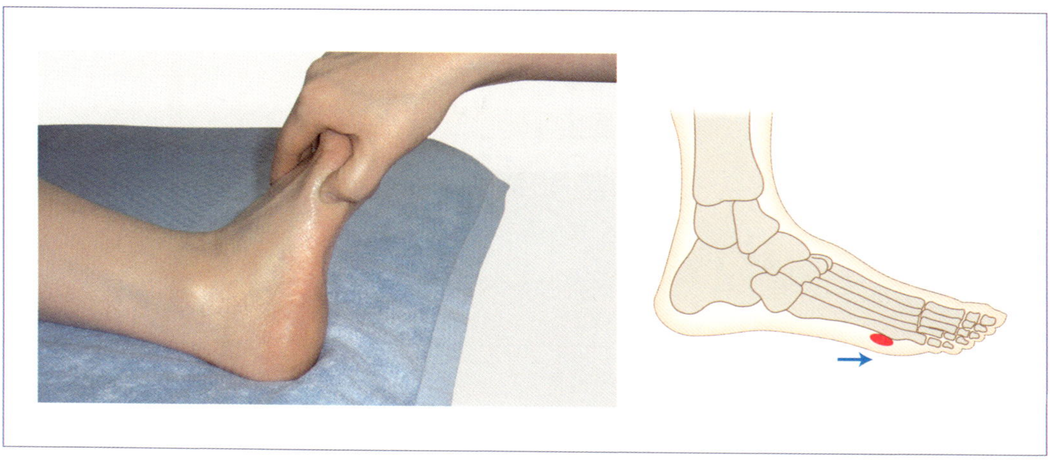

47 주관절

1) 구조 및 기능

주관절은 상완골과 요골 및 척골이 맞닿아 생긴 관절이며, 신경과 동맥이 뼈대 가까이 지나가고 있어 주의를 요하는 곳이며 손상 받기 쉬운 부위이다(그림 6–47).

2) 반사구 위치

주관절반사구는 양발의 외측 튀어나온 뼈 양쪽에 위치한다. 주관절반사구 위쪽 부위는 상완, 아래쪽 부위는 손목 부위에 해당된다.

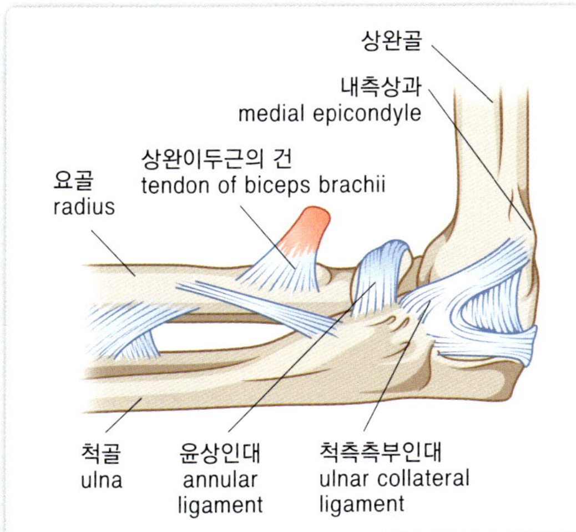

그림 6-47 주관절

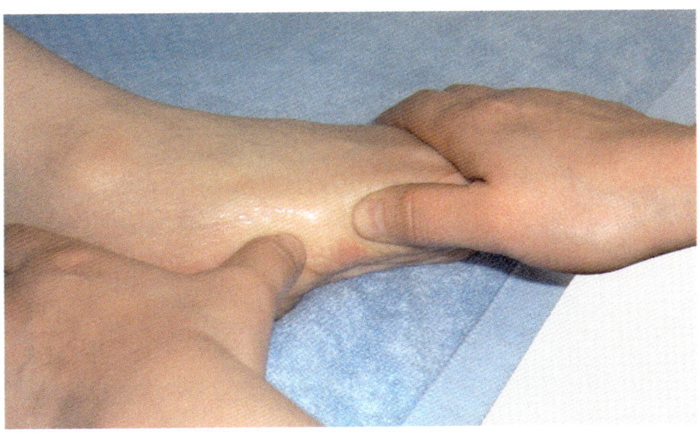

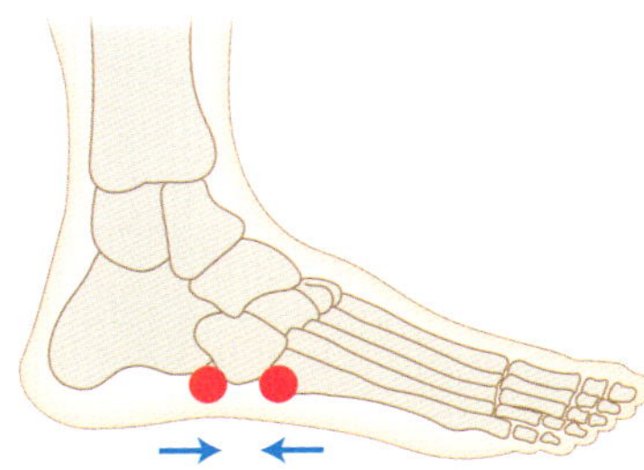

3) 반사구 적용증상

주관절동통, 주관절손상, 주관절염증, 주관절인대손상

※ **어깨와 팔을 많이 사용하는 운동선수들은 견관절, 주관절, 고관절, 슬관절 및 부갑상선반사구를 집중 자극하면 신속한 효과를 볼 수 있다.**

48 슬관절

1) 구조 및 기능

슬관절은 대퇴골과 경골을 잇는 접번관절로 전면에 슬개골이 부착된다. 슬관절의 튼튼한 십자인대는 경골과 대퇴골의 결합을 강화해 주어 대퇴골의 탈구를 방지해 주는 반면 굴곡과 신전 운동만으로 움직임을 제한한다(그림 6-48). 슬관절은 많은 점액낭에 의해 보호를 받고 있지만 몸무게를 지탱하는 역할 때문에 구조적, 기능적 장애가 일어나기 쉽다. 상해 즉시 치료를 해야 하며 방치해 두면 관절염이 초래될 수 있다.

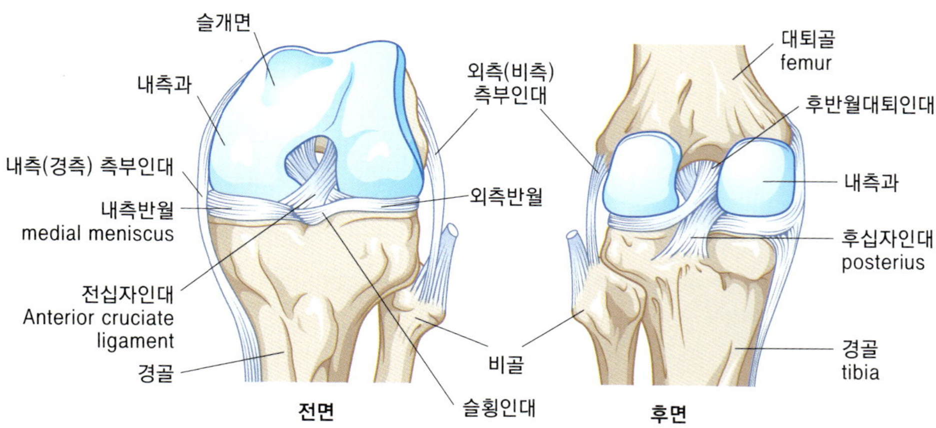

그림 6-48 슬관절

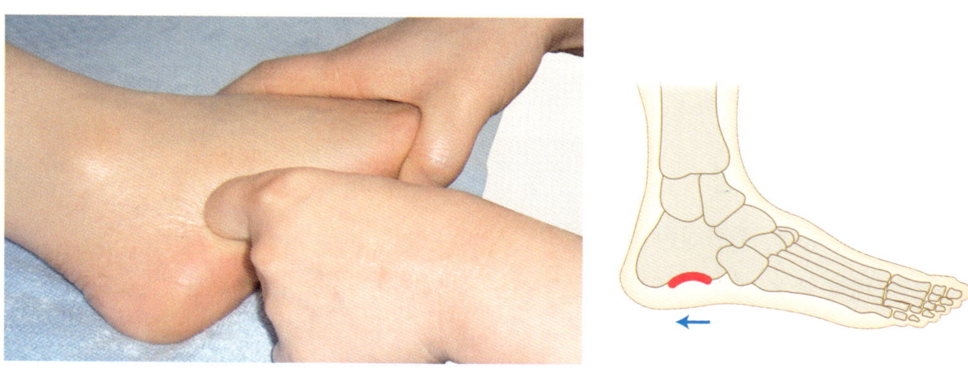

2) 반사구 위치

슬관절반사구는 양발 외측 즉, 바깥쪽 복사뼈 아래 부위와 발바닥을 구성하는 뼈로 이어지는 경계선으로 약간 들어간 부위에 위치한다. 강하게 누르면 상당한 통증이 느껴지는 곳이다.

3) 반사구 적용증상

무릎관절염, 무릎관절통

49 견갑골

1) 구조 및 기능

견갑골은 양쪽 어깨로부터 등의 가운데로 내려온 곳에 척추 양옆으로 위치한 삼각형 모양의 커다란 편평골로 손과 팔의 움직임에 관여하며, 제2늑골에서 제8늑골까지 인대로 강하게 달라붙어 흉강을 바깥쪽으로부터 보호하고 있다(그림 6-49). 이곳에 상해를 입으면 어깨로부터 팔꿈치까지 통증을 느끼며 심하면 팔을 올릴 수가 없다.

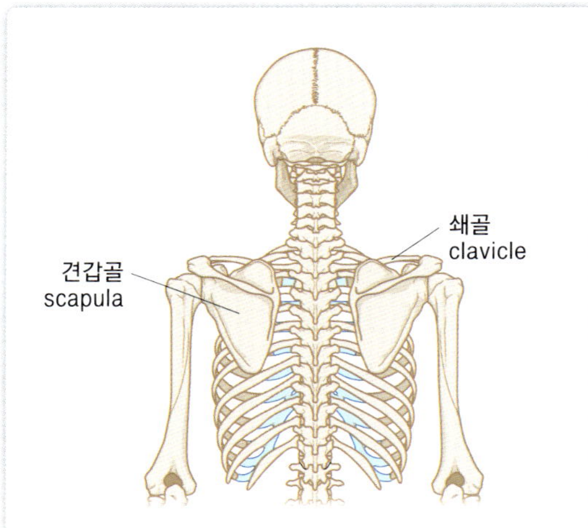

그림 6-49 견갑골

2) 반사구 위치

견갑골반사구는 양발 발등의 넷째발가락 중족골과 새끼발가락 중족골이 합쳐지는 부위를 따라 위치한다. 내이신경반사구의 바로 뒤에서 시작하여 횡격막반사구 부위에서 양 갈래로 갈라진다.

3) 반사구 적용증상

오십견, 어깨동통, 견갑골동통, 견관절이상, 팔이 올라가지 않을 때

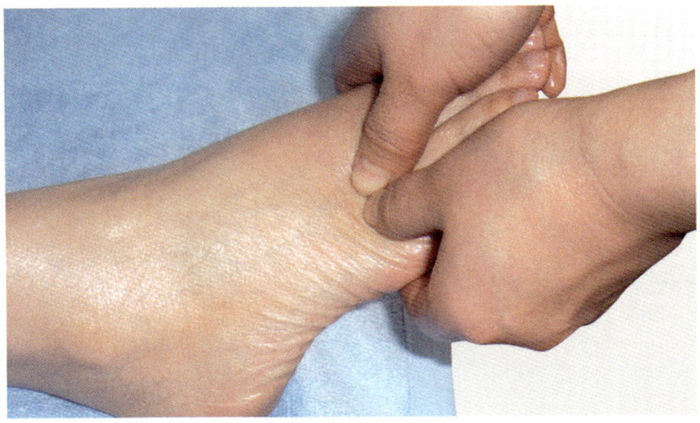

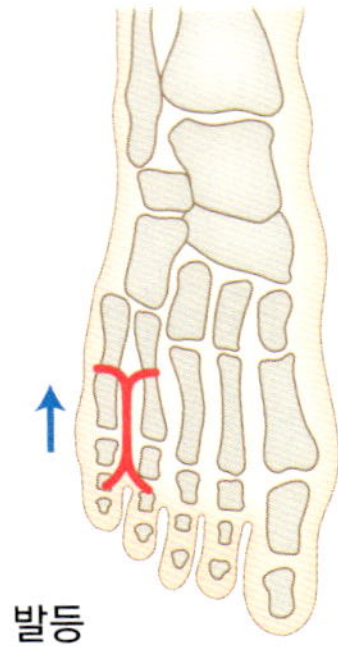

50 상악

1) 구조 및 기능

상악은 안면 중앙에 좌우 한 쌍으로 결합하여 위턱을 형성하고 있는 뼈를 말하며, 입을 열 때 필요한 근육인 사순거근, 구각거근, 대소관골근, 소근, 턱근 등으로 구성되어 있다(그림 6-50).

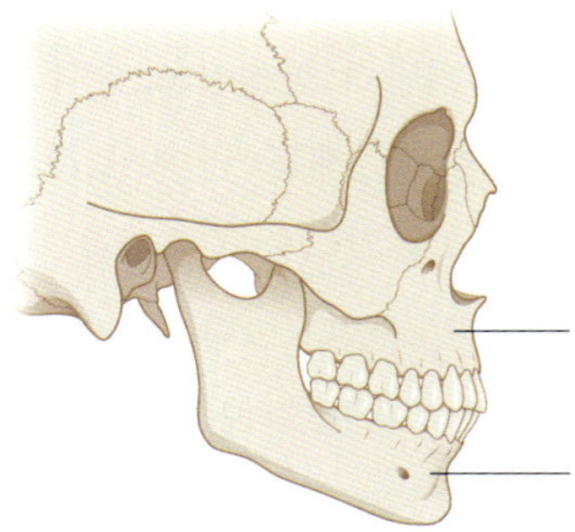

그림 6-50 상악

2) 반사구의 위치

양발 엄지발가락의 말단지골과 근위지골이 맞닿은 관절 부위에 상악과 하악반사구가 붙어 있다. 상악반사구는 관절 부위에서 발톱 쪽으로 띠처럼 분포되어있다. 오른쪽 상악반사구는 왼발 엄지발가락에, 왼쪽 상악반사구는 오른발 엄지발가락에 교차하여 위치한다.

3) 반사구 적용증상

치통, 구취, 잇몸염증, 구강질환, 코를 심하게 골 때

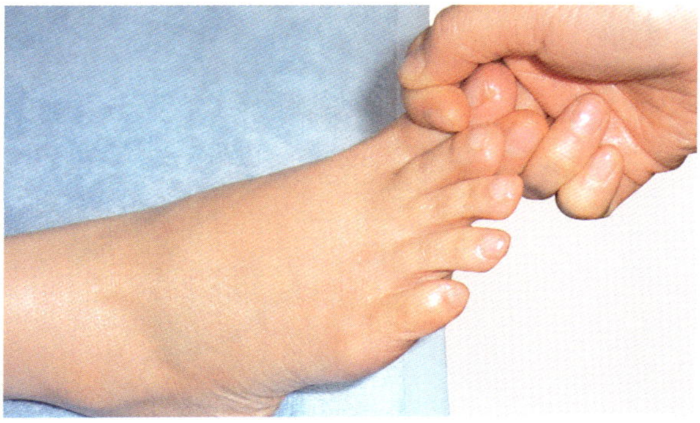

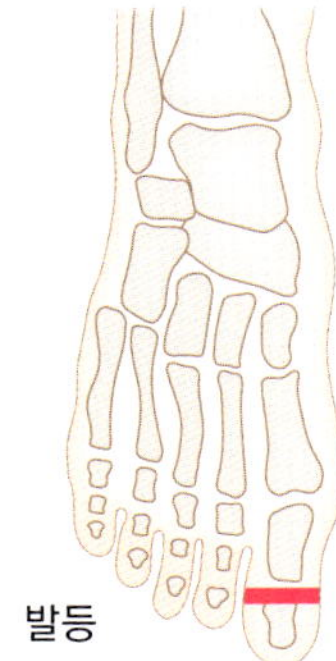

51 하악

1) 구조 및 기능

하악은 입을 닫는데 필요한 구륜근과 협근 등으로 되어 있다(그림 6-51). 씹는 것은 아래턱의 근육운동으로 이루어진다.

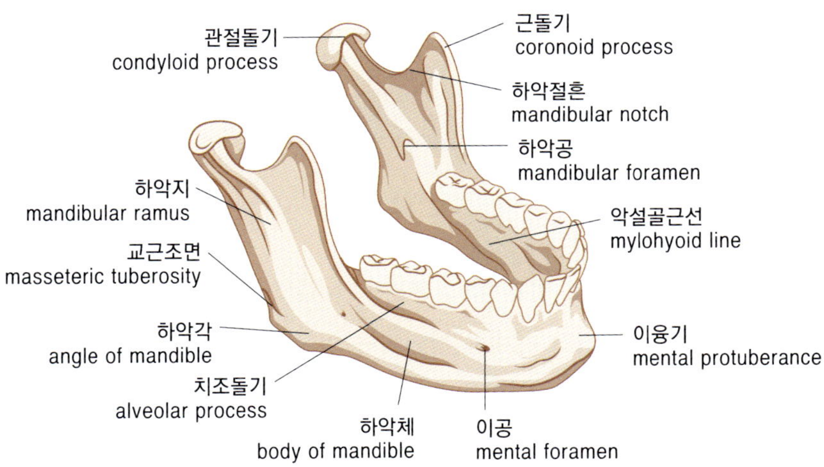

그림 6-51 하악

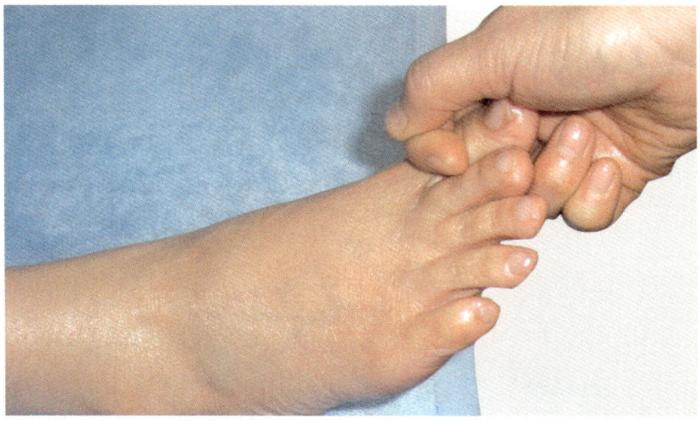

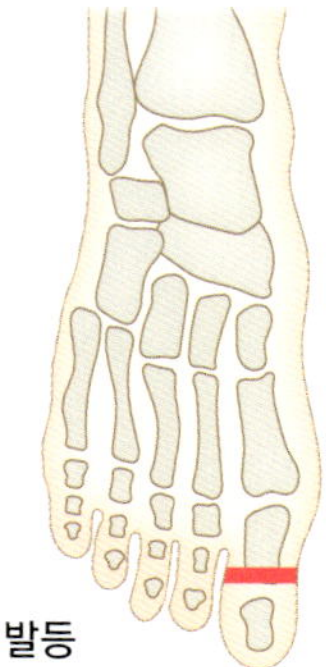

2) 반사구 위치

양발 엄지발가락의 말단지골과 근위지골이 맞닿은 관절 부위에 상악과 하악반사구가 붙어 있다. 하악반사구는 관절 부위에서 발등 쪽으로 위치한다. 오른쪽 하악반사구는 왼발 엄지발가락에, 왼쪽 하악반사구는 오른발 엄지발가락에 교차하여 위치한다.

3) 반사구 적용증상

치통, 구취, 잇몸염증, 구강질환, 편도선염

52 편도선

1) 구조 및 기능

목 주위에는 구개편도, 인두편도, 설편도가 있으며, 보통 구개편도를 편도선이라 한다(그림 6-52). 음식물과 공기가 체내로 들어가는 입구로 림프조직이 모여 있어 외부의 병원균이나 세균으로부터 1차 방어막 역할을 수행한다. 편도선염은 감기 등으로 일어나는 경우와 만성적인 체질로 일어나는 경우가 있으나 항상 고열을 동반하므로 매우 고통스러운 질환이다.

2) 반사구 위치

편도선반사구는 양발의 발등 엄지발가락에 있는 하악반사구 양옆 오목한 부위에 위치한다.

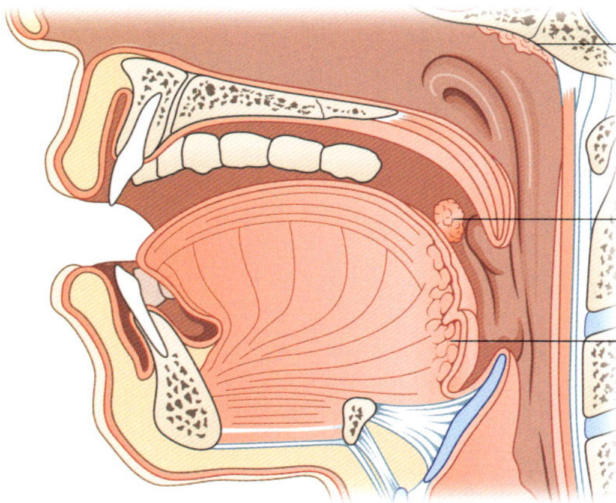

그림 6-52 편도

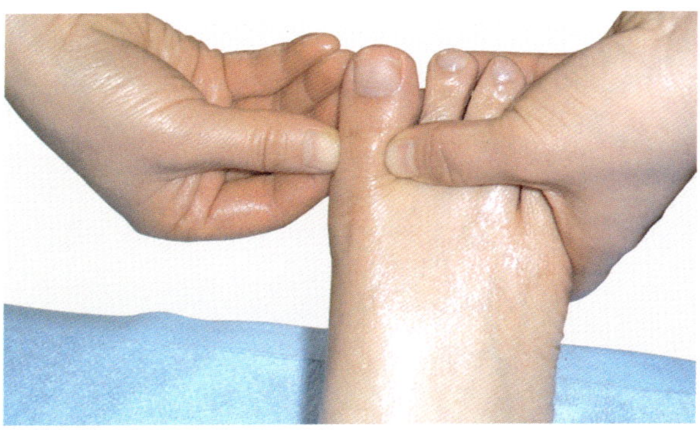

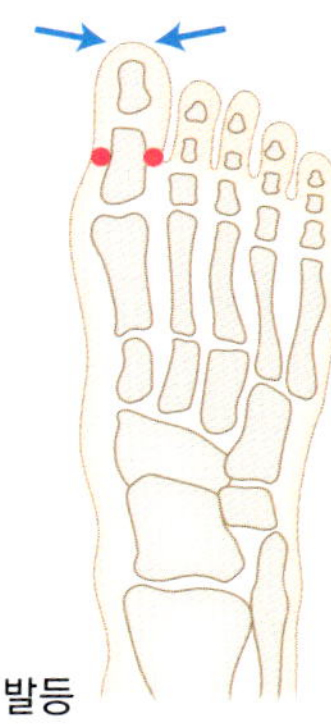

3) 반사구 적용증상

편도선비대, 편도선염 예방, 유행성감기, 호흡기감염

53 식도

1) 구조 및 기능

식도는 인후두 부분과 위(stomach)를 연결하는 길이 약 25cm의 근육성 관이다. 흉강에서 횡격막을 통과하여 복강 내로 내려가 위에 연결된다(그림 6-53). 식도는 음식물의 화학적 소화에는 영향을 미치지 않으며, 다만 쉽게 통과할 수 있도록 식도선에서 점액질(mucous substance)을 분비하여 점막을 매끄럽게 해준다.

위액이 식도로 역류할 때는 심장발작과 매우 유사한 타는 듯한 통증(heart burn)이 발생할 수 있다. heart burn은 과도하게 먹거나 마시는 경우, 과도한 비만 및 임신의 경우처럼 복부 내용물이 상부로 힘이 가해질 때 흔히 발생한다. heart burn이 빈번하게 일어나면 식도염과 식도궤양이 발생할 수 있다. 음식을 계속 토하고 먹지 못할 때 발반사요법으로 식도반사구를 꾸준히 자극하면 증상이 완화될 수 있다.

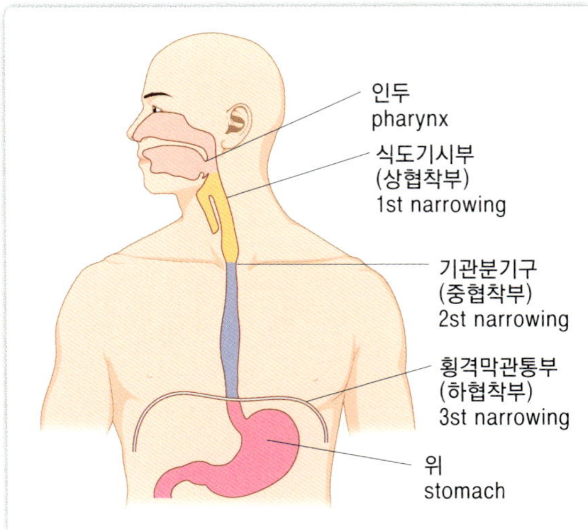

그림 6-53 식도

2) 반사구 위치

식도반사구는 양발 발등의 흉선반사구 내에 있으며 인후 · 성대 · 기관반사구 아래에 위치한다.

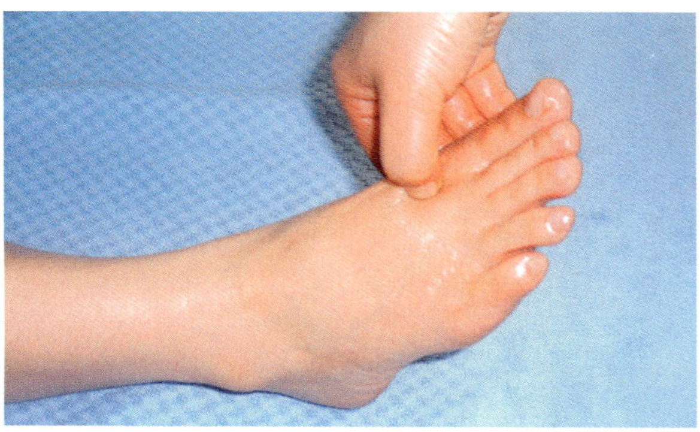

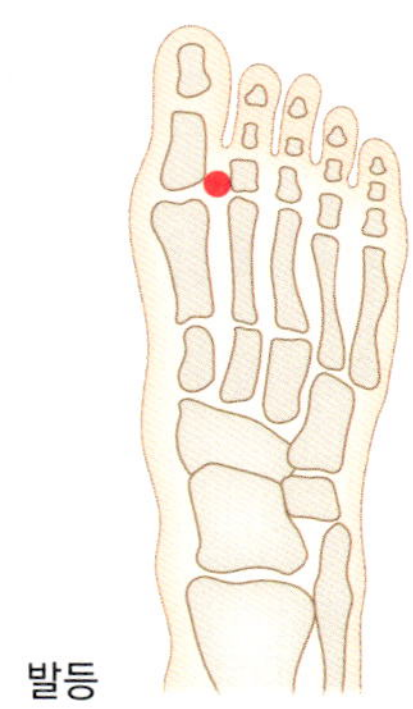

3) 반사구 적용증상

식도염(타는 듯한 통증), 식도궤양, 과식, 구토

54 인후 · 성대 · 기관

1) 구조 및 기능

공기가 도입되는 코, 인두, 후두, 기관 및 기관지를 기도라 한다. 인두는 식도와 연결되고, 후두는 인두와 기관 사이에 위치하며 식도 앞으로 내려오는 기도의 일부분으로 기관과 경계를 이루는 곳에 성대가 있다(그림 6-54). 목이 쉬는 것은 성대에 혹이나 염증이 생겼을 경우, 목소리를 많이 지르는 직업일 때 성대가 두꺼워져 나타나는 증상이다. 기관은 후두에 이어지는 길이 10cm 정도로 기관지와 연결된 통로이다. 기관과 기관지는 공기 통로이며 섬모가 무수히 많아 이물질이나 세균을 배출한다. 목을 많이 사용하거나 스트레스를 많이 받거나 과로 증상 등을 보이는 사람은 발등의 엄지와 검지발가락 뼈 사이를 자주 자극해 주어야 한다.

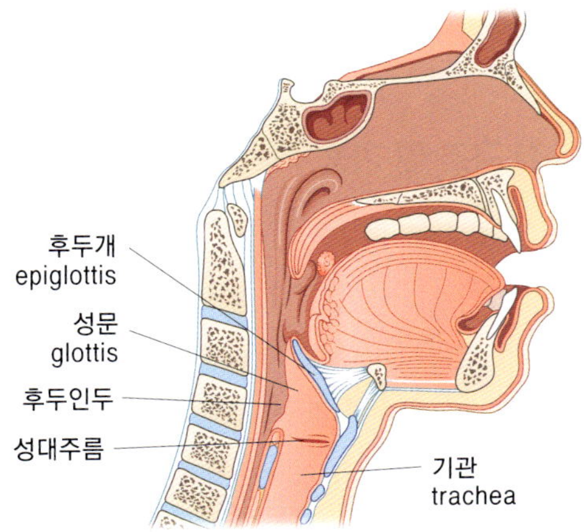

그림 6-54 인후 · 성대 · 기관

2) 반사구 위치

인후 · 성대 · 기관반사구는 양발 엄지발가락과 검지발가락이 합쳐지는 발등 부위에 위치하며, 식도반사구 바로 위에 움푹 들어간 부위이다.

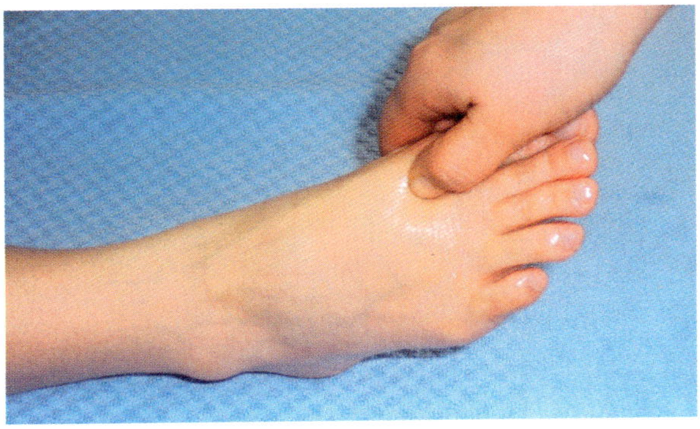

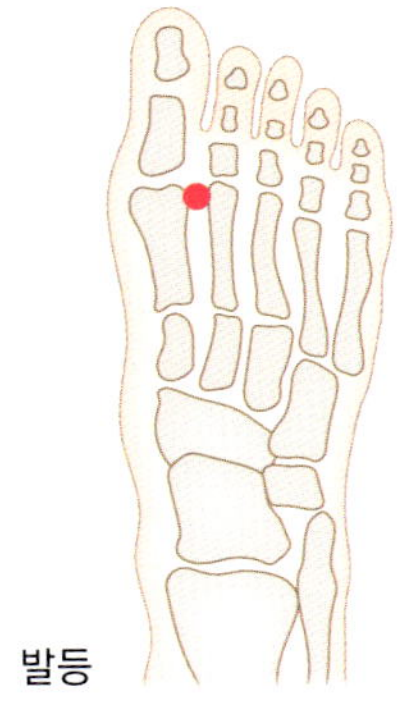

3) 반사구 적용증상

쉰목소리, 편도선염, 유행성감기, 목의 염증과 통증, 천식, 기관지질환, 성대이상, 발성곤란

55 흉선

1) 구조 및 기능

흉선은 전중격 안에 있고 심저에서 심막에 붙어 있다(그림 6–55). 가슴 부위에 흐르는 림프선으로 면역에 관계하는 일차림프기관으로 알려져 있다. 흉선에서는 면역반응에 관여하는 림프구 중 T림프구의 정상적인 발달을 도모하며, 성숙된 T림프구는 혈관을 통해 비장, 림프절과 같은 이차림프기관으로 이주하여 면역반응에 관여한다.

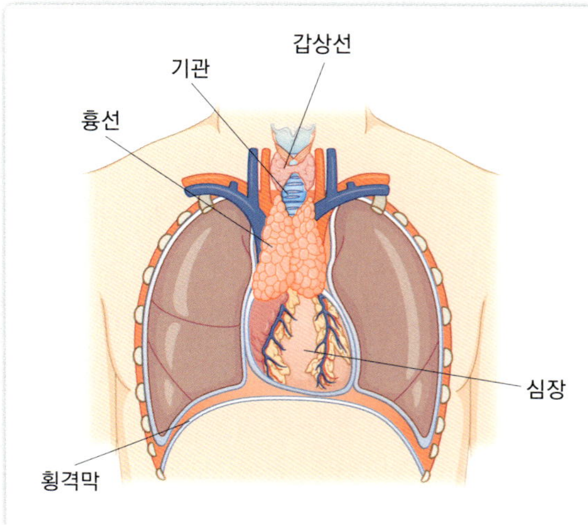

그림 6–55 흉선

2) 반사구 위치

흉선반사구는 양발 발등의 엄지발가락과 검지발가락 사이에 위치하며, 손가락으로 눌러서 깊게 움푹 들어가는 부위이다.

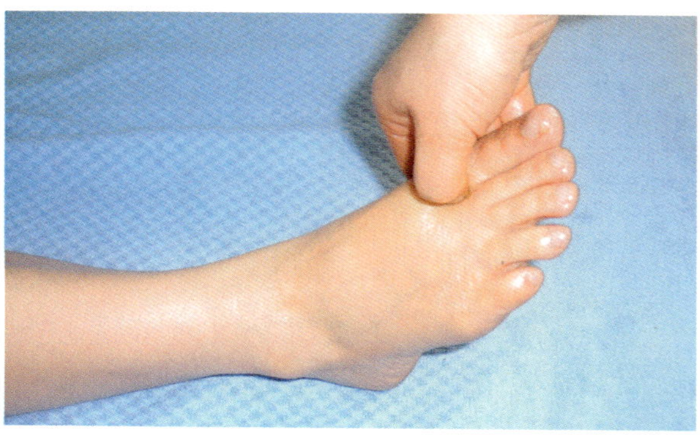

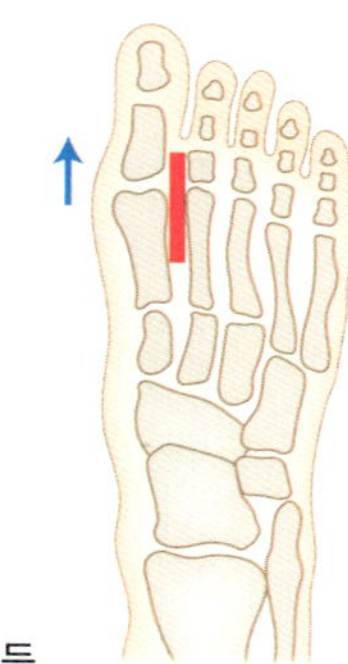

3) 반사구 적용증상

폐암, 유방암, 식도암 및 림프선종양 등의 예방, 림프선염, 발열, 항체결핍증, 면역력 강화

56 내이신경

1) 구조 및 기능

내이신경은 교뇌와 연수 사이에서 나와 기능이 전혀 다른 전정신경과 와우신경으로 나누어져 내이에 있는 기관들을 지배한다(그림 6-56). 와우신경은 청각을, 전정신경은 평형감각을 담당한다. 전정신경의 손상은 어지러움증(현기증)과 안구진탕증(안구의 불수의적인 빠른 움직임)의 원인이 되고 와우신경의 손상은 부분적 청각상실의 원인이 된다. 앞볼이 뾰족한 구두로 인하여 발의 변형이나 손상이 심한 여성들에게 더 많은 장애가 나타난다.

2) 반사구 위치

내이신경반사구는 양발 발등의 넷째발가락과 새끼발가락 사이에 위치하며, 손가락으로 눌러 움푹 들어가는 길이 1cm 정도의 부위로 발바닥의 귀반사구와 연계되어 있다.

3) 반사구 적용증상

현기증, 오심, 멀미, 저혈압, 고혈압, 이명, 갑자기 쓰러짐

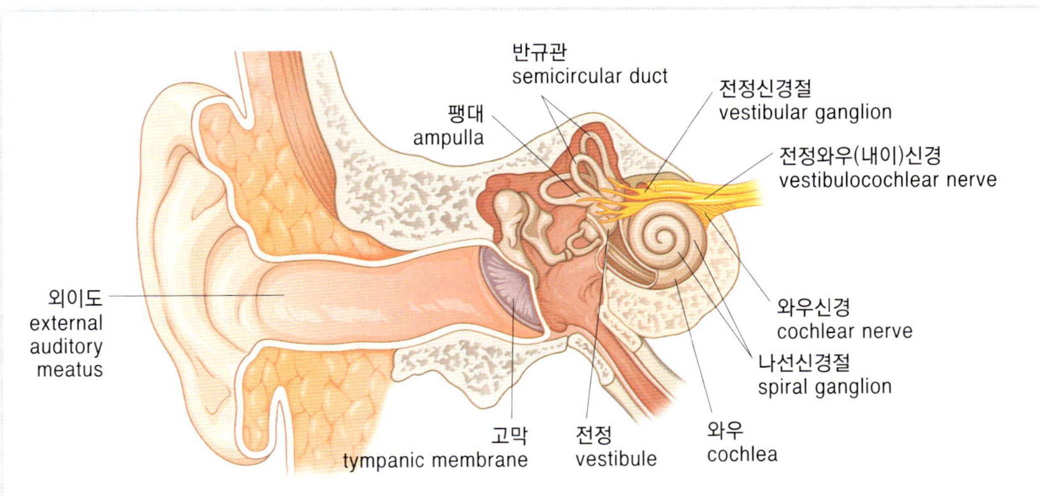

그림 6-56 내이신경

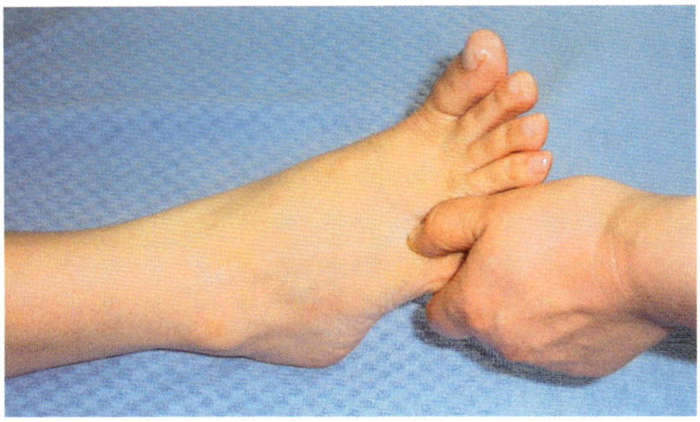

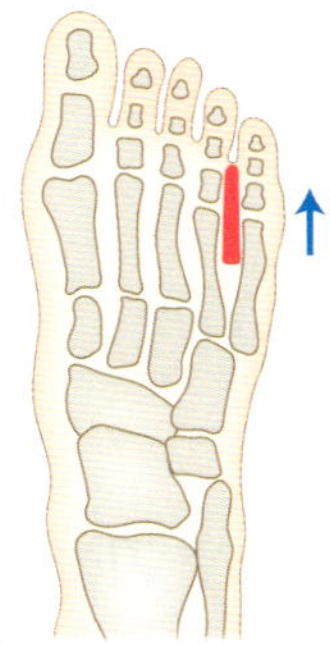
발등

※ 내이신경반사구는 멀미 및 혼미 상태로 갑자기 쓰러졌을 때의 구급반사구이다.

57 흉, 유방

1) 구조 및 기능

흉부는 제2늑골에서 제6늑골까지로 그 속의 내분비선, 근육섬유 및 지방조직을 포함하며, 여성의 경우 유방이 포함된다. 여성의 유방은 지방, 모유생성관 및 결절로 이루어진 유선을 내포하고 있다(그림 6-57). 사춘기가 되면 체내 성호르몬이 크게 증가하여 가슴의 선조직이 성장하여 유방의 발육이 시작된다.

2) 반사구 위치

흉반사구는 양발 발등의 횡격막반사구 아래에 위치하며, 엄지발가락과 검지발가락 사이의 흉선반사구 위쪽 오목한 부위와 넷째발가락과 새끼발가락 사이의 내이신경반사구 위쪽 오목한 부위에 있다.

3) 반사구 적용증상

월경 전의 유방동통, 유두종, 유선염, 유선낭종, 유방질환예방, 흉부압박감, 가슴답답

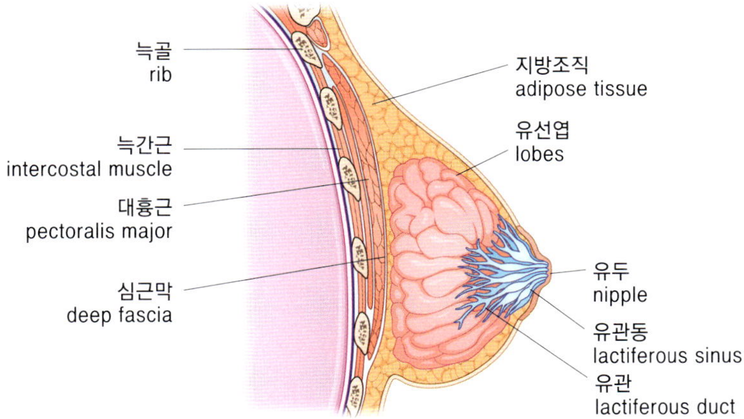

그림 6-57 유방

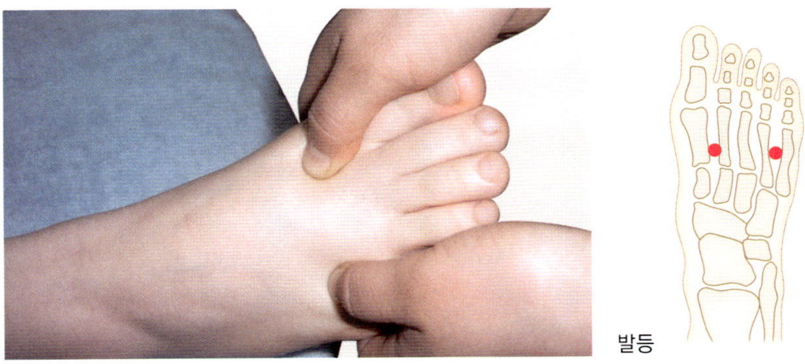

58 횡격막

1) 구조 및 기능

횡격막은 둥근 천장 모양의 흉곽과 복강 사이에 있는 근육질의 막이다(그림 6-58). 심장, 폐, 기관, 식도 등이 있는 흉곽과 간, 담낭, 위, 췌장 등이 있는 복강을 구분하는 막으로 특히 호흡기능에 중요한 역할을 한다. 호흡중추 신경의 자극에 의해 흉곽이 증가, 흉강 용적이 커지면 동시에 횡격막이 수축해서 횡격막 정상 부분이 아래로 내려가므로 흉강은 더욱 넓어진

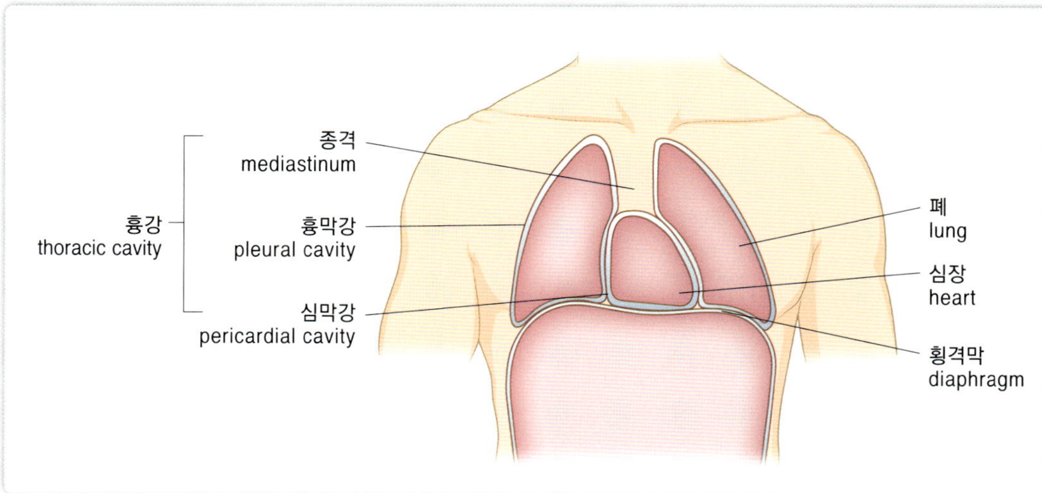

그림 6-58 횡격막

다. 흉곽은 폐쇄된 공간이므로 용적이 증가하면 흉강 내압이 낮아져(음압) 폐포 속으로 외기가 유입된다(흡식). 호식기에는 횡격막이 위로 이동해 흉강이 좁아진다.

2) 반사구 위치

횡격막반사구는 양발의 발등 중간쯤 약간 볼록하게 솟아 있는 부위에 약 2cm 정도의 넓이로 위치한다.

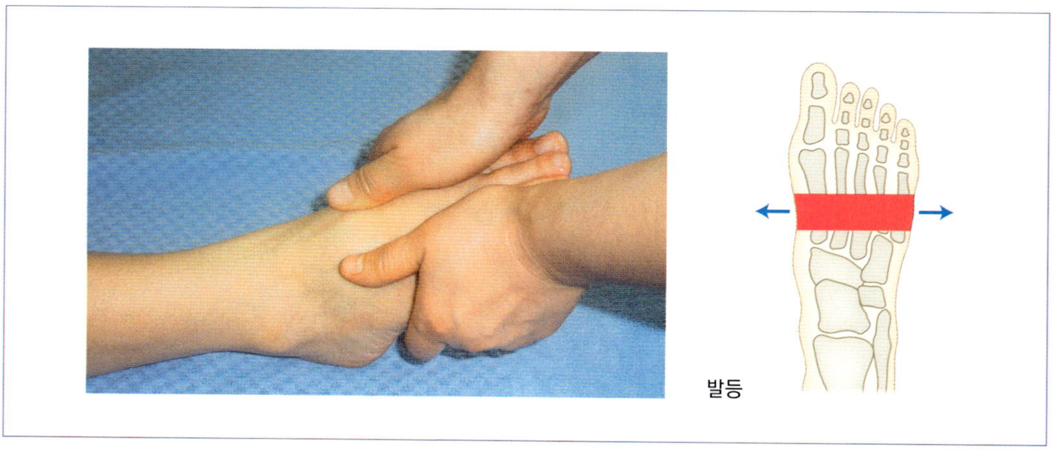

3) 반사구 적용증상

딸꾹질, 복통, 헛배가 부를 때, 명치의 통증, 호흡곤란, 가슴답답

59 늑골

1) 구조 및 기능

늑골은 12개의 흉추와 앞의 흉골을 잇는 좌우 12쌍의 긴뼈로써 흉곽의 바깥쪽 벽을 형성하여 심장과 폐 등을 보호하고 있다(그림 6-59). 호흡운동에 의해 자유로이 움직이며 늑간동정맥과 늑간신경이 통과한다.

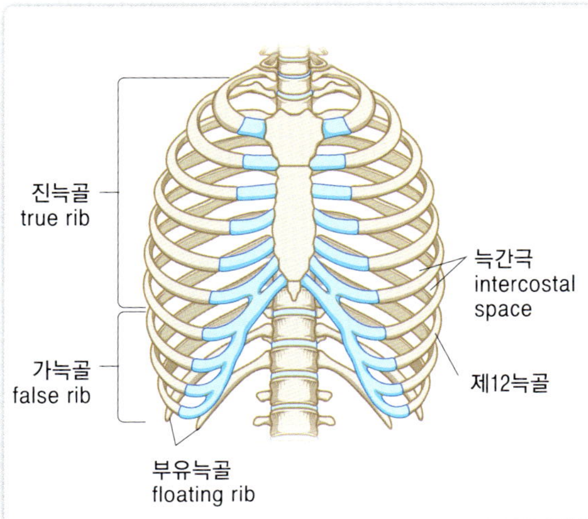

그림 6-59 늑골

2) 반사구 위치

늑골반사구는 양발의 발목이 구부러지는 부위의 외측 복숭아뼈 바로 아래 움푹 들어간 부위에 위치한다.

3) 반사구 적용증상

늑막염, 흉부동통, 늑간신경통, 가슴답답, 옆구리결림, 늑골의 각종 질병

※ **늑골반사구는 늑간신경통이나 옆구리가 결릴 때의 특효반사구이다.**

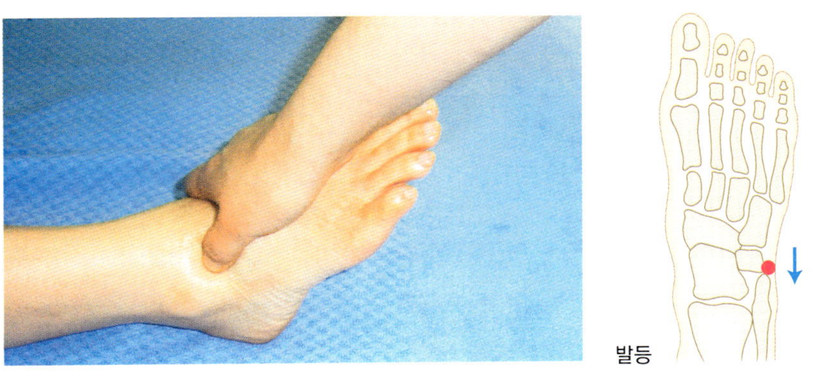

60 상반신림프선

1) 구조 및 기능

림프선 중에서 겨드랑이와 어깨의 경계에 흐르는 림프선을 말한다(그림 6-60). 인체 내에는 림프관이 퍼져 있는데 이 관을 통해 림프액이 전신을 흐르고 있다. 림프액은 투명 또는 누르스름한 체액으로 모세혈관 벽에서 여과된 혈장으로 만들어지며, 림프선은 노폐물을 운반하고 림프구를 만들어 세균의 침입을 막는 역할을 한다. 즉 림프관에 산재되어 있는 림프절에서 림프액에 있는 유독물질을 제거한다. 면역력의 열쇠는 혈액에 있으며 이 면역력을 강하게 유지하려면 백혈구 중 T림프구를 특히 강하게 해야 한다.

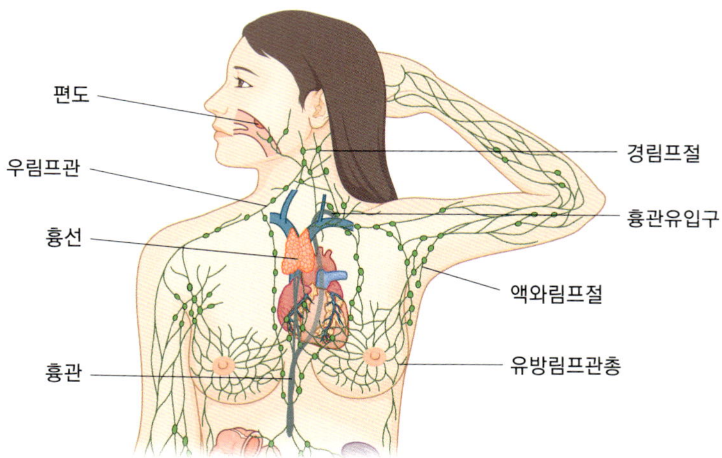

그림 6-60 상반신림프선

2) 반사구의 위치

상반신림프선반사구는 양발 외측 복사뼈 아래의 늑골반사구 바로 밑에 위치한다. 손가락으로 눌렀을 때에 움푹 들어가는 부위이다.

3) 반사구 적용증상

림프선종창, 림프관염, 림프선염, 림프선기능감소, 발열, 항체결핍증, 유방암예방, 면역력 강화

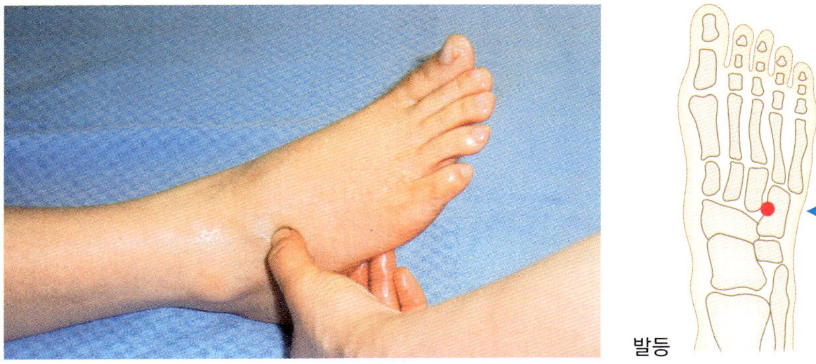

61 하반신림프선

1) 구조 및 기능

하복부 주위를 흐르는 림프선을 말하며, 몸의 중요한 부분 근처에는 모두 림프선이 있다. 골반의 결합조직, 복강과 흉관, 소화관에도 있고 맹장의 충수, 편도선, 비장 등 림프계통에 속한다(그림 6-61).

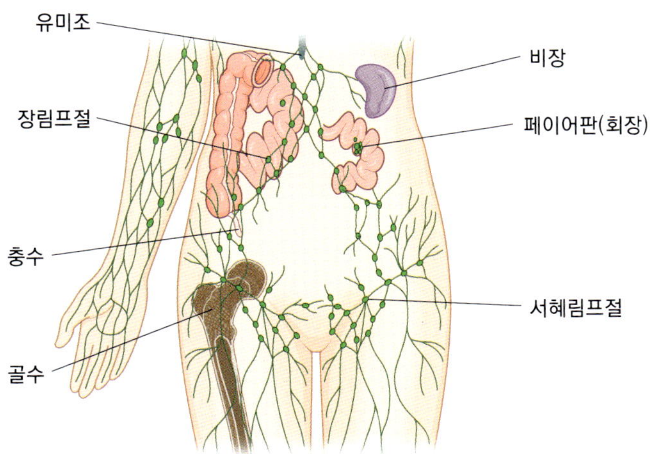

그림 6-61 하반신림프선

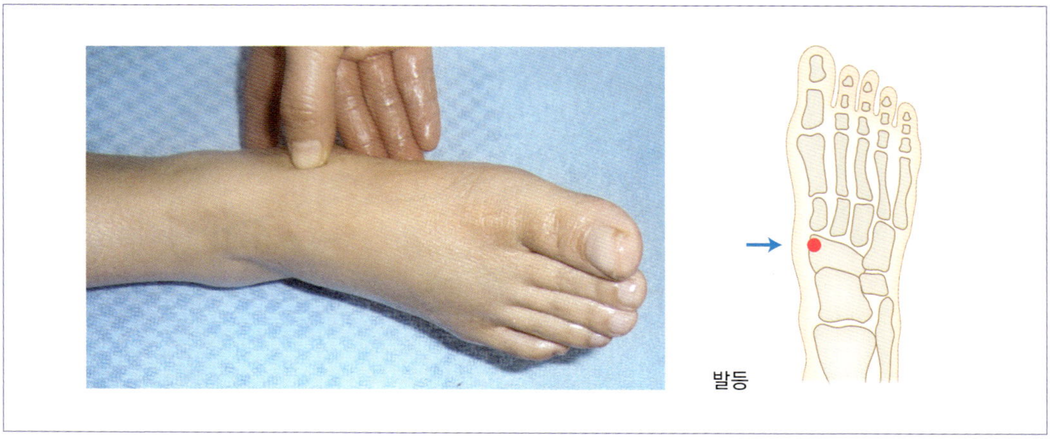

2) 반사구 위치

하반신림프선반사구는 상반신림프선반사구의 대칭되는 부위인 양발의 내측 복사뼈 바로 앞에 위치하며, 손가락으로 눌러 보았을 때 약간 들어가는 부위이다.

3) 반사구 적용증상

림프선종창, 림프관염, 림프선염, 림프선기능감소, 발열, 항체결핍증, 암예방, 면역력강화

62 서혜부

1) 구조 및 기능

서혜부는 하복부 및 허리에서 다리로 이어지는 동맥, 정맥, 신경이 모여 통하는 서혜림프절이 위치한 생리적으로 민감한 부위이며, 건강과 바로 직결되는 부분이다(그림 6-62). 생식기관, 배설기관의 외부 보호 장치 역할을 하는 서혜부 안쪽에는 고관절이 있다. 따라서 고관절-하반신림프선-서혜부림프선반사구를 연결하여 동시에 리플렉스하면 치유의 상승 효과가 나타난다.

2) 반사구 위치

서혜부반사구는 양발의 발목 내측 복사뼈 위 오목한 곳, 즉 하반신림프선반사구 약간 위쪽에 위치한다.

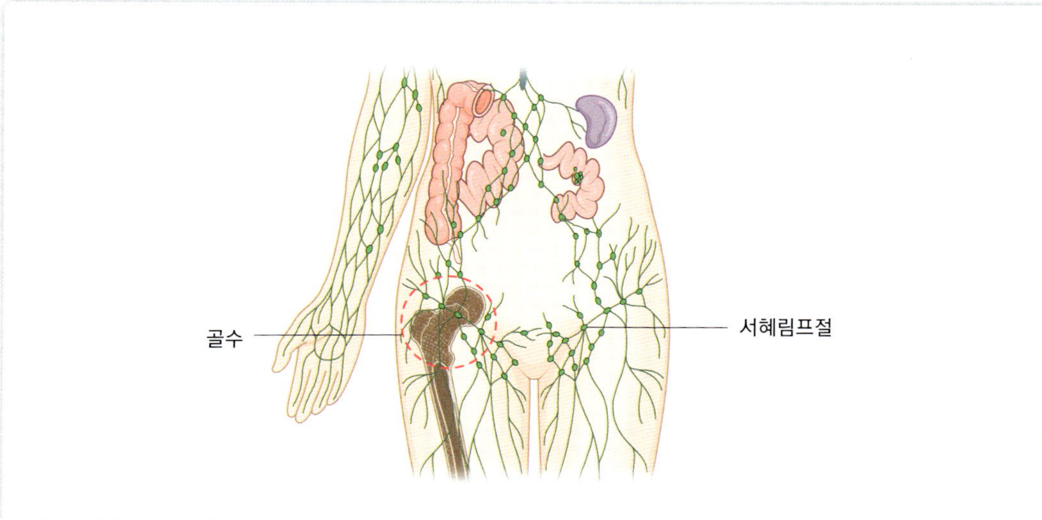

그림 6-62 서혜부

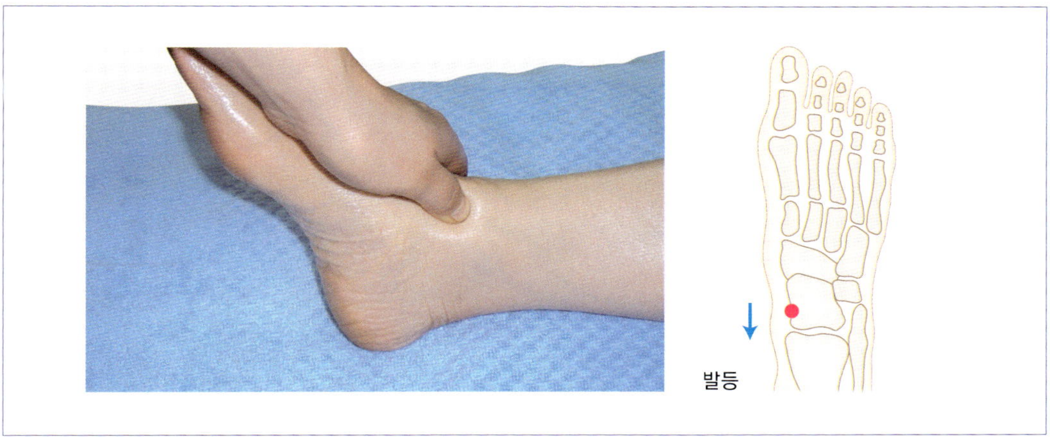

3) 반사구 적용증상

하지저림, 생식기질환(자궁, 방광, 난소, 고환, 전립선, 난관), 성교불능, 하지냉증, 불임, 월경통, 월경불순

63 객담배출구

1) 반사구 위치

객담배출반사구는 양발의 발목 정중앙 움푹 들어간 부위에 위치한다.

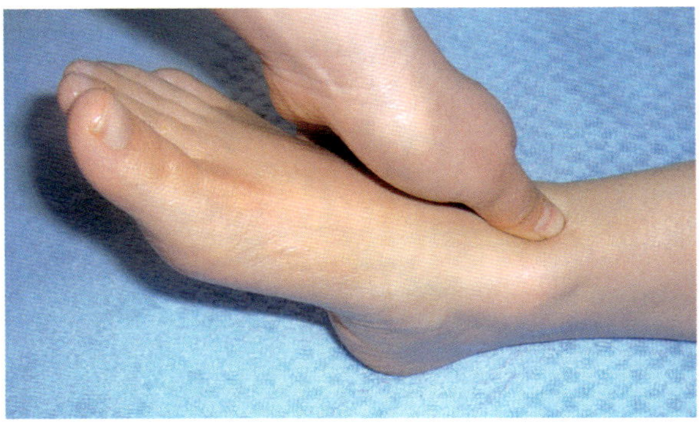

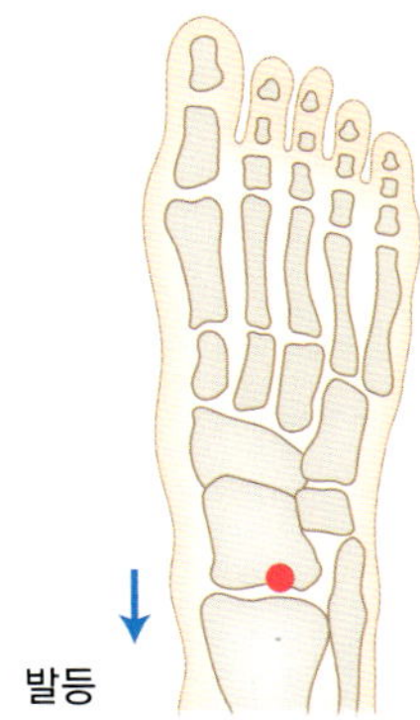

2) 반사구 적용증상

폐기능저하, 객담, 가래, 기침

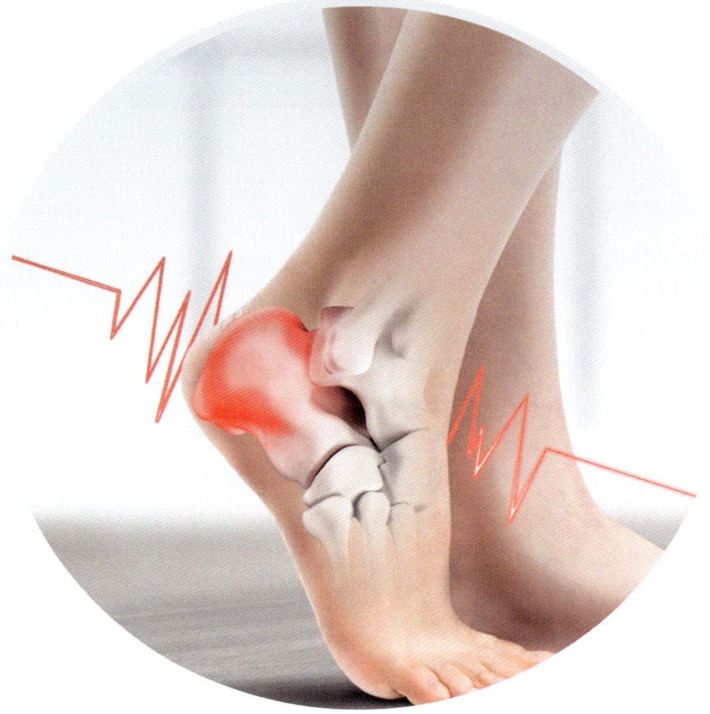

CHAPTER 7

인체 계통별 질병 예방 및 증상 완화를 위한 반사구

1 근골격계

1) 관절염

기본반사구(뇌하수체, 신장, 요관, 방광), 부갑상선, 고관절, 흉선, 상반신과 하반신림프선반사구

2) 통풍

기본반사구(뇌하수체, 신장, 요관, 방광), 부신, 목, 경추, 흉추, 요추, 천골, 슬관절, 주관절, 견갑골, 간, 위, 흉선, 부갑상선, 상반신과 하반신림프선반사구

3) 다발성관절염

기본반사구(뇌하수체, 신장, 요관, 방광), 부신, 부갑상선, 소화기계, 흉선, 상반신과 하반신림프선반사구

4) 목 부위 동통

기본반사구(뇌하수체, 신장, 요관, 방광), 목, 경추, 흉추, 부갑상선반사구

5) 추간판탈출증

기본반사구(뇌하수체, 신장, 요관, 방광), 경추, 흉추, 요추, 위, 담낭반사구

6) 등의 통증

기본반사구(뇌하수체, 신장, 요관, 방광), 경추, 승모근, 견관절, 늑골, 고관절, 부갑상선, 간 및 소화기계반사구

7) 요통

기본반사구(뇌하수체, 신장, 요관, 방광), 흉추, 요추, 고관절, 부갑상선, 간, 담낭 및 소화기계반사구

8) 미골통

기본반사구(뇌하수체, 신장, 요관, 방광), 천골, 내 · 외미골, 부갑상선반사구

9) 어깨관절통(오십견)

기본반사구(뇌하수체, 신장, 요관, 방광), 견갑골, 견관절, 주관절, 고관절, 목, 경추, 흉추, 부갑상선, 승모근, 소화기계, 흉선, 상반신과 하반신림프선반사구

10) 팔꿈치관절통

기본반사구(뇌하수체, 신장, 요관, 방광), 목, 경추, 견관절, 주관절, 부갑상선, 흉선, 상반신과 하반신림프선반사구

11) 손목관절통

기본반사구(뇌하수체, 신장, 요관, 방광), 목, 경추, 견관절, 주관절, 부갑상선, 흉선, 상반신과 하반신림프선반사구

12) 손가락관절통

기본반사구(뇌하수체, 신장, 요관, 방광), 경추, 견관절, 주관절, 부갑상선, 흉선, 상반신과 하반신림프선반사구

13) 외반모지

경추, 갑상선, 부갑상선, 흉선, 상반신과 하반신림프선반사구

14) 퇴행성고관절염

기본반사구(뇌하수체, 신장, 요관, 방광), 부신, 부갑상선, 심장, 위, 고관절, 견관절, 견갑골, 요추, 천골, 서혜부, 상반신과 하반신림프선반사구

15) 무릎관절통과 발꿈치관절통

기본반사구(뇌하수체, 신장, 요관, 방광), 부갑상선, 좌골신경, 슬관절, 흉선, 상반신과 하반신림프선반사구

16) 하지부종

기본반사구(뇌하수체, 신장, 요관, 방광), 좌골신경, 흉선, 서혜부, 상반신과 하반신림프선반사구와 순환마사지

17) 과로몸살

기본반사구(뇌하수체, 신장, 요관, 방광), 갑상선, 부갑상선, 부신, 흉선, 상반신과 하반신림프선반사구

2 신경계

1) 신경불안증

기본반사구(뇌하수체, 신장, 요관, 방광), 대뇌, 소뇌 · 뇌간, 식도, 기관, 위, 내이신경반사구

2) 신경쇠약

기본반사구(뇌하수체, 신장, 요관, 방광), 대뇌, 소뇌 · 뇌간, 위, 췌장, 십이지장, 갑상선, 부갑상선반사구

3) 불면증

기본반사구(뇌하수체, 신장, 요관, 방광), 대뇌, 소뇌 · 뇌간, 삼차신경, 갑상선, 부신, 간, 비장, 위, 심장, 복강신경총반사구

4) 치매, 정신병환자

기본반사구(뇌하수체, 신장, 요관, 방광), 대뇌, 소뇌 · 뇌간, 삼차신경, 부비동, 부신, 심장, 갑상선, 부갑상선, 생식선, 복강신경총, 흉선, 상반신과 하반신림프선반사구

5) 어지러움증

뇌하수체, 대뇌, 소뇌 · 뇌간, 삼차신경, 내이신경, 귀, 목, 경추, 위, 췌장, 눈, 갑상선반사구

6) 두통

뇌하수체, 대뇌, 부비동, 목, 경추, 눈, 코, 상악, 하악, 복강신경총, 위, 췌장, 갑상선반사구

7) 신경성두통

뇌하수체, 대뇌, 소뇌 · 뇌간, 삼차신경, 경추반사구

8) 편두통

뇌하수체, 소뇌 · 뇌간, 삼차신경, 부비동, 목, 경추반사구

9) 좌골신경통

기본반사구(뇌하수체, 신장, 요관, 방광), 흉추, 요추, 천골, 고관절, 부갑상선, 좌골신경, 상반신과 하반신림프선반사구

10) 안면신경마비

뇌하수체, 소뇌 · 뇌간, 삼차신경, 생식선, 코, 부비동, 상악, 하악반사구

11) 뇌진탕

뇌하수체, 대뇌, 목, 경추, 복강신경총, 심장, 흉선, 상반신과 하반신림프선반사구

12) 뇌성마비

뇌하수체, 대뇌, 소뇌 · 뇌간, 상악, 하악, 부갑상선, 목, 경추, 위반사구

13) 중풍

기본반사구(뇌하수체, 신장, 요관, 방광), 부신, 대뇌, 소뇌 · 뇌간, 삼차신경, 부비동, 심장, 간, 위, 목, 경추, 흉추, 상악, 하악, 승모근, 견관절, 주관절, 슬관절, 고관절, 갑상선, 부갑상선반사구

14) 전신마비증

기본반사구(뇌하수체, 신장, 요관, 방광), 부신, 대뇌, 소뇌 · 뇌간, 목, 경추, 부갑상선, 갑상선, 견관절, 주관절, 고관절, 흉선, 소화기계, 상반신과 하반신림프선반사구

15) 손에 힘이 없을 때

뇌하수체, 목, 경추, 갑상선, 부갑상선, 소화기계반사구

16) 다리에 힘이 없을 때

기본반사구(뇌하수체, 신장, 요관, 방광), 흉추, 요추, 천골, 내 · 외미골, 고관절, 좌골신경, 부갑상선반사구

17) 간질

대뇌, 부갑상선, 목, 경추, 복강신경총반사구

3 심장과 혈관계

1) 심장질환예방

기본반사구(뇌하수체, 신장, 요관, 방광), 부신, 심장, 간, 폐, 갑상선, 부갑상선, 복강신경총, 위, 췌장, 횡격막, 흉, 흉선반사구

2) 협심증

기본반사구(뇌하수체, 신장, 요관, 방광), 심장, 폐, 갑상선, 부신, 위, 십이지장, 복강신경총, 상반신과 하반신림프선반사구

3) 동맥경화

기본반사구(뇌하수체, 신장, 요관, 방광), 갑상선, 부갑상선, 심장, 비장, 간, 상반신과 하반신림프선반사구

4) 혈관협착

기본반사구(뇌하수체, 신장, 요관, 방광), 부신, 부갑상선, 간, 심장, 비장, 흉, 흉선반사구

5) 알레르기

기본반사구(뇌하수체, 신장, 요관, 방광), 갑상선, 부신, 간, 폐, 심장, 비장, 흉선반사구

6) 혈액순환 장애

기본반사구(뇌하수체, 신장, 요관, 방광), 심장, 비장, 폐, 간, 갑상선, 부갑상선반사구

7) 고혈압

기본반사구(뇌하수체, 신장, 요관, 방광), 대뇌, 소뇌 · 뇌간, 삼차신경, 부신, 눈, 심장, 위, 췌장, 갑상선, 전립선, 생식선, 내이신경, 목, 경추, 요추, 천골반사구

8) 저혈압

기본반사구(뇌하수체, 신장, 요관, 방광), 대뇌, 소뇌 · 뇌간, 부신, 내이신경, 심장, 폐, 갑상선, 위, 생식선, 목, 경추, 요추, 천골반사구

9) 빈혈

기본반사구(뇌하수체, 신장, 요관, 방광), 심장, 간, 담, 비장, 위, 췌장, 십이지장, 소장, 대장반사구

4 소화기계

1) 식욕부진

기본반사구(뇌하수체, 신장, 요관, 방광), 식도, 위, 췌장, 십이지장, 소장, 대장, 간, 담낭, 갑상선반사구

2) 식중독

기본반사구(뇌하수체, 신장, 요관, 방광), 부신, 갑상선, 위, 십이지장, 소장, 대장, 간, 담낭, 비장, 상반신과 하반신림프선반사구

3) 신경성 소화기계통의 질환

뇌하수체, 복강신경총, 위, 췌장, 십이지장반사구

4) 소화불량

위, 간, 췌장, 소장, 비장, 상반신과 하반신림프선반사구

5) 영양실조

위, 췌장, 십이지장, 소장, 간, 담낭반사구

6) 치통

상악, 하악, 삼차신경, 소화기계, 상반신과 하반신림프선반사구

7) 잇몸염증

상악, 하악, 삼차신경, 상반신과 하반신림프선반사구

8) 미각장애

대뇌, 상악, 하악반사구

9) 구취

기본반사구(뇌하수체, 신장, 요관, 방광), 간, 담, 위, 십이지장, 상악, 하악반사구

10) 역류성식도염 및 식도질환

기본반사구(뇌하수체, 신장, 요관, 방광), 목, 경추, 편도선, 식도, 위, 복강신경총, 흉, 흉선, 상반신과 하반신림프선반사구

11) 위 · 십이지장 질병

뇌하수체, 위, 췌장, 십이지장, 복강신경총, 갑상선반사구

12) 위통 · 위궤양

기본반사구(뇌하수체, 신장, 요관, 방광), 위, 십이지장, 소장, 대장, 복강신경총, 상반신과 하반신림프선반사구

13) 위경련(급체)

뇌하수체, 위, 식도, 복강신경총반사구

14) 위산과다

기본반사구(뇌하수체, 신장, 요관, 방광), 위, 십이지장, 간, 담, 소장, 복강신경총반사구

15) 신물이 날 때

뇌하수체, 위, 간, 담, 췌장, 식도, 복강신경총반사구

16) 구토

기본반사구(뇌하수체, 신장, 요관, 방광), 위, 식도, 복강신경총, 상반신과 하반신림프선반사구

17) 만성위염

기본반사구(뇌하수체, 신장, 요관, 방광), 위, 십이지장, 대뇌, 심장, 간, 담낭, 부갑상선반사구

18) 상복부팽만

기본반사구(뇌하수체, 신장, 요관, 방광), 위, 복강신경총, 심장, 횡격막, 부갑상선반사구

19) 하복부팽만

기본반사구(뇌하수체, 신장, 요관, 방광), 위, 복강신경총, 소장, 맹장반사구

20) 담낭염, 담결석

기본반사구(뇌하수체, 신장, 요관, 방광), 부신, 췌장, 십이지장, 간, 담낭, 소장, 대장, 복강신경총, 상반신과 하반신림프선반사구

21) 십이지장 궤양

기본반사구(뇌하수체, 신장, 요관, 방광), 위, 복강신경총, 부갑상선, 상반신과 하반신림프선반사구

22) 간염, 황달

기본반사구(뇌하수체, 신장, 요관, 방광), 요도, 위, 췌장, 십이지장, 간, 담낭, 비장, 상반신과 하반신림프선반사구

23) 간경화증

기본반사구(뇌하수체, 신장, 요관, 방광), 십이지장, 간, 담낭, 췌장, 상반신과 하반신림프선반사구

24) 복수

기본반사구(뇌하수체, 신장, 요관, 방광), 위, 췌장, 십이지장, 간, 갑상선, 전립선, 요도, 상반신과 하반신림프선반사구

25) 당뇨병

기본반사구(뇌하수체, 신장, 요관, 방광), 위, 췌장, 십이지장, 심장, 간, 갑상선, 부갑상선, 상반신과 하반신림프선, 당뇨특효(내측 좌골신경 중앙)반사구

26) 장염

기본반사구(뇌하수체, 신장, 요관, 방광), 위, 식도, 복강신경총, 소장, 대장, 상반신과 하반신림프선반사구

27) 소장질환

뇌하수체, 소장, 위, 십이지장, 복강신경총, 부갑상선반사구

28) 설사

기본반사구(뇌하수체, 신장, 요관, 방광), 식도, 복강신경총, 위, 췌장, 십이지장, 소장, 대장, 상반신과 하반신림프선반사구

29) 대장질환

소장, 맹장, 회맹판, 상행결장, 횡행결장, 하행결장, S자결장 · 직장, 항문, 복강 신경총반사구

30) 대장염

맹장, 회맹판, 상행결장, 횡행결장, 하행결장, S자결장 · 직장, 상반신과 하반신림프선반사구

31) 신경성 복통

뇌하수체, 복강신경총, 소장, 대장반사구

32) 변비

기본반사구(뇌하수체, 신장, 요관, 방광), 간, 부갑상선, 복강신경총, 위, 췌장, 십이지장, 소장, 상행결장, 횡행결장, 하행결장, S자결장 · 직장, 항문반사구

33) 치질

기본반사구(뇌하수체, 신장, 요관, 방광), 부신, 부갑상선, 간, 복강신경총, 위, 십이지장, 소장, S자결장 · 직장, 항문, 상반신과 하반신림프선반사구

5 호흡기계

1) 호흡기감염

기본반사구(뇌하수체, 신장, 요관, 방광), 폐, 기관지, 비장, 뇌, 심장, 흉, 흉선반사구

2) 감기

기본반사구(뇌하수체, 신장, 요관, 방광), 폐, 기관지, 비장, 코, 편도선, 부갑상선, 흉선, 객담배출구, 상반신과 하반신림프선반사구

3) 재채기

코, 폐, 기관지, 횡격막, 갑상선, 부갑상선, 흉선, 상반신과 하반신림프선반사구

4) 기관지염

기본반사구(뇌하수체, 신장, 요관, 방광), 폐, 기관, 기관지, 코, 갑상선, 흉선, 상반신과 하반신림프선반사구

5) 기침

기본반사구(뇌하수체, 신장, 요관, 방광), 폐, 기관, 기관지, 갑상선, 부갑상선, 흉, 객담배출구, 흉선반사구

6) 천식

기본반사구(뇌하수체, 신장, 요관, 방광), 부신, 부갑상선, 갑상선, 폐, 기관지, 심장, 흉, 흉선, 상반신과 하반신림프선반사구

7) 폐렴

기본반사구(뇌하수체, 신장, 요관, 방광), 폐, 간, 위, 갑상선, 부갑상선, 흉선, 상반신과 하반신림프선반사구

8) 폐결핵

기본반사구(뇌하수체, 신장, 요관, 방광), 폐, 기관지, 간, 위, 심장, 흉, 부갑상선, 갑상선반사구

6 면역 및 내분비계

1) 갑상선질환

기본반사구(뇌하수체, 신장, 요관, 방광), 갑상선반사구

2) 부갑상선질환

기본반사구(뇌하수체, 신장, 요관, 방광), 부갑상선, 갑상선반사구

3) 뇌하수체질환

뇌하수체, 대뇌반사구

4) 비만증

기본반사구(뇌하수체, 신장, 요관, 방광), 대뇌, 부비동, 소뇌 · 뇌간, 갑상선, 부갑상선, 위, 췌장, 십이지장, 소장, 복강신경총, 상반신과 하반신림프선반사구

5) 성장발육부진

기본반사구(뇌하수체, 신장, 요관, 방광), 뇌, 갑상선, 부신, 비장, 위, 십이지장, 소장, 흉선반사구

6) 비장질환

기본반사구(뇌하수체, 신장, 요관, 방광), 위, 비장, 간, 부신, 편도선, 상반신과 하반신림프선반사구

7) 부신질환

기본반사구(뇌하수체, 신장, 요관, 방광), 부신반사구

8) 흉선 기능 감소(면역력 강화)

기본반사구(뇌하수체, 신장, 요관, 방광), 비장, 편도선, 흉선, 부신, 상반신과 하반신림프선반사구

9) 편도선과 림프선장애

편도선, 비장, 상반신과 하반신림프선반사구

10) 갱년기장애

기본반사구(뇌하수체, 신장, 요관, 방광), 부신, 대뇌, 소뇌 · 뇌간, 삼차신경, 심장, 비장, 간, 소장, 자궁, 생식선, 음경 · 질, 갑상선, 부갑상선, 복강신경총, 흉, 흉선반사구

7 비뇨기계

1) 신장질환

기본반사구(뇌하수체, 신장, 요관, 방광), 부신, 간, 위, 소장, 대장, 췌장반사구

2) 요로결석

기본반사구(뇌하수체, 신장, 요관, 방광), 요도, 상반신과 하반신림프선반사구

3) 요도염

기본반사구(뇌하수체, 신장, 요관, 방광), 요도, 심장, 위, 부갑상선, 상반신과 하반신림프선반사구

4) 혈뇨

기본반사구(뇌하수체, 신장, 요관, 방광), 요도, 위, 부갑상선, 상반신과 하반신림프선반사구

5) 방광염

기본반사구(뇌하수체, 신장, 요관, 방광), 요도, 자궁, 소뇌 · 뇌간, 부갑상선, 천골, 서혜부, 상반신과 하반신림프선반사구

6) 배뇨곤란

기본반사구(뇌하수체, 신장, 요관, 방광), 대뇌, 소뇌 · 뇌간, 요도 · 음경반사구

7) 야뇨증

기본반사구(뇌하수체, 신장, 요관, 방광), 전립선, 자궁, 요도 · 음경반사구

8) 부종

기본반사구(뇌하수체, 신장, 요관, 방광), 요도, 전립선, 부신, 간, 심장, 흉선, 상반신과 하반신림프선반사구

9) 요실금(오줌싸개)

기본반사구(뇌하수체, 신장, 요관, 방광), 대뇌, 요도, 천골, 생식선(자궁하수시)반사구

8 생식기계

1) 전립선비대

기본반사구(뇌하수체, 신장, 요관, 방광), 부신, 전립선, 갑상선, 부갑상선, 생식선, 상반신과 하반신림프선반사구

2) 여성냉증

기본반사구(뇌하수체, 신장, 요관, 방광), 갑상선, 부신, 하복부, 질, 자궁, 서혜부, 상반신과 하반신림프선반사구

3) 월경불순

뇌하수체, 갑상선, 간, 비장, 생식선, 자궁, 하복부, 복강신경총, 부신반사구

4) 자궁종양

기본반사구(뇌하수체, 신장, 요관, 방광), 자궁, 부갑상선, 서혜부, 상반신과 하반신림프선반사구

5) 자궁출혈

기본반사구(뇌하수체, 신장, 요관, 방광), 자궁, 생식선, 부신, 부갑상선, 상반신과 하반신림프선반사구

6) 자궁하수

뇌하수체, 신장, 자궁, 질, 생식선, 하복부, 갑상선, 부갑상선, 서혜부반사구

7) 난소염, 난소종양

기본반사구(뇌하수체, 신장, 요관, 방광), 부갑상선, 갑상선, 대뇌, 자궁, 생식선, 서혜부, 상반신과 하반신림프선반사구

8) 불감증

기본반사구(뇌하수체, 신장, 요관, 방광), 대뇌, 소뇌 · 뇌간, 생식선, 갑상선, 자궁 · 전립선, 질, 상반신과 하반신림프선반사구

9) 음부가려움증

기본반사구(뇌하수체, 신장, 요관, 방광), 갑상선, 부갑상선, 심장, 비장, 생식선, 질반사구

10) 불임

기본반사구(뇌하수체, 신장, 요관, 방광), 대뇌, 갑상선, 흉, 생식선, 자궁, 질, 하복부, 서혜부, 소화기계, 상반신과 하반신림프선반사구

11) 질염

기본반사구(뇌하수체, 신장, 요관, 방광), 질, 자궁, 생식선, 서혜부, 상반신과 하반신림프선반사구

12) 유방질병

뇌하수체, 부신, 갑상선, 부갑상선, 흉, 자궁, 생식선, 흉선, 상반신과 하반신림프선반사구

13) 월경곤란증

기본반사구(뇌하수체, 신장, 요관, 방광), 소뇌 · 뇌간, 갑상선, 부갑상선, 자궁, 생식선, 하복부, 천골, 서혜부, 상반신과 하반신림프선반사구

14) 정력감퇴와 발기부전

기본반사구(뇌하수체, 신장, 요관, 방광), 대뇌, 소뇌 · 뇌간, 삼차신경, 부신, 간, 비장, 갑상선, 부갑상선, 전립선 · 자궁, 음경 · 질, 생식선, 서혜부, 상반신과 하반신림프선반사구

9 피부계

1) 일반 피부병

기본반사구(뇌하수체, 신장, 요관, 방광), 부신, 폐, 갑상선, 부갑상선, 비장, 위, 소장, 대장, 흉선, 상반신과 하반신림프선반사구

2) 탈모증

기본반사구(뇌하수체, 신장, 요관, 방광), 부신, 생식선, 자궁 · 전립선, 부갑상선, 갑상선, 소화기계, 상반신과 하반신림프선반사구

3) 습진

기본반사구(뇌하수체, 신장, 요관, 방광), 위, 비장, 부신, 부갑상선, 상반신과 하반신림프선반사구

4) 마른버짐

기본반사구(뇌하수체, 신장, 요관, 방광), 부신, 폐, 위, 비장, 소장, 대장, 부갑상선, 흉선, 상반신과 하반신림프선반사구

5) 대상포진

기본반사구(뇌하수체, 신장, 요관, 방광), 부신, 갑상선, 부갑상선, 간장, 비장, 흉선, 상반신과 하반신림프선반사구

6) 피부탄력감소

기본반사구(뇌하수체, 신장, 요관, 방광), 갑상선, 위, 비장, 십이지장, 결장, 직장반사구

7) 여드름

기본반사구(뇌하수체, 신장, 요관, 방광), 부신, 간, 담낭, 위, 비장, 십이지장, 생식선, 자궁, 흉선, 상반신과 하반신림프선반사구

10 시각계

1) 일반 안과 질병

기본반사구(뇌하수체, 신장, 요관, 방광), 부신, 갑상선, 부갑상선, 눈, 부비동, 대뇌, 위, 췌장, 간, 흉선, 상반신과 하반신림프선반사구

2) 안검염

기본반사구(뇌하수체, 신장, 요관, 방광), 눈, 간, 흉선, 상반신과 하반신림프선반사구

3) 망막염

기본반사구(뇌하수체, 신장, 요관, 방광), 눈, 간, 췌장, 흉선, 상반신과 하반신림프선반사구

4) 근시

기본반사구(뇌하수체, 신장, 요관, 방광), 부비동, 대뇌, 간, 눈반사구

5) 녹내장

기본반사구(뇌하수체, 신장, 요관, 방광), 대뇌, 간, 눈, 상반신과 하반신림프선반사구

6) 백내장

기본반사구(뇌하수체, 신장, 요관, 방광), 대뇌, 간, 눈반사구

7) 당뇨성 눈병

기본반사구(뇌하수체, 신장, 요관, 방광), 대뇌, 췌장, 간, 눈, 내측좌골신경 중앙당뇨특효반사구

11 이비인후계

1) 일반 귀질환

기본반사구(뇌하수체, 신장, 요관, 방광), 췌장, 귀, 삼차신경, 내이신경, 흉선, 상반신과 하반신림프선반사구

2) 귀앓이

기본반사구(뇌하수체, 신장, 요관, 방광), 귀, 대뇌, 갑상선, 부갑상선, 내이신경, 삼차신경, 복강신경총, 췌장, 흉선, 상반신과 하반신림프선반사구

3) 이명

기본반사구(뇌하수체, 신장, 요관, 방광), 대뇌, 귀, 내이신경, 흉선, 갑상선, 복강신경총, 췌장반사구

4) 중이염

기본반사구(뇌하수체, 신장, 요관, 방광), 귀, 위, 췌장, 십이지장, 내이신경, 부갑상선, 흉선, 상반신과 하반신림프선반사구

5) 내이염

기본반사구(뇌하수체, 신장, 요관, 방광), 귀, 췌장, 내이신경, 삼차신경, 부갑상선, 흉선, 상반신과 하반신림프선반사구

6) 청각장애

기본반사구(뇌하수체, 신장, 요관, 방광), 귀, 내이신경, 대뇌, 삼차신경반사구

7) 현기증

기본반사구(뇌하수체, 신장, 요관, 방광), 내이신경반사구

8) 멀미

기본반사구(뇌하수체, 신장, 요관, 방광), 내이신경반사구

9) 일반 코의 질병

뇌하수체, 부비동, 폐, 상악, 편도선, 코반사구

10) 비염

기본반사구(뇌하수체, 신장, 요관, 방광), 코, 부비동, 상악, 하악, 폐, 기관, 기관지, 부갑상선, 흉선, 상반신과 하반신림프선반사구

11) 부비동염

뇌하수체, 대뇌, 삼차신경, 코, 부비동, 부갑상선, 상악, 흉선, 상반신과 하반신림프선반사구

12) 비출혈

코, 부갑상선반사구

13) 알러지성 비염

기본반사구(뇌하수체, 신장, 요관, 방광), 대뇌, 부갑상선, 코, 상악, 하악, 기관, 폐, 기관지, 흉선, 상반신과 하반신림프선반사구

14) 인후염

기본반사구(뇌하수체, 신장, 요관, 방광), 폐, 기관지, 갑상선, 부갑상선, 상악, 하악, 편도선, 인후, 흉선, 상반신과 하반신림프선반사구

15) 편도선염

기본반사구(뇌하수체, 신장, 요관, 방광), 편도선, 코, 부갑상선, 흉선, 상반신과 하반신림프선반사구

16) 쉰목소리

기본반사구(뇌하수체, 신장, 요관, 방광), 대뇌, 폐, 인후 · 성대 · 기관, 갑상선, 부갑상선, 편도선, 흉선, 상반신과 하반신림프선반사구

17) 코를 골 때

기본반사구(뇌하수체, 신장, 요관, 방광), 코, 부비동, 심장, 상악반사구

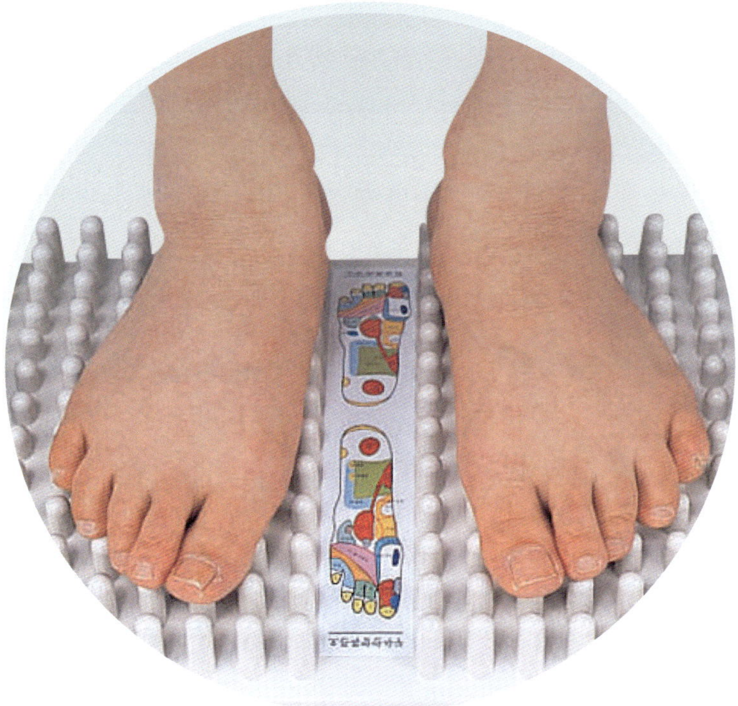

CHAPTER 8

건강증진을 위한 일상생활 건강 관리법

1. 발 씻기
2. 발 자극하기
3. 신발 고르기
4. 발 관리와 섭생
5. 면역력 강화를 위한 온열요법

1 발 씻기

발의 건강 관리는 전신의 활력과 기(氣)를 제공한다. 혈액순환 촉진 및 노폐물 제거로 피로하지 않고 보다 건강한 하루하루를 지낼 수 있도록 하기 위해서는 항상 발에 관심을 갖고 굳은살이나 각질제거, 발씻기 및 신발선택 등 발 관리가 반드시 필요하다.

여기서는 저자가 건강증진을 위해 일상 생활에서 쉽게 실천하고 있는 방법을 소개하고자 한다.

1.1 발 솔 사용하기

발을 청결하게 씻는 것은 중요한 양생법 중의 하나이다. 봄에 발을 씻으면 양기의 쇠진을 막고 여름에 발을 씻으면 서습을 제거할 수 있으며, 가을에 발을 씻으면 폐와 장이 촉촉해지고 겨울에 발을 씻으면 단전이 따뜻해지며 자기 전에 발을 씻으면 깊은 잠을 잘 수 있고 여행에서 돌아와 발을 씻으면 피로가 해소된다.

발은 하루 종일 신발 속에 갇혀 있게 되고 땀에 젖어 불결하고 균이 서식하기 쉬운 곳이다. 귀가하면 얼굴, 손과 함께 반드시 발을 깨끗이 씻어 하루의 피로를 풀도록 한다.

발을 효과적으로 씻는 방법 중 하나는 따뜻한 물에 발을 담가 세정액을 묻힌 솔을 사용하여 발바닥, 발내측면, 발외측면, 발등 등을 심장을 향한 방향으로 싹싹 문질러 주는 것이다(그림 8-1). 이러한 솔 사용에 의한 발의 자극은 발에 정체된 혈액의 심장으로의 귀환을 촉진시켜 혈액 흐름을 원활하게 해준다. 특히 아이들과 함께 가족 모두가 솔로 서로의 발을 씻어 주면 가정 화목과 함께 건강 유지에 매우 유익할 것이다.

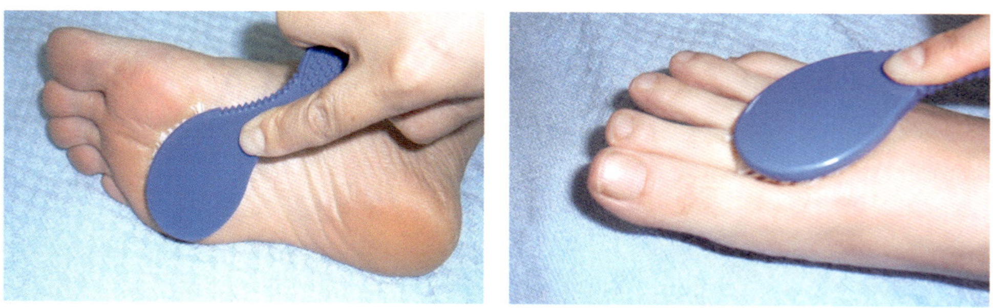

그림 8-1 발 솔 사용하여 발 씻기

1.2 족(足)온욕 하기

발을 씻는 것과 함께 따뜻한 물에 발을 담그는 족(足)온욕은 건강 유지를 위한 또 다른 방법 중의 하나이다. 족(足)온욕에 의한 발한은 단지 발목만 물에 담가 혈액과 경락을 따라 각종 노폐물을 체외로 밀어내는 것이다. 족(足)온욕의 방법은 40~43℃의 따뜻한 물을 충분히 준비하여 무릎 부위까지 15~20분간 발을 담근다. 그러면 얼굴, 목, 등 및 가슴에 땀이 흐르게 된다. 이때 물이 식지 않도록 따뜻한 물을 계속 보충해 줘야 한다. 매일 저녁 식사 1시간 후에 TV를 보는 시간을 이용하여 족(足)온욕을 하면 하루의 피로를 풀어 주고, 건강 증진에 크게 도움이 될 것이다.

2 발 자극하기

현대인은 자동차의 이용 등으로 잘 걷지 않게 되고, 걷는다면 딱딱한 아스팔트 위를 걷게 되며, 아파트라는 주거 문화에서 발에 자극이 거의 없는 생활을 한다. 건강을 유지하려면 발을 자극하여야 한다. 발바닥을 자극하는 것은 건강에 매우 유익하다. 매일 5분씩 마사지를 하거나 만져 주기만 해도 권태감이나 부종이 상당히 해소된다. 건강을 유지하기 위해 특별한 운동을 하듯이 집안에서 할 수 있는 운동으로 발을 자극하는 시간쯤은 투자하여야 할 것이다.

2.1 발바닥 밟기

두 발의 발바닥을 서로 맞대고 문질러 주거나 발바닥 전체를 골고루 지압해 준다. 배를 깔고 누워 가족이 서로 발바닥을 주먹으로 문질러 주거나 밟아주면 좋다. 엎드린 자세로 발뒤꿈치를 밖으로 해서 여덟 팔자로 벌려주고 상대가 발바닥의 오목한 부위를 서서 천천히 밟아주면 된다. 발의 크기가 같으면 발목 쪽으로 상대의 발가락 끝이 닿도록 하면 보다 효과적이다. 이러한 경우 자기 혼자서 마사지하는 것보다 기분도 좋고 상쾌하며 화목한 대화 시간이 될 수 있다. 발바닥 부위에는 소화기계반사구가 있으므로 발바닥을 밟아주면 가스가 배출되거나 속이 편해지는 것을 느낄 수 있다.

2.2 발반사요법의 시행

발반사요법을 시술하면 매일 끊임없이 생기는 노폐물 제거뿐만 아니라 각 장기의 활성화, 면역력 강화 및 기(氣)의 흐름을 원활하게 하여 건강과 젊음을 유지할 수 있다. 그러나 현실적으로 시술하기가 어려울 경우에는 매일 기본반사구만이라도 자극해 주면 피곤함이 덜하고 활기찬 하루를 지낼 수 있을 것이다.

2.3 발판 밟기

건강을 유지하기 위한 방법 중 하나는 하루에 15~20분씩 매일 발판을 밟아주는 것이다. 현대인은 발 자극의 기회가 거의 없다. 최근에는 발을 쉽게 자극할 수 있는 발지압판이 개발되어 편리하게 사용할 수 있다. 가정이나 사무실에서 운동하듯이 사용하면 건강에 좋을 것이다. 꾸준히 발지압판을 밟아주면 발바닥 자극에 의한 반사구를 누르게 되어 신체를 보다 건강하게 해줄 뿐만 아니라 비만 관리에도 도움이 될 것이다. 처음 발판을 밟으면 매우 아플 수 있는데 이럴 때는 얇은 수건 한 장을 깔고 밟은 후 어느 정도 적응이 되면 수건을 치우고 밟도록 한다. 발판은 소화를 위해 식후 곧바로 밟는 것은 피하고 1시간이 지난 후 밟도록 하며, 발판은 족(足)온욕 후 실시하면 더욱 효과적이다. 일상 생활에서 꾸준히 이용하는 것이 무엇보다 중요하다.

다음은 저자가 사용하고 있는 발지압판의 효과와 사용법을 소개한다(그림 8-2).

발지압판(옥자갈매트)의 특징과 효과

- 삼기(三氣)요법 : 특별한 3가지 물질의 기(氣)를 받아서 생체기능 촉진, 자연치유력증강, 건강유지에 탁월한 발지압 효과를 본다.

  ① 천연옥의 기(氣) ② Bio의 기(氣) ③ 자석의 기(氣)
- 삼락지압(三樂指壓)요법 : 특별한 3가지 지압기구를 다양하게 밟는 기쁨과 특별한 효과를 보면서 발을 지압하는 요법을 말한다.

  ① 옥자갈지압봉 밟기 - 자연의 자갈을 모방하여 만든 인조자갈에 천연옥을 다량 첨가하여 발지압 시 효과를 상승시키며 위생적이고 아름답다.

  ② 용천지압봉 밟기 - 발바닥 용천은 기(氣)가 용솟음치는 연못이라는 경혈점으로 용천지압봉을 밟는 즉시 발의 피로를 풀어주고 새로운 정기(精氣)가 샘솟는 활력과 시원한 느낌은 용천 지압봉의 특별한 비결이다.

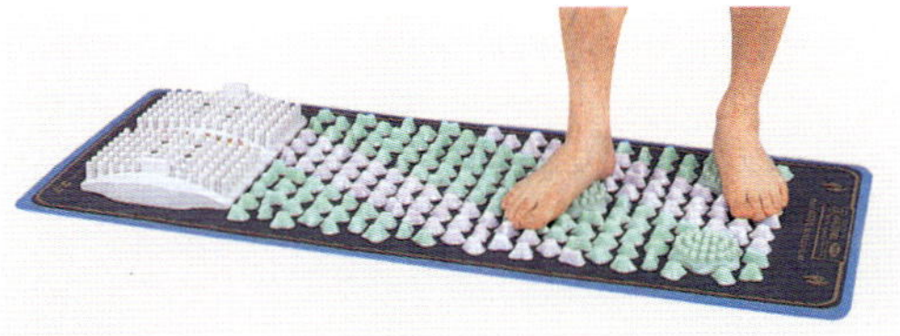

먼저 용천지압봉 위에 발의 아치 부분의 신장(용천)반사구를 비롯 소화기계 반사구를 자극한다.

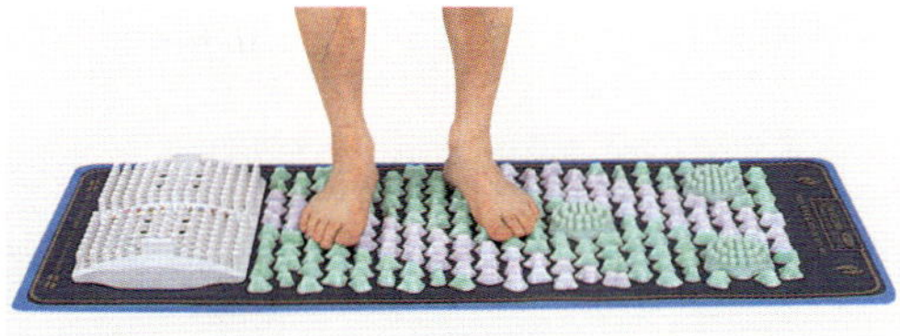

옥자갈길에서 걷기, 한쪽 발에 체중 기울기, O형다리로 발바깥쪽 자극하며 걷기, 발뒤꿈치 들고 걷기, 발뒤꿈치로만 걷기, 다양한 방향으로 지압강도를 조절하면서 걷는다.

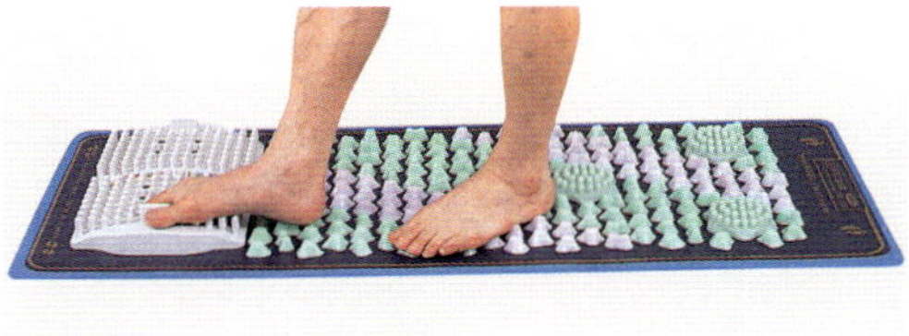

발가락 특수지압봉에 발가락 사이를 끼우고 좌, 우 또는 다양한 방향으로 자극한다.

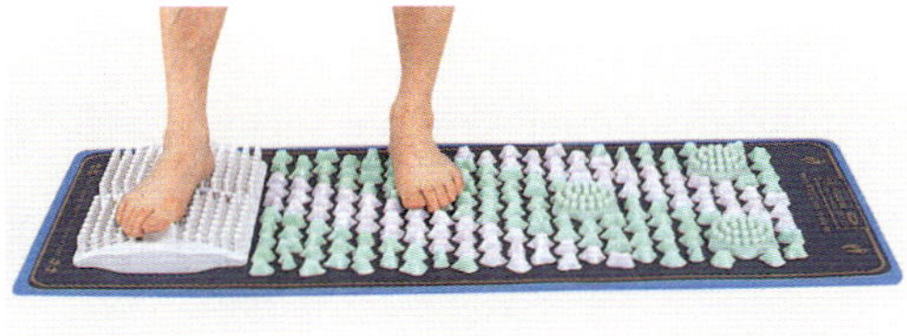

발가락 특수지압봉 위에 발의 경추(목)반사구를 자극한다. 발을 조금씩 이동하면서 발끝에서 뒤꿈치까지 체중으로 강약을 조절하면서 자극하면 매우 좋다.

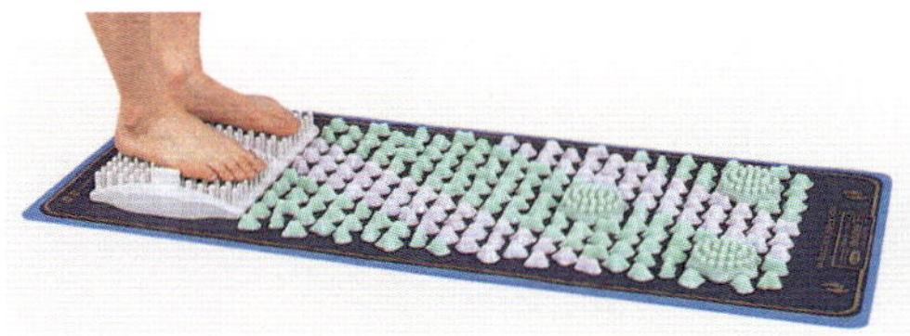

Bio 지압기 위에 양발바닥을 위치하고 Bio와 자석의 기(氣)를 받으며 발의 수평적 균형을 유지하고 반구형 지압돌기에 발바닥을 골고루 자극한다.

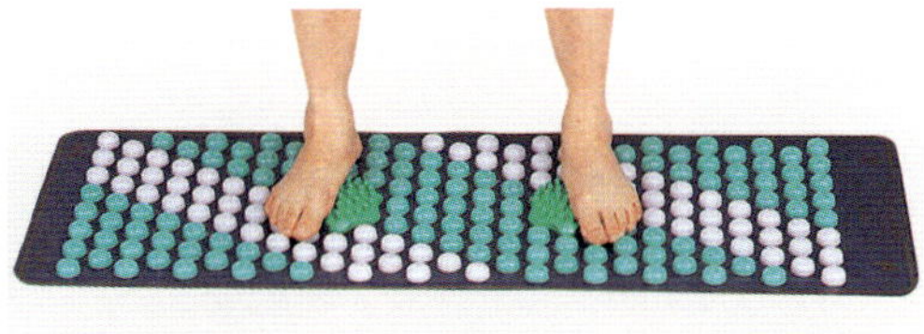

발지압판의 용천봉에서 발바닥의 아치 부분 용천혈을 지압하고 있다. 발바닥의 모든 반사구를 자극하면 더욱 효과적이다.

그림 8-2 발판 지압요령

③ Bio 지압기 밟기 – 특히 발이 약한분 어린이, 노약자, 주부들의 발건강관리에 매우 좋다. 또한 바이오세라믹, 영구자석, 발가락특수지압봉을 설치하여 최고의 발지압기능과 효과를 볼 수 있다(그림 8-3).

- 발 지압판은 변비, 비만 등 다이어트와 건강관리에 좋다.
- 발 지압판은 청소년들의 성장발육을 도우며 건강증진을 도모한다.
- 발 지압판은 발을 골고루 자극하므로 뇌의 활동이 활발해지고 노인들의 건망증, 두통 해소 특히 수험생들의 집중력, 두뇌발달에도 좋다.
- 발 지압판은 맨발로 밟는 것이 더욱 효과적이며 남녀노소 모두에게 좋다.

- 발 지압판은 발(足)반사구에 관계없이 발전체를 빠짐없이 자극하면 삼기삼락 지압법에 의해 최고의 발건강 지압효과를 본다.
- 발 지압판을 밟은 후 30분 이내 따뜻한 온수를 2컵 정도 마시면 혈액순환, 노폐물배설작용, 자연치유력 증강에 더욱 효과적이다.
- 발 지압판은 물세탁으로 항상 청결하게 사용할 수 있다.
- 발가락과 발가락 사이에 끼우고 좌, 우 또는 다양한 방향으로 자극 지압을 준다.
- 한 부위를 5초 정도 자극하고 2~3회 반복한다. 양발의 발가락 사이를 모두 자극하므로 머리가 맑다.
- 엄지발가락에 머리부문이 나머지 네 발가락에는 눈, 코, 치아, 부비동(이마) 등의 반사구가 있으므로 꾸준히 자극하면 두통해소, 치매, 중풍예방, 집중력, 두뇌발달에 좋다.

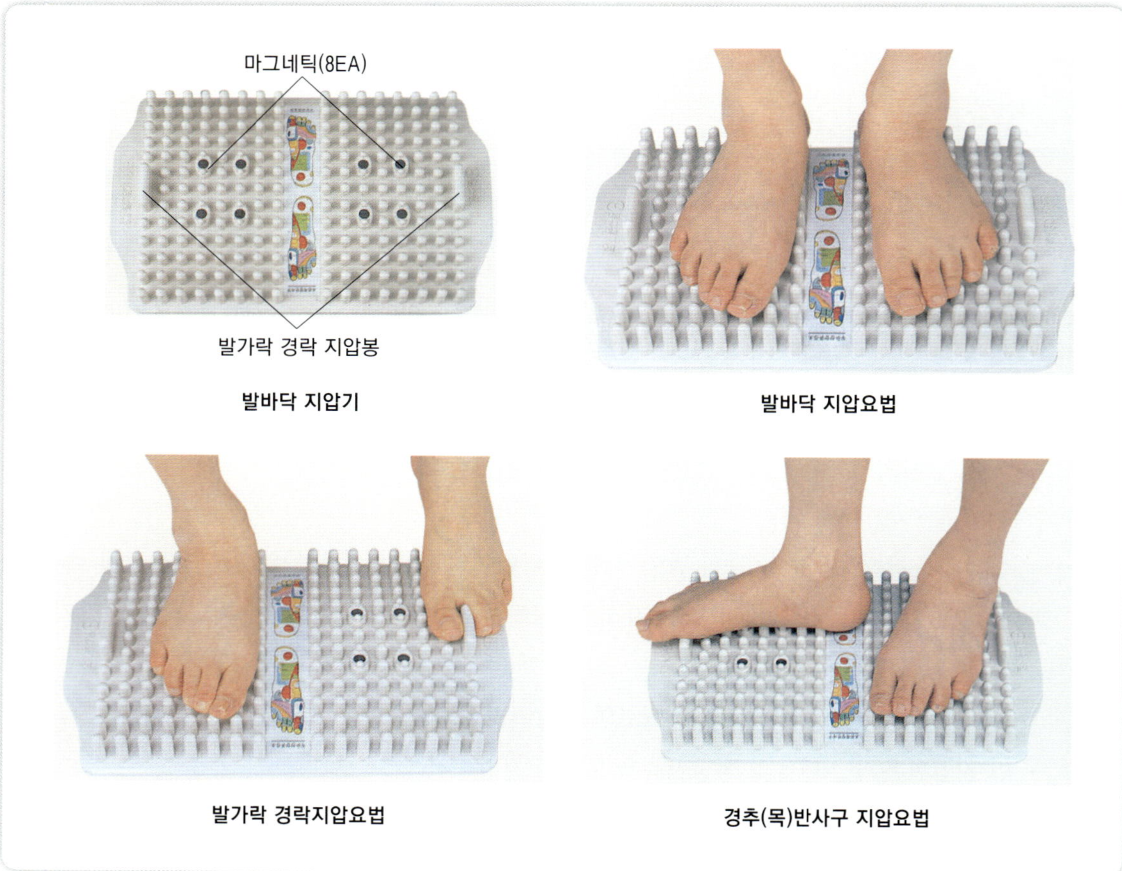

발바닥 지압기 / 발바닥 지압요법 / 발가락 경락지압요법 / 경추(목)반사구 지압요법

그림 8-3 Bio 지압기 사용방법

- 발가락 특수 지압봉에 발바닥의 반사구를 하나씩 위치하고 이동하면서 지압강도를 조절하면 매우 효과적이다.
- 동양의학의 이론에 의하면 머리에서 발끝까지 인체의 주요기관을 통과하는 경락 6군데는 발과 발가락 끝에 있다. 따라서 발바닥, 발가락 반사구를 자극(지압)하면 막힌 경혈을 풀고 불순물을 제거하므로 인체 내 기(氣)의 흐름이 원활해진다. 따라서 발반사요법은 우리 몸에 새로운 에너지(氣)의 전기를 넣어주는 것과 같다.

2.4 각질 및 굳은살 제거

각질은 죽은 세포가 떨어지지 않고 붙어 있는 것으로 과도하게 축적되면 딱딱한 상태의 굳은살이 된다. 굳은살은 주변의 혈관을 조여 혈액순환을 방해하고 에너지(氣) 흐름을 차단시키며, 무좀균 등의 서식처가 되기도 한다. 또한 반사구의 자극을 약하게 하여 해당되는 장기의 기능을 감소시키게 된다. 뿐만 아니라 그 기관의 기능이 떨어지면 해당 반사구에 자꾸 굳은살이 생기기도 한다.

건강과 직결되는 발에 각질 및 굳은살이 생기지 않도록 항상 관심을 갖고 발관리를 게을리 해서는 안 된다.

3 신발 고르기

우리의 몸무게는 발이 지탱하고 있지만 발바닥 전체가 균등하게 몸무게를 받고 있는 것은 아니다. 맨발로 정지한 상태에서 똑바로 서면 몸무게의 50%는 발뒤꿈치, 몸무게의 25%는 엄지발가락 뿌리, 나머지 25%는 네 개의 발가락 뿌리에 체중이 실리게 된다. 만약 뒤꿈치를 올리고 걸어가게 되면 뒤꿈치에 걸리는 몸무게가 줄고, 그만큼 발가락 뿌리에 걸리는 무게가 커지는 것이다.

3.1 굽이 높은 신발은 발의 천적

뒤꿈치의 높이가 8cm인 하이힐을 신게 되면 맨발인 때와는 다르게 뒤꿈치에 걸리는 몸무게가 2분의 1로 줄고, 그 나머지는 굽은 발가락 뿌리로 이동하게 되는 것이다. 걷게 되면 몸무게의 20~30%가 증가하고, 이때 증가된 무게도 발가락 뿌리에만 실리게 되는 것이다. 중족골골두(中足骨·骨頭)에 과중한 무게가 실리면 허리를 억지로 굽힌 것처럼 온몸의 균형이 깨어져 척추 이상이 생길 수 있으며, 중족골골두의 과중한 무게는 이 부위에 굳은살을 생기게 한다. 더구나 높은 굽의 신을 신었을 때 중족골골두에 굳은살이 박히게 되는데 이 부위는 바로 갑상선반사구이다(그림 8-4). 따라서 높은 굽의 신발을 신는 여성들에게 주로 갑상선에 문제가 많이 생긴다. 그리고 굽이 높은 신발을 신으면 발 밑이 흔들거려 발목을 다치는 일도 많다.

갑상선에 문제가 있었던 사례 중 가장 마음을 아프게 했던 일이 있다. 발을 연구하고 있는 저자에게 갑상선암 수술을 받았던 30대 초반의 제자가 "교수님 발이 너무 신기해요"라고 하였는데 그 사연은 이러했다. 발바닥의 갑상선반사구에 동전만한 크기의 굳은살이 박혀 매우 통증이 심해 만질 수가 없었는데 그후 갑상선암 진단을 받고 수술을 하게 되었다. 더욱 놀란 것은 갑상선을 포함한 근치 절제 수술을 하고 난 후 발바닥 갑상선반사구에 딱딱하게 박혀 있던 동전 만한 크기의 굳은살이 힘없이 흐물흐물 떨어져 버렸다는 것이다. 이것은 수술로 인하여 발바닥의 갑상선반사구와 실제 장기와의 신경연결이 끊어졌다는 표시이다. 놀랄만한 인체의 신비가 아니겠는가? 저자는 갑상선반사구에 문제가 있는 많은 제자들을 보고 있다. 그리고 굽이 높고 볼이 좁은 신발을 신고 다니는 적지 않은 학생들을 보며 안타까운 마음에 조언을 하기도 한다. 건강을 생각한다면 굽이 높은 신발은 절대로 신지 않아야 한다. 특별히 필요한 경우라면 푹신한 카페트 위에서 거의 걷지 않아도 되는 상태, 즉 파티 같은 자리에 한정해야 한다.

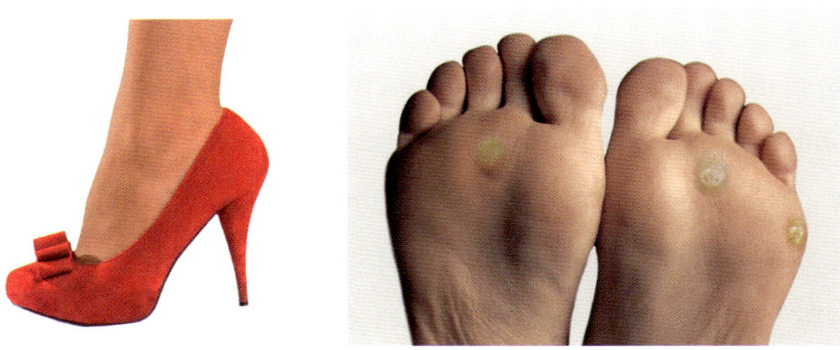

그림 8-4 굽높은 신발과 굳은살

3.2 발에 맞지 않은 신발은 발의 변형 초래

신발을 선택할 때는 자신에게 맞는 사이즈의 가장 편안한 구두를 골라야 한다. 좋은 신발은 발가락이 편하게 놓이는 앞코 부분이 뾰족하지 않고 넓으며, 바닥 깔창이 두껍고 탄력있는 부드러운 가죽재질의 신발이 발에 전해지는 충격을 완화해 발목이나 무릎에 부담을 주지 않는다.

최근 발톱이 굽어서 발가락 살 속으로 파고드는 발톱 변형이 늘고 있다. 이것은 발에 맞지 않은 신발이 원인이 되는 전형적인 변형이다. 대체로 너무 큰 신발을 신고 있기 때문이다. 또한 긴 발톱이나 발이 불결한 것도 원인이 된다. 특히 운동을 왕성하게 하고 있는 청소년들은 발이 꼭 끼는 신발로는 운동을 할 수 없기 때문에, 좀 헐렁한 신발을 신게 된다. 이런 경우 신발 안쪽과 발 사이에 마찰이 커져 눈에 보이지 않은 작은 상처가 나게 되고 상처를 통해 여러 가지 세균이 침투하게 되어 발톱에 염증이 생기게 된다. 심해지면 발톱이 말리는 수도 있다. 이럴 때는 되도록 빨리 병원 치료를 받도록 한다.

또한 앞볼이 좁은 신발은 지속적으로 발가락을 조여 뼈, 근 및 건에 심각한 부담을 주고 발의 변형을 초래한다. 그 대표적인 예가 외반모지이다. 엄지발가락의 변형은 한번 초래되면 돌이킬 수 없으며, 요통, 무릎관절의 통증, 두통, 불면증, 건망증 등이 나타날 수 있다. 따라서 볼이 좁고 굽이 높은 신발은 여성의 건강을 위해 금해야 한다.

3.3 척추가 바르면 건강이 유지된다

인간이 직립 자세로 생활하는 한 척추 문제는 영원히 존재할 것이다. 척추 문제는 나쁜 자세로 인한 중력의 집중과 함께 척추의 만곡이 잘못됨으로 인해 발생한다. 정상적인 척추의 '만곡'이란 목과 허리 쪽이 앞으로 향한 곡선이 있으며, 등과 꼬리뼈 쪽은 뒤쪽으로 향한 적당한 각도의 곡선이 있는 것을 말한다. 이러한 곡선은 중량의 분포에 따라 추체뿐만 아니라 추간 디스크에 가해지는 힘을 결정하게 되는 것이다. 척추의 만곡을 정상적으로 유지하면 할수록 추체를 따라 가해지는 힘이 균등해진다. 나쁜 자세와 잘못된 척추의 만곡을 오랫동안 방치하면 중력을 분산시키지 못하고 어느 한 곳에만 쏠리게 되거나 추간 디스크에 직접적인 압박을 가해 요통, 좌골신경통, 디스크 질환, 척추측만증, 요추전만증, 척추후만증, 목의 통증 등의 척추 질환과 팔다리 저림증 및 감각 이상, 근위축, 팔다리의 마비, 만성 소화불량과 같은 장기의 기능 저하 등 신경학적인 질환 및 뼈, 관절 등의 각종 퇴행성 변화, 견비통, 만성 두통, 만성 피로 등의 구조적인 질환들을 일으키는 직접적인 원인이 되기 때문에 척추 문제를 치료하거나 예방하려면 바른 자세 생활이 최우선 되어야 한다.

좋은 자세는 뼈를 지탱해주는 근육의 밸런스를 좋게하고 혈관을 곧게 신장시켜 혈액순환이 좋아지며 체온이 상승되고 대사작용이 활발하게 이루어진다. 좋은 자세는 건강뿐만 아니라 아름다움과 젊음의 원천이기도 하다.

나쁜 자세는 중력의 완충 역할을 하는 추간 디스크와 정상적인 척추의 만곡을 변화시키게 되며 직접적인 척추 문제의 원인이기도 하다. 따라서 부모는 소중한 자녀의 건강을 위해 어렸을 때부터 바른 자세를 갖도록 우선적으로 신경을 써야 한다.

4 발 관리와 섭생

인간의 입을 통해 섭취하는 모든 것은 곧 건강이고 인성(人性)을 결정해주며 명(命)을 바꿔준다. 돌연사의 90% 정도는 심장병 때문이며 그 원인은 바로 잘못된 식생활 때문이라고 한다. 그만큼 어떤 음식을 어떻게 먹느냐 하는 올바른 섭생은 삶의 가장 중요한 요소이며 건강의 지표가 되는 것이다. 우리 인체에 유익하고 적절한 섭생은 발과 전신의 노폐물 축적을 감소시키고 건강과 젊음을 유지시켜 줄 것이다.

다음은 저자가 건강을 지키기 위해 발반사요법 외에 일상생활에서 실천하고 있는 섭생에 대한 내용들이다. 건강유지와 증진에 도움이 될 것으로 사료되어 소개하고자 한다.

4.1 인스턴트 식품이나 알코올 섭취 삼가

자연식의 섭취는 인체의 세포의 기능을 활성화시켜 주고 몸 속의 노폐물 축적 및 장기의 기능 손상을 감소시켜 줄 것이다.

향신료, 인공감미료, 인공착색제, 인스턴트 가공식품, 술 등을 장기간 과다하게 섭취하면 간질환, 당뇨병 등의 원인이 될 수 있다. 흰 설탕도 우리 몸에 매우 해로운데, 이것은 인체의 모든 장기에 중요한 역할을 하는 모세혈관의 기능에 악영향을 주기 때문이다. 흰 설탕을 매일 먹었던 사람이 당뇨병이 생기고 눈이 침침하다고 호소하는 등의 증상들은 모세혈관의 기능을 손상시킨 결과라 할 수 있을 것이다. 모세혈관을 튼튼히 하려면 술과 흰 설탕을 삼가야 하고 야채나 과일 등에 들어 있는 비타민C를 매일 섭취하도록 하여야 한다. 또한 흰 설탕은 당분을 글리코겐으로 저장하는 간(liver)을 지치게 하며, 당뿐만 아니라 단백질과 지방의 과잉 섭취도 간의 피로를 초래하게 된다. 알코올이나 흰 설탕 등 전분의 다량 섭취는 간뿐만 아니라 혈액

중의 중성지방을 증가시켜 심장병, 고혈압 및 뇌동맥 질환 등이 발생할 위험성을 높인다. 술을 많이 마신 사람들이 간질환이나 중풍에 잘 걸린다는 사실은 이미 널리 알려져 있다.

요즈음 편리하다고 하여 화학조미료나 흰 설탕, 방부제, 색소 등이 많이 함유된 인스턴트 가공식품이나 청량음료, 육식 위주의 패스트푸드 등을 많이 먹게 되는데, 이러한 식습관은 요즈음 우리나라에서 대장암, 유방암이 급증하고 있는 사실과 매우 밀접한 관련이 있다. 식습관은 평생 지속될 수 있는 것이므로 가정에서 주부가 가족 건강을 위해 인스턴트나 각종 화학조미료를 사용하지 않고 직접 만들어 주거나 천연 재료로 음식의 맛을 내는 수고스러움이 절실히 필요하다. 이러한 자연 식품의 섭취는 일상생활에서 습관화되어야 하며 이를 위해서는 무엇보다 주부의 노력이 필요하다. 바람직한 식생활 개선은 곧 가족 건강과 더 나아가 국민 건강과 직결되는 대단히 중요한 주부의 역할이다.

4.2 과식하지 말기

옛날부터 소식(小食)을 하면 장수한다는 말이 있다. 과식은 소화기계에 부담을 줄 뿐만 아니라 다른 장기에도 악영향을 미치게 된다. 감기 초기 증상이 있을 때 밤에 많이 먹고 자면 다음날 감기 증세가 더욱 심해지는 것을 알 수 있다. 과식은 인체에 지방을 축적시켜 비만 및 성인병을 초래할 수도 있다. 과식을 피하려면 술자리나 외식을 금하고 배가 약간 덜 부르다고 느낄 때까지만 먹어야 한다. 그리고 밤에 잠자기 전에 음식을 섭취하는 것은 위에 부담을 줄 뿐만 아니라 인체에 지방을 축적시키므로 음식을 먹고 바로 잠을 자는 습관을 갖지 않아야 한다.

4.3 맑고 깨끗한 물 사용

물은 인체를 구성하는 물질 중 가장 많고 중요한 성분으로 인체에 지대한 영향을 미치게 된다. 우리가 먹고 있는 과일이나 야채 및 음식물을 만들기 위한 재료를 씻는 것부터 물을 사용하게 되고, 국, 찌개와 각종 반찬을 만들 때 그리고 밥을 지을 때도 물이 사용된다. 뿐만 아니라 매일 마셔야 할 물의 양도 적지 않다. 그런데 요즈음은 환경의 오염과 아파트 생활로 인해 물탱크에 저장된 오염된 물을 공급받고 있다. 오염된 물을 그냥 사용해서는 안되며, 물은 반드시 정수하여 맑고 깨끗한 상태로 사용하여야 한다. 물은 우리가 섭취하는 모든 음식의 기본 물질이다.

4.4 동물성 포화지방산 섭취 주의

지방산은 탄소, 수소 및 산소로 구성되어 있다. 모든 탄소에 산소가 포화되어 있는 산을 포화지방산, 탄소 분자 한 개 또는 그 이상이 불포화 상태인 산은 불포화지방산이라 한다. 포화지방산은 일반적으로 육류에 많이 포함되어 있으며, 불포화지방산은 야채, 식물성기름 그리고 생선에 많이 포함되어 있다. 포화지방산을 많이 섭취하면 콜레스테롤이 상승하고, 불포화지방산을 많이 섭취하면 콜레스테롤 수치가 저하되는 효과가 있다. 콜레스테롤이 높은 고지혈증은 고혈압, 당뇨, 심장병, 뇌동맥질환 등 각종 관상동맥 질환을 일으키게 된다.

육류의 섭취를 즐기는 사람은 지방을 제거한 살코기를 먹도록 하고, 고기를 먹을 때는 섬유질이 풍부한 야채와 식물성기름을 함께 섭취하는 것이 콜레스테롤 증가를 어느 정도 막을 수 있다. 그리고 육류 섭취를 잘하지 않는 사람은 생선, 두부, 된장, 콩 등의 섭취로 단백질이 부족하지 않도록 하여야 한다.

4.5 약물 남용 자제

우리들이 흔하게 먹고 있는 감기약, 항생제, 변비완화제, 진통제, 근이완제 및 관절약, 피부질환제(습진, 무좀약), 호르몬제 그리고 정신질환에 사용되는 약 등 많은 약물들은 인체에 해로운 독을 쌓이게 하고 각 장기, 즉 위, 간, 신장 및 장(소장과 대장)의 기능을 손상시키게 된다. 또한 혈관에 지방을 축적시켜 고혈압이나 성인병을 초래하기도 한다. 만약 한번 먹어서 부작용이 뚜렷하게 나타난다면 약물 사용이 조심스러울 것이며 약물 복용을 꺼려하게 될 것이다. 그러나 서서히 눈에 보이지 않게 부작용이 생기게 될 뿐만 아니라 부작용이 약물 때문에 생기게 되었는지 조차도 모르고 지내고 있으며, 부작용을 발견하게 될 때는 이미 장기의 손상이 심각한 상태인 경우가 많다. 특히 갱년기 증상으로 호르몬제를 투여 받은 여성들의 유방암 발생률이 높은 경우는 그 예라 할 수 있으며, 지속적인 약물복용으로 인하여 장 신경의 마비로 대변을 보지 못하여 숨쉬기가 곤란한 경우도 저자는 본 적이 있다. 이때 섬유질이 많이 함유된 자연 식품을 먹게 하고 더불어 발반사요법을 매일 실시하여 이 문제를 해결해 준 적이 있다. 그리고 의약분업이 실시되지 않았을 때 살을 빼기 위해 이뇨제를 많이 복용하여 신장기능이 완전히 손상되어 학교를 다니지 못하고 그만 두게된 제자도 있었다. 약에 대한 무지가 인체의 중요한 장기의 기능을 손상시키고 인생을 망가뜨리게 된 것이다.

항생제 남용에 있어 세계 1위를 차지하고 있는 우리나라는 약을 좋아하고 남용하는 사람들이 확실히 많은 것 같다. 왜 우리나라 사람들은 약물의 부작용과 독작용을 무서워하지 않은지 매우 안타깝다. 약 처방을 할 때는 반드시 필요한 것인지 다시 한번 생각해 보아야 할 것이며, 국민 개개인이 약물의 복용을 심각하게 받아들이고, 조심스럽게 사용하는 태도를 지녀야 할 것이다. 부작용이 전혀 없는 약은 존재하지 않는다는 생각과 함께 약물을 남용하지 않겠다는 의지와 신념이 무엇보다 필요하다.

4.6 금연

담배가 건강에 해롭다는 것을 모르는 사람은 없을 것이다. 그러나 흡연자들이 금연하고 싶어도 좀처럼 성공하지 못하고 있다. 담배는 곧 공인된 마약인 것이다. 우리나라도 금연 운동으로 50대 후반에서 70대까지의 흡연자들이 담배를 끊고 있다. 그러나 가장 일을 많이 해야 할 30~40대에서는 흡연률이 감소하지 않고 있으며, 청소년층과 젊은 여성층에서는 오히려 흡연자가 증가하고 있는 실정이다.

담배에는 4,000여 종의 화학물질이 들어 있으며, 이중 알려진 발암물질이 43가지에 이른다. 담배의 성분 중 인체에 가장 해를 주는 대표적 3가지 물질은 타르, 니코틴, 일산화탄소이다.

타르(tar)는 담뱃진이라고 부르는 독한 물질로 이 속에는 발암물질과 여러 가지 독성물질이 포함되어 있다. 타르는 적은 양으로 동물이나 곤충을 죽일 수 있어 옛날에는 화장실에서 사용하거나 뱀을 퇴치할 때 이용하기도 한 독한 물질이다. 타르는 연소될 때 작은 입자로 되어 기관지나 폐로 들어가 호흡기 점막의 섬모상피세포와 폐포세포에 손상을 입히고 폐암, 후두암, 구강암, 식도암, 위궤양, 방광암 그리고 여성암(자궁경부암) 등의 여러 가지 암을 유발시키는 물질이다.

일산화탄소는 산소 대신 적혈구와 우선적으로 결합하여 혈액의 산소 운반 능력을 감소시키고 만성 저산소증을 일으킨다. 또한 신진대사에 장애를 주고 뇌세포를 파괴시키며 조기 노화 현상을 일으키게 하는 물질이다. 담배를 다량 흡입하면 중추신경계의 기능과 기억력이 감퇴되며 현기증, 권태감, 오심, 구토, 심장이 뛰고 가슴에 중압감 및 호흡곤란 등이 나타나기도 한다. 그리고 일산화탄소는 동맥벽의 세포를 파괴시켜 동맥경화나 뇌혈관 장애의 원인이 되기도 한다.

니코틴은 매우 독성이 강한 중독성 물질로, 심리적 효과가 가장 커서 정신적 안정감과 긴장감 해소 및 일시적인 진정 효과가 있다. 적은 양의 니코틴은 신경계에 작용하여 교감 및 부교감신경을 흥분시켜 쾌감을 얻게 하고, 많은 양의 니코틴은 신경을 마비시켜 환각 상태에까지 이르게 한다. 또한 말초혈관수축, 혈압상승, 심박동항진, 부정맥 및 심장근육에 혈액이 충분히 공급되지 않는 관상동맥질환 등 심장병, 버거스씨병의 발생률을 높인다. 그리고 신경자극, 위산분비증가, 혈청지질의 변화(콜레스테롤 상승), 혈소판 응집력 증가 및 혈관벽 손상을 일으킨다. 니코틴은 무엇보다도 습관성을 일으켜 담배를 계속 피우게 하는 주범이다.

또한 담배 연기 속에는 내분비계 장애 물질인 환경호르몬과 중금속인 카드늄이 들어 있어 생식 능력에 큰 영향을 주게 되어 정자 수와 정자의 운동 감소, 착상률 감소, 유산률 증가 등이 점점 늘고 있다. 흡연은 곧 불임의 원인이 되기도 한다.

금연은 모든 사람에게 필요하지만 특히 고혈압, 고지혈증, 심장질환자는 절대적으로 금연해야 한다. 또한 담배는 중장년층 남성에게 특히 해롭다. 45~54세 남성의 흡연과 관상동맥 사망률을 살펴보면 비흡연 남성의 1년 간 사망률은 약 50명이며, 담배를 하루에 21~39개를 피우는 남성의 사망률은 약 275명이나 된다. 담배는 인체의 세포와 조직 그리고 장기를 서서히 병들게 하는 해로운 악의 물질이다. 특히 중장년층 남성들은 건강을 지키려면 반드시 금연해야 한다. 금연하기 위한 방법 중 하나로 발반사요법을 매일 시술받으면 금단 현상 없이 담배를 끊을 수 있을 것이다.

모든 흡연자들이여 건강을 잃으면 모든 것을 잃게 되오니 굳은 의지로 금연에 성공하기를 바란다.

5 면역력 강화를 위한 온열요법

정상적인 건강생활을 위해서는 열의 힘이 필요하다. 우리가 먹고 마시는 음식과 공기가 세포 속에서 연소되어 에너지가 되는 과정에서 열이 부족하면, 질병이 생기게 된다. 온열치료는 피로로 힘을 잃은 몸에 가장 적합한 방법으로 부작용 없이 몸 전체에 확실하게 혈액을 순환시켜 영양소와 산소를 공급한다. 온열치료는 피부를 통해 체내에 열을 주입시켜 인간이 본래 갖고 있는 자연치유력과 스트레스에 가장 많은 영향을 받고 있는 자율신경을 활성화시켜 정신과 육체의 병을 치유하는 방향으로 돌린다.

자율신경 즉, 교감신경과 부교감신경은 자기 의사와 관계없이 생명유지에 불가결한 기능을 유지, 통제하고 있으며, 혈관을 따라 전신에 넓게 퍼져있다. 이는 각자 뇌의 시상하부로부터 내려오는 지령을 받아 상황에 따른 작동을 한다. 이 자율신경은 면역시스템과 깊은 관계가 있으며 교감신경이 우위에 있으면 흥분, 긴장상태로 위장운동은 억제되며, 심박수가 증가하고 혈관을 수축시켜 혈압을 높이며, 과립구(호중구, 호산구, 호염기구) 작용이 활발해진다. 또한 부교감신경이 우위에 있는 경우에는 심신이 이완되며 소화액이 촉진되고 혈압을 낮추어 심박, 호흡을 안정시키며 림프구의 작용이 활발해진다.

현대의 복잡한 사회에서 받는 육체적, 정신적 스트레스가 지나치면 '자율신경의 불균형' 즉, 자율신경의 그 어느 쪽이 극도로 우위에 선다면 몸의 균형이 깨어져 저체온이 되고 각종 질병이 생긴다. 스트레스가 저체온의 원인이 되는 이유는 스트레스가 쌓이면 교감신경을 긴장시켜 혈관을 수축시키고 전신에 혈액순환량이 감소되어 체온도 저하된다.

저체온이 질병을 만드는 것은 저체온이 되면 면역력이 떨어지기 때문이다. 면역력은 세균, 바이러스, 체내에서 만들어진 유해물질 등을 처리하여 체내를 항상 생존에 적합한 상태를 유지하려는 능력이다. 면역세포가 가장 효율적으로 작용하기 위해서 중요한 것은 체온이다. 체온이 낮아지면 혈류공급이 저하되고 림프구가 감소하여 면역력이 저하되므로 항상 몸을 따뜻하게 유지하도록 하여야 한다. 저체온 체질에는 온열요법이나 반신욕이 매우 효과적이다.

우리 몸을 건강하게 유지하는데는 신경계뿐만 아니라 면역계와 내분비계가 서로 상호작용한다. 면역세포가 항원의 자극을 받으면 신경계를 자극하여 발열하고 호르몬이 분비되어 열을 내린다. 그러므로 체온은 자율신경뿐만 아니라 면역계와도 밀접하게 연관되어 있다.

저자는 발반사요법과 함께 인체의 냉한 부위를 찾아내어 열을 주입하여 면역력을 향상시켜주고 암세포를 약화시키는데 도움을 주는 미쯔이식 온열요법을 소개하고자 한다.

미쯔이식 온열요법은 일본 미쯔이도메코 선생이 개발하여 암환자 치료에 주로 적용한 방법으로 온열 주입기로 몸에서 열이 부족한 곳을 찾아내고 그곳에 열을 주입하면 '앗! 뜨거워' 라는 소리가 절로 나오게 됨과 동시에 면역력의 핵이되는 백혈구가 증가한다. 또한 몸이 냉할 때 활성화되는 암세포를 약화시켜 암을 예방하는 효과가 크다. 즉, 미쯔이식 온열요법은 신체를 따뜻하게 하여 혈액순환을 촉진시켜 암, 각종 질병 예방에 도움을 주는 대체요법 중 하나이다. 미쯔이식 온열요법 사용 방법은 다음과 같다.

5.1 온열기 사용 시 주의할 사항

- 온열기를 젖은 손으로 만지거나 액체에 올려놓지 않도록 한다.
- 스위치를 켜 놓은 채 옷이나 이불 등을 올려놓지 않아야 한다.
- 온도에 둔감하거나 피부가 약한 사람은 특히 화상에 주의한다.

- 해열제로 열을 억제하고 있는 사람이 주열하면 열이 한꺼번에 올라와 고열이 나므로 금하며, 부신호르몬계 약을 먹지않도록 한다.
- 주열한 열은 8시간 몸속에 남아있기 때문에, 치료 후 8시간 경과한 후 목욕을 한다. 치료 전에는 언제든 목욕하여도 좋다.
- 충수염 등 염증이 있는 경우와 개방 상처 부위에는 금하도록 한다.

5.2 온열기 사용법

- 환부에만 주열하면 충분한 효과를 얻지 못하므로 반드시 「기초 치료」에 먼저 주열한 후 「해당 부위」에 주열한다.
- 몸에 바른 오일, 땀 등 기름, 물기를 깨끗하게 씻어내고 적용한다.
- 온열기에 천을 씌워 천천히 가볍게 쓰다듬듯이 환부의 주변에서 중심을 향하여 빙빙 돌리면서 열을 주입하는 식으로 적용한다.
- 피부가 약한 사람은 온도를 낮게 설정하여 적용하고, 같은 자리에 계속 대고 있으면 화상 위험이 있다.
- 환부 피부가 붉은색을 띠고 몸에 열이 남아있고 기분이 상쾌하며 잠자고 싶으면 효과 있는 것으로 판단하여 주열을 끝낸다.
- 주열 시간은 30분~1시간 정도로 한다.

5.3 기초 치료

기초 치료는 미쯔이식 온열요법에서 가장 중요한 care point이다. 병변 각 부위를 치료하기 전에 척추의 자율신경을 먼저 안정화 시켜줌으로써 수축된 모세혈관을 확장시켜서 림프구가 활성화되면서 면역력이 강화된다. 그러므로 반드시 먼저 해야할 곳은 「기초 치료」 부위이다. 「기초 치료」 부위는 등뼈를 따라 뇌신경, 자율신경의 근본 줄기로 통하는 곳이므로 중심이 되는 척추뼈를 확실하게 따뜻하게 하고 난 후 주변 근육을 따뜻하게 해준다(그림 8-5).

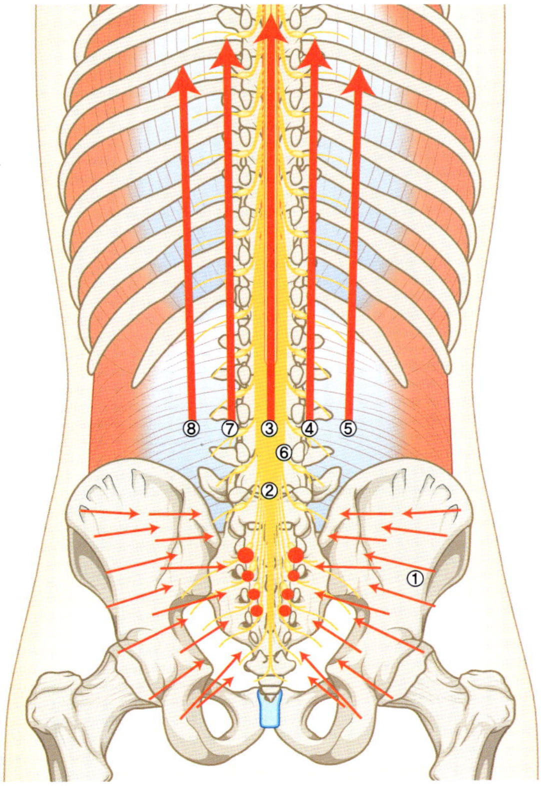

그림 8-5 기초 치료

CHAPTER 9

발반사요법에 대한 최근 연구 동향

1. 국내연구
2. 국외연구

최근에는 간호학문 분야를 중심으로 발반사요법에 대한 많은 연구가 진행되고 있어 수많은 논문과 보고서가 쏟아져 나오고 있다. 이러한 추세는 인류의 건강증진을 위한 보완대체요법의 효과를 객관화하여 실제 적용 가능한 간호의 한 분야가 될 수 있는 초석이 되리라 사료된다. 발반사요법에 대한 국내외 연구 동향을 소개하고자 한다.

1 국내연구

1) 제목: 발반사 마사지가 월경불편감에 미치는 효과

저자: 백환금

출처: 서울대학교 대학원 석사학위논문, 1999

2) 제목: 간호학생의 임상실습 스트레스경감을 위한 발마사지의 효과

저자: 원종순, 김금순, 김경희, 김원옥, 유재희, 조현숙, 정인숙

출처: 기본간호학회지, 2000, 7(2), p192-207

3) 제목: 발반사요법이 장시간 서있는 직업여성들의 안위감에 미치는 효과

저자: 김광옥

출처: 부산대학교 대학원 박사학위논문, 2000

4) 제목: 발마사지가 자궁절제술 환자의 수술 전 불안에 미치는 효과

저자: 김혜순, 장춘자

출처: 여성건강간호학회지, 2000, 6(4), p579-593

5) 제목: 발반사요법이 주부들의 스트레스 완화에 미치는 영향

저자: 황명희

출처: 계명대학교 대학원 석사학위논문, 2001

6) 제목: 발반사요법을 적용한 양생체조의 효과

저자: 손병국

출처: 경산대학교 보건대학원 석사학위논문, 2001

7) 제목: 복부수술 환자의 수술 후 통증에 미치는 발마사지의 효과

저자: 김진희

출처: 중앙대학교 대학원 석사학위논문, 2001

8) 제목: 임상간호사의 피로에 대한 발반사마사지 효과

저자: 이중분

출처: 한양대학교 대학원 석사학위논문, 2002

9) 제목: 발반사마사지가 위암 환자의 스트레스와 면역기능에 미치는 효과

저자: 조혜명

출처: 계명대학교 대학원 박사학위논문, 2002

10) 제목: 발마사지가 항암화학요법을 받는 암환자의 활력징후, 피로 및 기분상태에 미치는 효과

저자: 원종순, 정인숙, 김지수, 김금순

출처: 기본간호학회지, 2002, 9(1), p16-26

11) 제목: 복부수술 환자의 수술후 통증에 미치는 발마사지의 효과

저자: 김진희, 박경숙

출처: 성인간호학회지, 2002, 14(1), p34-43

12) 제목: 사업장 근로자의 고혈압 관리를 위한 자가발반사요법의 효과

저자: 차남현

출처: 지역사회간호학회지, 2002, 13(1), p17-29

13) 제목: 발마사지가 개복술 환자의 통증, 불안, 수면에 미치는 영향

저자: 장미영

출처: 이화여자대학교 대학원 석사학위논문, 2002

14) 제목: 발반사마사지가 간호사의 피로도와 하지부종에 미치는 영향

저자: 민인영

출처: 계명대학교 대학원 석사학위논문, 2002

15) 제목: 발반사요법이 여대생의 월경불편감에 미치는 효과

저자: 김영희, 조수현

출처: 여성건강간호학회지, 2002, 8(2), p212-221

16) 제목: 발맛사지가 노인의 수면, 활력징후, 피로에 미치는 영향

저자: 원종순

출처: 기본간호학회지, 2002, 9(3), p513-523

17) 제목: 발반사요법이 노인의 심신 이완에 미치는 영향

저자: 김향미

출처: 부산대학교 대학원 박사학위논문, 2003

18) 제목: 발반사요법 교육프로그램이 당뇨병 환자의 발관리에 미치는 효과

저자: 이영희

출처: 한국간호과학회, 2003, 33(5), p633-642

19) 제목: 발반사요법 교육 프로그램이 간호학생의 변비와 스트레스에 미치는 효과

저자: 김영희

출처: 카톨릭대학교 대학원 박사학위논문, 2003

20) 제목: 발반사요법 교육프로그램 제공이 간호대학생의 장 기능, 불안 및 우울에 미치는 효과

저자: 김영희, 최의순

출처: 여성건강간호학회지, 2003, 9(3)

21) 제목: 발반사마사지가 노인의 수면과 혈압에 미치는 효과

저자: 고미혜

출처: 간호과학논문집, 2003, 6(1)

22) 제목: 발반사마사지가 슬골관절염 노인의 하지 혈류속도, 신체상태와 기분에 미치는 영향

저자: 엄동춘

출처: 서울대학교 대학원 박사학위논문, 2003

23) 제목: 본태성 고혈압 환자에게 미치는 발반사마사지 효과

저자: 박형숙, 조규영

출처: 대한간호학회지, 2004, 34(5), p739-750

24) 제목: 자가 발반사요법이 여고생의 월경전증후군과 생리통에 미치는 효과

저자: 김이순, 김민자, 정인숙

출처: 대한간호학회지, 2004, 34(5), p801-808

25) 제목: 발반사요법이 항암화학요법을 받는 유방암환자의 오심, 구토 및 피로감에 미치는 영향

저자: 양진향

출처: 대한간호학회지, 2005, 35(1), p177-185

26) 제목: 발반사 마사지가 탄광부 진폐증환자의 피로와 불면증에 미치는 효과

저자: 이영미, 송경애

출처: 대한간호학회지, 2005, 35(7), p1221-1228

27) 제목: 발반사 마사지가 유방암 환자의 수술 후 통증과 수면 만족도에 미치는 효과

저자: 이홍숙

출처: 아주대학교 대학원, 석사학위논문, 2005, p11

28) 제목: 발반사마사지가 항암화학요법을 받는 난소암 환자의 불안과 불편감에 미치는 효과

저자: 황경혜, 최의순, 유양숙

출처: 여성건강간호학회지, 2005, 11(3)

29) 제목: 자가 발반사마사지가 중년 여성의 우울 · 스트레스 반응 및 면역기능에 미치는 효과

저자: 이윤미

출처: 대한간호학회지, 2006, 36(1), p179-188

30) 제목: 자가 발반사 마사지가 간호학생의 스트레스, 피로 및 수면양상에 미치는 효과

저자: 조규영

출처: 한국간호과학회, 2006, 36(1), p179-188

31) 제목: 발반사 마사지가 뇌졸중환자의 변비 완화에 미치는 효과

저자: 박양숙

출처: 강원대학교 대학원 석사학위논문, 2007, p5

32) 제목: 자가 발반사마사지가 재가 여성 노인의 우울 · 수면 · 요통에 미치는 효과

저자: 엄미란, 김은경, 오희영, 김현숙, 곽경희

출처: 기본간호학회지, 2008, 15(4), p504-512

33) 제목: 발반사마사지가 시설 노인의 자아존중감과 생기유발에 미치는 영향

저자: 이강이

출처: 기본간호학회지, 2009, 16(1), p39-45

34) 제목: 암환자에게 적용한 발반사마사지 중재효과의 메타분석

저자: 김민영, 오복자

출처: 종양간호학회지, 2011, 11(2), p127-135

35) 제목: 발반사요법이 20대 직장여성의 만성변비에 미치는 영향

저자: 이현서

출처: 성신여자대학교 생애복지대학원 석사학위논문, 2012

36) 제목: 발마사지 간호중재가 재가노인의 수면, 피로, 보행에 미치는 효과

저자: 송호은

출처: 예수대학교 대학원 석사학위논문, 2014, p9-10

37) 제목: 중환자실 입원환자에게 적용한 발반사마사지의 효과

저자: 최순기

출처: 전북대학교 대학원 박사학위논문, 2017, p9

2 국외연구

국외 연구물 중 출처가 제시되지 않은 논문은 인터넷 사이트(pacificreflexology.com)에서 검색한 자료이다. 발반사요법의 연구주제 선정과 적용 부분에 실질적인 도움이 되리라 사료되어 소개한다.

간호영역

1) 제목: Reflexology and nursing care(반사요법과 간호)

저자: Zeller–Dobbs B and Poletti R.

출처: Krankenpfl Soins Infirm, 1980, (11), p549-552

2) 제목: Using alternative and complementray therapies in the emergency setting(응급실에서의 대체요법과 보완요법 이용)

저자: Milton Doris.

출처: The Emergency Nurses Association, 1998, 24(6), p500-508

3) 제목: Theories of how reflexology works(반사요법의 작용에 관한 이론)

저자: Shirley Christopher.

출처: Pacific Institute of Reflexology, 2001

4) 제목: Introduction to reflexology(반사요법 개론)

저자: Shirley Christopher.

출처: Pacific Institute of Reflexology, 2002

5) 제목: Reflex action(반사작용)

저자: Kath Harper.

아동건강영역

1) 제목: Treatment of upper respiratory tract infection(URTI) in children with Foot Reflexo-Massage(소아에서 발반사마사지를 이용한 상기도감염의 치료)

저자: Li fengchun.

2) 제목: Clinical report of 18 Cases of infant amniotic fluid aspiration pneumonia treated with foot Reflexology(발반사요법으로 양수흡입성 폐렴 환아를 치료한 18사례의 임상적 보고)

저자: Duanmu Huixian.

3) 제목: Foot Massage Treatment of children pneumonia and bronchitis(폐렴과 기관지염 아동에 대한 발마사지 치료)

저자: Wu Huiming.

성인건강영역

1) 제목: Ureteric colic and zone therapy(요로산통과 반사요법)

저자: Baekgard Niels and Vibe-Hansen Henrik.

출처: Ugeskr. Laeg., 1981, 143, p676-678

2) 제목: Asthma and reflexology(천식과 반사요법)

저자: Ulla Fosholt.

출처: Mit Helbred (My Health), 1992, 10.

3) 제목: Foot zone therapy and bronchial asthma(발반사요법과 기관지천식)

저자: Lisbeth Nuchel Petersen, Peter Faurschou, Ole Thor Olsen and Ulrik Gerner Svendsen.

출처: Ugeskr Laeger, 1992, 154, p2065-2068

4) 제목: Treating type II diabetes mellitus with foot reflexotherapy(발반사요법과 제2형당뇨병 치료)

저자: Wang, XM.

출처: Chung Kuo Chung His I Chieh Ho Tsa Chih (China), 1993, 13(9), p536-8517

5) 제목: Reflexology use in ureter and kidney stone attacks(요관 및 신장결석 통증에 대한 반사요법의 적용)

저자: Baekgard Niels and Vibe-Hansen Henrik.

출처: Glostrup County Hospital Reported by Leila Ericksen, FDZ Research Committee, Zoneterapeutin, 1993(6)

6) 제목: Immediate effects of a five-minute foot massage on patients in critical care(중환자실 환자에게 5분간 적용한 발마사지의 즉각적인 효과)

저자: Hayes J and Cox C.

출처: Intensive Critical Care Nursing, 1999, 15(2), p77-82

7) 제목: An exploratory study of reflexological treatment for headache(두통에 반사요법을 적용한 탐색적 연구)

저자: Lila Launso, Eva Brendstrup and Soren.

출처: Alternative Therapies in Health and Medicine, 1999, 5, p57-66

8) 제목: Changes of renal blood flow during organ-associated foot reflexology measured by color doppler sonography(칼러 도플러 초음파로 측정한 연관된 장기별 발반사요법에 따른 신혈류의 변화)

저자: Sudmeier I, Bodner G, Egger I, Mur E, Ulmer H and Herold M.

출처: Forsch Komplementarmed, 1999, 6(3), p129-134

9) 제목: Foot reflexotherapy applied to patients with non-insulin dependent diabetes mellitus(비인슐린의존성당뇨환자에 적용한 발반사요법)

저자: Duan Zhi-gin et al.

10) **제목: Foot reflexotherapy in the treating for diabetes and diabetic complications-report of 215 cases(당뇨와 당뇨합병증 치료를 위한 발반사요법 - 215사례)**

저자: Wang Haizhong.

11) **제목: Treatment of knee arthralgia with foot reflexo-therapy: an analysis of seventeen cases(발반사요법을 이용한 무릎관절통 치료: 17사례의 분석)**

저자: Chen Guang-ming.

12) **제목: Observation on the therapeutic effect of 15 cases of gout treated with foot reflexotherapy(15사례의 통풍 치료에 대한 발반사요법의 효과 관찰)**

저자: Wu Zhensheng.

13) **제목: Exploring the application of foot reflexology for the prevention and treatment of funtional constipation(기능적 변비의 예방과 치료를 위한 발반사요법의 적용 연구)**

저자: Yang Yu-Ru, Chao Ling-Yun, Meng Guan-Ling, Cao Su-wen, Hao Jia-Mo and Zhang Suhui.

14) **제목: Using reflexology to relieve chronic constipation(만성 변비를 완화 하기 위한 반사요법적용)**

저자: Leila Ericksen.

15) **제목: Clinical experience of foot massage in the treatment of lientery diarrhea(불소화성 설사 치료에 관한 발마사지의 임상적 경험)**

저자: Li Feng-chun, Sanitary Department Factory of PLA.

16) **제목: Observation of constriction effect on normal human gall bladder induced by foot reflex zone massage(발반사마사지에 의한 정상인의 담낭 수축 효과 관찰)**

저자: Duan Zhigrin.

17) **제목: Is chest pain affected by reflexology intervention?(반사요법 중재가 흉통에 영향을 미치는가?)**

저자: Margaret Rose Berker.

18) 제목: Neuro-reflexotherapy intervention in the treatment of non-specified lower back pain(비특이적 요통 치료를 위한 신경-반사요법 중재)

저자: Kovacs FM, Abraira V, Lopez-Abente G and Pozo F.

19) 제목: Treatment of acute lumbar sprain with massage of the reflex zones: A report of twenty cases(발반사마사지로 급성요추부염좌 치료: 20 사례보고)

저자: Xiao Zhengke.

20) 제목: A study of the effect of reflexology on people with multiple sclerosis(다발성경화증 환자에서 반사요법 효과에 관한 연구)

저자: Marian Joyce and Rosemary Richardson.

21) 제목: Foot reflexo-massage in three patients whit intractable facial palsy(난치성 안면마비환자 3명에게 적용한 발반사마사지)

저자: Bei Zuofu, Tan Chunfang and Bei Meng.

22) 제목: Treatment of 33 cases of cerebral thrombotic sequelae with foot reflexotherapy (대뇌혈전 휴유증을 가진 33명의 환자에게 적용한 발반사요법)

저자: Zhang Duowen, and Wu Zhaoxia.

23) 제목: Foot reflexology in the treatment for 5 cases with drug toxic deafness(약물 중독성 귀머거리 대상자 5명을 치료한 발반사요법)

저자: Zhao Zhijian, Zhou Gengye and Zhou Xin.

24) 제목: Foot reflexology therapy in neurosis: clinical observation of 20 cases(신경증에 적용한 발반사요법: 20사례 임상적 고찰)

저자: Duan Shuang-Feng.

25) 제목: The comparison of curative effects between foot reflexology and chinese traditional medicine in treating 37 cases with male's sexual dysfunction(37명의 남성 성기능부전 대상자 치료에 적용한 발반사요법과 중국 전통의학의 치료 효과의 비교)

저자: Sun Jianhua.

26) **제목:** Treatment of knee arthralgia with foot reflexo-therapy: an analysis of seventeen cases(발반사요법으로 무릎관절통 치료: 17사례의 분석)

저자: Chen Guang-ming and Yang-Hua Clinic.

여성건강영역

1) **제목:** Easier births using reflexology(보다 용이한 출산을 위한 반사요법)

저자: Gabriella Bering Liisberg.

출처: Tidsskrift for Jordemodre, 1989, 3

2) **제목:** Randomized controlled study of premenstrual symtoms treated with ear, hand and foot reflexology(귀, 손 및 발반사요법을 적용한 월경전증후군 치료에 관한 연구)

저자: Terry Oleson and William Flocco.

출처: American Journal of Obstetrics and Gynecology, 1993, 82(6)

3) **제목:** The effect of foot massage on patients' perception of care following laparoscopic sterilization as day case patients(복강경시술 후의 환자 인식에 관한 발마사지의 효과)

저자: Hulme J, Waterman H, and Hillier VF.

출처: Journal of Advanced Nursing, 1999, 30(2), p460-471

4) **제목:** Reflexology an effect on infertility(불임에 대한 반사요법의 효과)

저자: Leila Ericksen.

5) **제목:** The effects of reflexology on labour outcome(출산에 대한 반사요법의 효과)

저자: Gowri Motha and Jane McGrath.

6) **제목:** Foot reflexo-therapy in the treatment for 50 cases of gynecological diseases(50사례의 부인과 질병 치료에 적용한 발반사요법)

저자: Hui Song and Senior Doctor.

7) **제목:** Experience in 10 cases of dysmenstruation treated with foot reflexology(발반사요법으로 월경곤란증을 치료한 10사례의 경험)

저자: Wu Zhixing.

8) **제목:** Foot reflexology in the treatment of hypogalactia(유즙분비감소 치료에 적용한 발반사요법)

저자: Zhang Jie.

9) **제목:** Foot reflexology in the treatment of hypermenorrhea: report of 28 cases(월경과다증 치료에 적용한 발반사요법: 28사례 보고)

저자: Wu Zhixing.

노인건강영역

1) **제목:** Foot acupressure and massage for patient for Alzheimer's disease and related dementias(알츠하이머 환자와 치매환자에게 적용한 발지압과 발마사지)

저자: Sutherland JA, Reakes J and Bridges C.

출처: Image, 1999, 31(4), p347-345

2) **제목:** Was it the foot massage that made the elderly patients less fracture?(발마사지가 노인 환자의 골절을 감소시키는가?)

저자: Mike Thomas.

3) **제목:** Preliminary exploration of treatment for insomnia(불면증 치료의 사전연구)

저자: Gao Wa, Wang Zhen and Liu Haige.

암환자와 호스피스영역

1) **제목: Foot massage: A nursing intervention to modify the distressing symptoms of pain and nausea in hospitalized patients with cancer(발마사지: 암으로 입원한 환자의 통증과 오심 증상을 완화하기 위한 간호중재)**

저자: Grealish L, Lomasney A, and Whiteman B.

출처: Cancer Nursing, 2000, 23(3), p237-243

2) **제목: Does reflexology impact on cancer patients' quality of life?(반사요법이 암환자의 삶의 질에 영향을 미치는가?)**

저자: Hodgson H.

출처: Nursing stand, 2000, 14(31), p19-25

3) **제목: The effects of foot reflexology on anxiety and pain in patients with breast and lung cancer(유방암과 폐암 환자의 불안과 통증에 대한 발반사요법의 효과)**

저자: Stephenson NL, Weinrich SP and Tavakoli AS.

출처: Oncology Nursing Fourm, 2001, 28(3), p445-446

4) **제목: Reflexology audit: patient satisfaction, impact on quality of life and availability in Scottish hospices(반사요법강좌: 환자 만족, 스코틀랜드호스피스 기관에서의 삶의 질에 영향을 미치는 환자 만족도와 유용성)**

저자: Milligan M, fanning M, hunter S, Tadjali M and Stevens E.

출처: Int J Palliat Nursing, 2002, 8(10), p489-496

5) **제목: Foot reflex zone massage alleviates symptoms induced by chemotherapy in pulmonary malignant tumour patients(항암치료를 받는 폐암환자의 증상을 완화시키는 발반사마사지)**

저자: Li Long Yun.

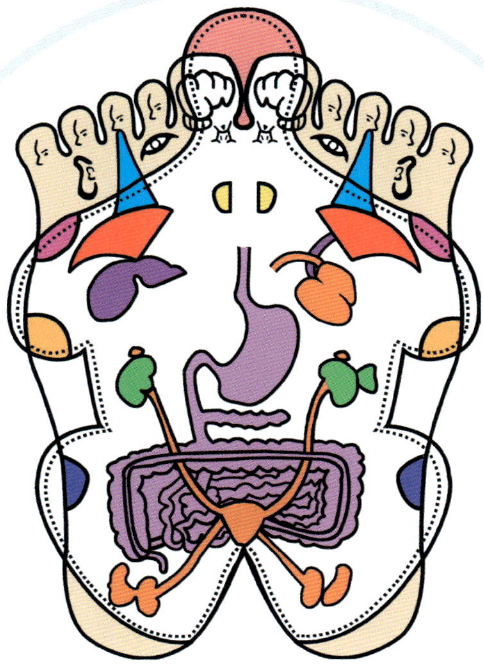

부록

1. 임상 사례

2. 발반사구 위치도

1 임상 사례

다음은 발건강교육연구센터를 운영하면서 경험하였던 많은 사례 중 대표적인 몇 가지 사례를 소개한다.

신경증적 장애 Neurotic disorder와 불면증 Insomnia

39세의 여성은 신경증과 신경쇠약 등으로 불면증, 눈충혈, 두통, 불안, 우울, 흉통, 가슴이 답답하고 두근거림, 다리가 저리고 마비, 무기력, 어지러움증 등의 증상이 나타나 9년 동안 정신과 치료를 받고 있었으며, 수면제를 먹어야 잠을 잘 수 있는 분이었다. 가족들의 권유로 복용하던 약을 모두 끊고 발반사요법을 받게 되었는데, 약물 복용 없이도 잠을 잘 수 있었고 몸도 가볍고 마음도 평온하여 그 효과는 매우 좋았다. 그런데 그 동안의 약물 복용으로 장신경의 기능이 심하게 저하되어 숨을 쉬기 어려울 정도로 변을 보지 못하였다. 이 여성은 정신과 의사와 상담을 해보니 발반사요법의 효과를 긍정적으로 인정해 주었다. 그러나 발반사요법으로 다른 문제점은 해결할 수 있을지 몰라도 장기간의 약물 복용으로 장신경이 마비되어 장의 기능을 되살리기는 어려울 것이라고 하였다.

변비를 해결하기 위하여 약물요법은 사용하지 않고 변 완화에 효과가 있는 자연 식품과 함께 발반사요법을 매일 실시하였다. 발반사요법을 받은 8일째에 배변을 하게 되었고 증상이 호전되어 계속 수면제 복용 없이 잠을 자게 되었다. 이 여성은 그 동안 수면제 복용으로 인하여 가족들에게 아침밥을 한번도 차려 주지 못했던 주부였으니 그 가족들의 스트레스 또한 적지 않았다. 하지만 발반사요법을 받은 후 가정의 분위기가 밝아지게 되었다고 한다.

빈혈 Anemia

36세인 여성은 23세 때 비염 수술을 받은 적이 있고 3년 전부터 방광염으로 소변을 자주 보는 편이다. 또한 눈충혈, 피로, 비출혈, 이명, 빈혈 증상을 호소하였으며, 몸 상태가 너무 좋지 않아서 한의원에서 보약을 지어 왔다고 하였다.

저자는 발반사요법시에 반드시 먹어야 할 약을 제외하고는 약의 복용을 금하도록 하였고, 보약은 냉장고에 보관하여 나중에 먹도록 하고 20회 정도의 시술을 받아보라고 하였다. 이 여성은 발반사요법 1회 시술 후 눈충혈이 완화되고 소변횟수가 감소하고 머리가 가벼워졌다 하였으며, 그 후 증상들이 많이 호전되었다. 이 사람은 1주에 2회 정도 약 2달 동안 총 19회의 발반사요법을 받고 나서 전에 갔던 한의원에 가서 검사를 해보았다. 검사 결과를 보고 한의사는 무엇을 먹어서 이렇게 좋아졌냐고 매우 놀라워하며 물었다. 이 여성은 "죄송하지만 그 전에 한의원에서 지어 왔던 보약은 먹지 않고 냉장 보관하고 있구요 발반사요법을 받았습니다"라고 말씀드렸다. 한의사는 "발반사요법이 좋다는 말은 들었어도 이렇게 효과가 뛰어 나는 줄은 몰랐다"고 하였다. 이 부인은 알고 보니 심한 빈혈 상태였다. 헤모글로빈(hemoglobin, Hb) 수치가 7.3으로 매우 낮았으며, 헤마토크릿(hematocrit)은 29였는데 보약도 먹지 않고 발반사요법을 받은 두 달 후 헤모글로빈 수치가 12, 헤마토크릿은 39로 거의 정상 상태로 좋아졌다. 저자도 그 결과에 놀라웠으며 신비한 발반사요법의 효능을 다시 한번 경험하게 되었다.

등의 통증 Back pain

17세의 남학생(고교 1년생)은 등(back)에 통증이 심하게 나타나 책상에 앉아 있을 수 없을 정도로 고통스러워 정형외과를 찾아가게 되었다. 검사 결과 척추의 이상은 나타나지 않았고 2주 이상 병원을 다니면서 근이완제 및 진통제 복용과 물리치료를 받았으나 약 복용 후 2시간이 지나면 다시 통증이 심하게 나타나 의자에 앉아 있을 수가 없었다. 학생의 어머니는 이렇게 젊은 아이가 등이 심하게 아픈 데도 방법이 없다는 것에 매우 걱정스러워 했다. 저자가 발을 진단해 보니 척추에는 전혀 이상이 없었고 내부 장기의 기능에 문제가 있었다. 그래서 "아직 나이가 어려서 신경전달이 잘 될 것이오니 10회 정도만 받으면 좋아질 것 같다"고 하였다. 물론 약 복용은 하지 않고 발반사요법을 시작했는데 그 효과는 무척 빠르게 나타났다. 발반사요법 1회를 받고 통증의 정도가 감소하고, 2시간마다 나타났던 통증이 12시간 정도 지난 후 나타나더니 그 다음날 2회를 받고 나서는 통증이 거의 완화되었으며 6회를 받은 후에는 통증이 완전히 사라졌다고 하였다. 그래도 저자는 내부 장기의 기능 및 면역력을 더욱 강화시켜 줄 필요가 있다고 판단되어 안전하게 10회까지 받도록 권유하였다. 이 학생의 어머니는 손으로 발을 만져 등(back)의 통증이 사라질 수 있다는 사실에 놀라워하며 감사해 하였고, 본 대학 평생교육원에 등록하여 저자에게 발반사요법을 배우게 되었다.

만성피로 Chronic fatigue

42세의 남성은 건설업을 하시는 분으로 항상 몸이 무겁고 피곤함을 느껴 병원을 찾게 되었고 종합검진 결과 아무 이상이 없는 것으로 나타났다. 그러나 저자가 처음 이 사람을 보았을 때 간 질환이 있는 얼굴색을 띠고 있었으며, 내장 기능이 매우 좋지 않아 보였다. 발반사요법을 1회 받고는 약간 어지럽고 매스꺼운 증상이 나타났으나 큰 문제는 없었다. 그러나 2회 받고 2시간이 지난 후 전화가 왔는데 계속 설사하고 소변을 자주 보았으며 오한과 함께 몸을 가눌 수가 없게 되었다고 하였다. 저자는 이 사람을 발건강교육연구센터로 다시 오도록 하여 내분비반사구를 자극해 주었더니 오한 증상이 없어지며 몸 상태가 조금씩 좋아졌지만 힘이 없어 겨우 택시로 집으로 돌아가게 되었다. 다음날 점심 때까지 아무것도 먹지 못하고 누워 있어야만 했고, 오후쯤 되어 일어났는데 항상 무겁던 몸이 새털처럼 가벼워졌다고 한다. 이 사람은 병원에서의 검사 결과 및 진단에서는 이상이 없는 것으로 나왔지만 장기의 기능이 매우 좋지 않은 상태로 발반사요법의 효과를 제대로 보게 된 것이다. 소위 명현반응, 즉 노폐물이 배출되는 과정으로 저자가 앞에서 언급했던 치료위기(healing crisis) 반응이 심하게 나타난 경우이다. 몸 상태가 좋지 않을 때는 그 횟수를 적게 하면서 차츰 늘려 나가야 하는데 한꺼번에 자극을 많이 해주다 보니 이런 현상이 심하게 나타난 것이다. 이런 반응이 나타나야 빠른 효과를 볼 수 있기는 하지만 서로 당황스럽게 된다. 이때 가장 중요한 것은 심한 반응에도 저자를 신뢰하고 따라주었다는 점이다. 그 후 이 사람은 바쁜 가운데도 발반사요법을 배우게 되었고, 주위 사람들에게 발반사요법의 효능을 알리게 되었다.

뇌손상 Brain damage과 빈뇨 Frequency

54세의 여성은 5년 전 교통사고로 인하여 뇌손상을 받아 오른쪽 마비가 나타났고 왼쪽으로만 지탱하고 걷다 보니 고관절이 많이 비뚤어져 있었다. 또한 사고력, 언어력 등의 기능에 문제가 있었으며, 혼자 일어서거나 걸을 수 없었고, 물을 마실 때는 벌컥 벌컥 소리를 내고 흘리면서 힘들게 들이마셨다. 그리고 소변을 2시간마다 자주 보고 있어서 밤에도 2시간마다 부축하여 소변을 보게 하는 남편의 정성과 노고는 말로 표현하기 어려울 정도로 힘들고 지쳐 있었다. 병원에서도 더 이상 해줄 것이 없어서 재활센터에서 물리치료를 받는 방법 밖에 없는 상태였다. 이 여성은 발반사요법을 1회 받고 바로 2시간 간격으로 보던 소변을 4시간 간격으로 보게 되었으며, 1주에 3회 정도 꾸준히 발반사요법을 받으면서 물을 마시는 것도 수월해지게 되었다. 특히 발반사요법은 자율신경을 조절하는 기능이 커서 방광 등 소변 조절에는 빠른 효과를 나타낸다. 이제는 그녀의 사랑하는 남편이 발반사요법을 배워 시행해 주고 있다.

탈모 Depilation

18세 남학생(고교 2년생)은 중학교 2학년 때부터 머리가 빠지기 시작하여 머리가 거의 없어 모자를 쓰고 다녔으며, 눈썹도 거의 없어 하얗게 보였다. 또한 소화가 잘 안되고 배가 단단하게 뭉치며 손발이 차고, 특이한 것은 엄지발가락의 발톱이 움푹 들어가 발등 쪽으로 휘어져 있었다. 이 학생은 간을 비롯하여 소화기계와 신장, 전립선 및 생식기계 기능이 좋지 않았다. 주당 3회씩 발반사요법을 실시한 결과 땀이 많이 나고 변을 수월하게 자주 보게 되었으며, 12회 정도 받았을 때에는 몸무게가 3kg 정도 줄었고, 18회 정도 받았을 때부터는 머리가 덜 빠지고 왼쪽 눈썹이 조금씩 까맣게 자라나기 시작하였다.

변비 Constipation

20세 여학생은 어렸을 때부터 지속적으로 배변이 힘들었던 만성변비 증상을 지니고 있었다. 저자가 발을 쳐다만 보아도 대장반사구가 볼록하게 노폐물이 굳어있어 변비가 심하다는 것을 알 수 있었다. 변비에 효과적인 반사구를 가르쳐 주고 매일 반사구를 봉으로 자극하도록 하였다. 그러자 며칠 지난 후 자기가 태어나 처음으로 쾌변을 본 것 같다고 좋아했다. 변비는 한의학 분야에서도 해결하기 어려운 증상이라고 한다. 발반사요법은 해당 반사구 자극으로 신경전달로 인해 장의 기능을 강화시켜 변비를 완화시켜 줄 수 있다. 특히 어린아이들은 편식으로 인하여 변을 보지 못해 배변 시 매우 힘들어하는 경우들이 많다. 그럴 때는 변기에 앉아 있는 채로 왼발의 하행결장, 직장 및 항문반사구를 몇 번 밀어주면 수월하게 배변할 수 있다.

월경통 Menorrhalgia

20세 여대생은 월경통이 심하여 생리 기간에는 매일 진통제를 먹어야 하고, 이제는 진통제 한 알은 효과가 없어 두세 알씩 먹어야 한다고 하였다. 발반사요법을 월경 7일 전, 3일 전 및 1일 전에 실시한 결과 통증이 나타나지 않았다. 또다시 통증이 나타날 것을 우려하여 같은 시기에 두 달간 생식기에 관련된 반사구와 기능이 약한 장기의 반사구를 자극해준 결과 월경통이 완전히 사라지게 되었다.

월경통은 각 개인별 체질이나 장기의 기능 상태에 따라 나타나는 양상이 다양하다. 따라서 발반사요법을 실시할 때는 월경통에 기본적으로 해줘야 할 반사구 외에 개개인에 따라 허약한 반사구를 추가 자극하여 기능을 강화시켜 주는 것이 효과적이다.

요통 Low back pain

44세의 여성은 오래 서서 일하거나 앉아 있을 때 그리고 똑바로 누워 있을 때도 허리가 아팠으며, 무릎통증 또한 나타나고 있었다. 발을 진단해 보니 척추반사구 중 특히 흉추 9, 10, 11, 12번째에 해당하는 반사구와 무릎, 고관절반사구에 문제가 있어서 요통과 무릎통증이 나타나는 것이었다. 이 여성은 발반사요법을 1회 받고 나서는 발이 가볍고 좋았으며, 2회 받은 날은 머리가 아프고 그 다음날은 허리가 더 아팠다. 4회를 받고 난 후 무릎통증이 감소되고 6회를 받고 나서부터는 차츰 허리통증이 감소되었다.

갑상선기능항진증 Hyperthyroidism과 면역력 저하

42세의 여성은 신경이 예민하고 다혈질이며, 10년 전에 갑상선 약물치료를 6개월간 받았었다고 한다. 항상 피로하고 가끔 어지러우며, 하복부가 차고 하지부종, 눈의 피로와 건조증상 및 생식기 가려움증 등이 있었다. 병원에서는 면역력이 약하다고 하였다고 한다. 발을 진단해 보니 이 여성은 전체적으로 기능이 떨어져 있고 기력이 많이 감소된 상태였으므로 주당 3회 정도 발반사요법을 받도록 하였다. 주로 기본반사구에 뇌, 목, 경추, 눈, 갑상선, 부갑상선, 소화기계, 생식선, 하복부, 고관절, 흉선, 상반신과 하반신림프선반사구를 자극하였다.

4회째 받으면서부터 차츰 소변 횟수가 증가하고 피로가 감소하였으며, 6회 정도 받았을 때는 생식기 가려움증과 눈의 건조 증상이 사라지게 되었고, 15회까지 받고 나서는 피로를 느끼지 않고 몸 상태가 매우 좋아졌다.

어깨동통 Shoulder pain과 안면신경마비 Facial nerve paralysis

46세의 여성은 어깨가 아프고 굳어 있으며, 우측 편두통, 눈떨림 등의 증상을 호소하였다. 발진단에서 특이한 것은 삼차신경반사구가 삼각형으로 움푹 패여 있었다. 그래서 이러한 경우에는 구안와사가 올 수 있겠다고 하니 이 여성은 이미 한쪽이 마비가 와서 한방치료로 나았다고 하였다. 나머지 한쪽도 발병할 수 있어 매일 삼차신경반사구를 자극하도록 하였다. 그리고 발반사요법을 주당 3회씩 받은 결과 6회째 되면서 목과 어깨가 많이 부드러워졌고 10회 정도 받았을 때 눈 떨림 증상이 없어졌다고 하였다. 이 여성을 두 달 정도 지난 후 만나게 되어 삼차신경반사구를 만져보니 움푹 패여 있던 부분이 살이 차서 탱탱하게 메워져 있었다. 놀라워서 물어보니 아픔을 참으면서 매일 스스로 자극을 했다고 한다. 자주 떨리던 눈도 이제는 전혀 떨리지 않는다고 하였다. 사실 이 여성은 어깨 문제 때문에 연구소를 찾았으나 더 기능이 좋지 않은 곳을 발견하여 미리 예방할 수 있었다.

식도염 Esophagitis

43세인 여성은 음식을 먹기만 하면 토하는 이유로 병원을 찾게 되어 역류성식도염이라는 진단을 받고 처방된 약을 조제해 왔다. 그러나 토하기 때문에 약도 먹을 수가 없었으며, 이러한 증상이 한달 간 지속되다 보니 체중이 5kg 이상 감소되었고 힘이 없어 움직이지도 못하게 되었다. 이 부인의 남편이 저자를 찾아와 사정을 얘기하였고 저자는 흉선반사구 안에 위치하는 식도반사구와 리플렉스 방법을 가르쳐 주었다. 처음 식도반사구를 자극할 때 마치 칼로 베는 듯한 통증을 느꼈었다. 그러나 몸 상태가 매우 심각하였기 때문에 이를 악물며 남편으로부터 발을 자극 받았다. 그 결과 점점 토하는 것을 멈추게 되었고 두 달 후 식도반사구를 자극했을 때는 전혀 통증이 나타나지 않게 되었다. 이제 식도의 기능이 정상 상태로 돌아오게 된 것이다. 해결 방법이 없었던 심각한 상태였던 이 부인은 남편의 사랑으로 발반사요법을 받게 되어 건강을 되찾게 되었다.

요실금 Urinary incontinence과 오줌싸개

9세(초등 2년생)된 아이는 소변을 계속 흘려 종이 기저귀를 하고 다니다 보니 엉덩이에 발진이 나타나 있으며, 옷이 젖어 하루에 옷을 5차례 정도 갈아 입혀야 했다. 학교에서도 옷을 갈아 입혀야 할 정도였으니 보통 귀찮고 불편한 일이 아니었다. 우연한 기회로 발을 만져 보니 전반적으로 발 상태가 좋지 않았으며, 특히 방광, 뇌하수체, 신장 등의 반사구를 자극할 때 통증을 많이 호소하였다. 매일 지속적으로 기본반사구를 자극해 준 결과 10일 지난 후 학생의 엄마는 아침, 저녁으로 2회만 옷을 갈아 입히게 되었다고 좋아하였다.

발반사요법은 특히 자율신경을 조절하는 기능이 뛰어나기 때문에 방광에 문제가 있어 소변을 자주 보거나 실금을 하는 경우에 빠른 효과를 나타내게 된다.

식욕부진 Anorexia과 면역력 저하

8세된 남아는 전반적으로 몸이 쇠약하고 마른 상태로 환절기에는 자주 감기에 시달렸으며 중이염 수술을 받았지만 자주 재발되고 있었다. 항상 코가 막혀 호흡하기 불편하였고 간염보균자로 밥을 잘 안 먹어 떠 먹여 주어야 할 정도였다. 발반사요법을 주당 3회씩 받았는데 10회쯤 받고부터는 밥을 스스로 먹게 되었으며, 면역력 강화를 위해 지속적으로 발반사요법(기본반사구, 대뇌, 부비동, 삼차신경, 소뇌 · 뇌간, 간, 심장, 비장, 소화기, 폐, 흉선, 상반신과 하반신림프선반사구)을 받은 결과 코의 상태도 좋아졌고 자주 걸리던 감기도 잘 걸리지 않게 되었으며, 감기가 걸려도 약을 먹지 않고 가볍게 넘어가게 되었다.

2 발반사구 위치도

〈 발바닥에 분포된 반사구(오른발) 〉

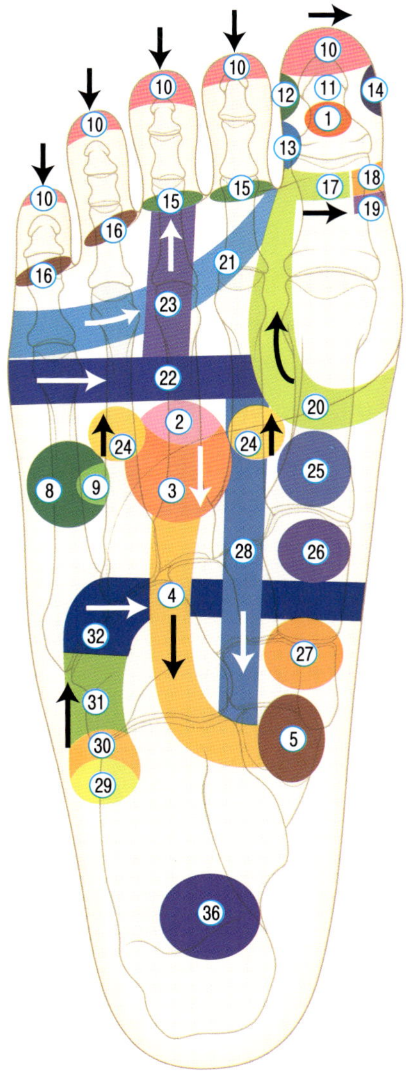

1. **뇌하수체**(자율신경조절, 호르몬분비의 균형)
2. **부신**(스트레스, 의식불명, 부정맥, 고혈압, 정력강화)
3. **신장**(고혈압, 신장염, 정력강화, 부종)
4. **요관**(결석, 요관협착, 배뇨곤란)
5. **방광**(방광염, 배뇨곤란, 요실금, 빈뇨)
6. **심장**(부정맥, 협심증)
7. **비장**(빈혈, 만성피로, 면역력강화, 피부질환)
8. **간**(만성피로, 간기능장애, 숙취, 정서불안)
9. **담낭**(담석, 소화불량)
10. **부비동**(축농증, 불면증, 두통, 건망증)
11. **대뇌**(두통, 기억력, 판단력, 고혈압, 뇌졸중)
12. **소뇌 · 뇌간**(자세유지, 두통, 불면증, 고혈압, 현기증)
13. **삼차신경**(안면마비, 편두통, 불면증)
14. **코**(축농증, 코막힘, 비염)
15. **눈**(충혈된눈, 눈피로, 백내장, 시력저하)
16. **귀**(이명, 난청, 중이염)
17. **목**(어깨결림, 인후염, 두통)
18. **경추**(편두통, 목의 통증, 손저림, 뒷목굳음)
19. **부갑상선**(골다공증, 수족마비, 근육통, 신경과민)
20. **갑상선**(비만, 체중감소, 갑상선질환, 불면증, 신경과민)
21. **승모근**(경부동통, 어깨결림, 등허리동통, 손저림)
22. **폐**(천식, 폐렴, 감기)
23. **기관지**(기침, 기관지염)
24. **복강신경총**(스트레스완화, 심신안정, 딸꾹질, 복부팽만)
25. **위**(구토, 소화불량, 위궤양, 위하수, 복부팽만)
26. **췌장**(췌장염, 당뇨, 소화불량)
27. **십이지장**(소화흡수장애, 십이지장궤양)
28. **소장**(소화흡수장애, 복부팽만, 설사)
29. **맹장**(충수염, 변비, 복통)
30. **회맹판**(복통, 복부팽만)
31. **상행결장**(소화불량, 복통, 변비, 설사)
32. **횡행결장**(소화불량, 복통, 변비, 설사)
33. **하행결장**(소화불량, 복통, 변비, 설사)
34. **S자결장 · 직장**(변비, 복통, 설사)
35. **항문**(치질, 탈항)
36. **생식선**(월경통, 월경불순, 불임, 정력감퇴)

〈 발바닥에 분포된 반사구(왼발) 〉

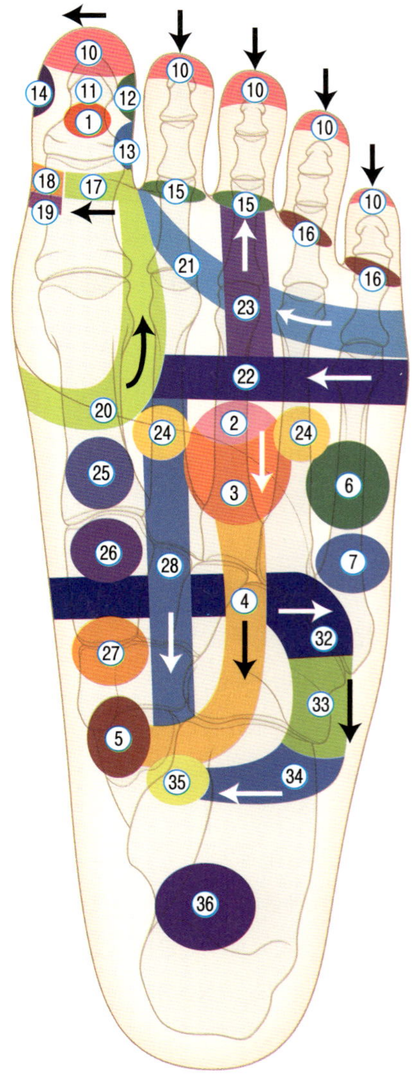

1. 뇌하수체(자율신경조절, 호르몬분비의 균형)
2. 부신(스트레스, 의식불명, 부정맥, 고혈압, 정력강화)
3. 신장(고혈압, 신장염, 정력강화, 부종)
4. 요관(결석, 요관협착, 배뇨곤란)
5. 방광(방광염, 배뇨곤란, 요실금, 빈뇨)
6. 심장(부정맥, 협심증)
7. 비장(빈혈, 만성피로, 면역력강화, 피부질환)
8. 간(만성피로, 간기능장애, 숙취, 정서불안)
9. 담낭(담석, 소화불량)
10. 부비동(축농증, 불면증, 두통, 건망증)
11. 대뇌(두통, 기억력, 판단력, 고혈압, 뇌졸중)
12. 소뇌 · 뇌간(자세유지, 두통, 불면증, 고혈압, 현기증)
13. 삼차신경(안면마비, 편두통, 불면증)
14. 코(축농증, 코막힘, 비염)
15. 눈(충혈된눈, 눈피로, 백내장, 시력저하)
16. 귀(이명, 난청, 중이염)
17. 목(어깨결림, 인후염, 두통)
18. 경추(편두통, 목의 통증, 손저림, 뒷목굳음)
19. 부갑상선(골다공증, 수족마비, 근육통, 신경과민)
20. 갑상선(비만, 체중감소, 갑상선질환, 불면증, 신경과민)
21. 승모근(경부동통, 어깨결림, 등허리동통, 손저림)
22. 폐(천식, 폐렴, 감기)
23. 기관지(기침, 기관지염)
24. 복강신경총(스트레스완화, 심신안정, 딸꾹질, 복부팽만)
25. 위(구토, 소화불량, 위궤양, 위하수, 복부팽만)
26. 췌장(췌장염, 당뇨, 소화불량)
27. 십이지장(소화흡수장애, 십이지장궤양)
28. 소장(소화흡수장애, 복부팽만, 설사)
29. 맹장(충수염, 변비, 복통)
30. 회맹판(복통, 복부팽만)
31. 상행결장(소화불량, 복통, 변비, 설사)
32. 횡행결장(소화불량, 복통, 변비, 설사)
33. 하행결장(소화불량, 복통, 변비, 설사)
34. S자결장 · 직장(변비, 복통, 설사)
35. 항문(치질, 탈항)
36. 생식선(월경통, 월경불순, 불임, 정력감퇴)

〈 발내 · 외측에 분포된 반사구 〉

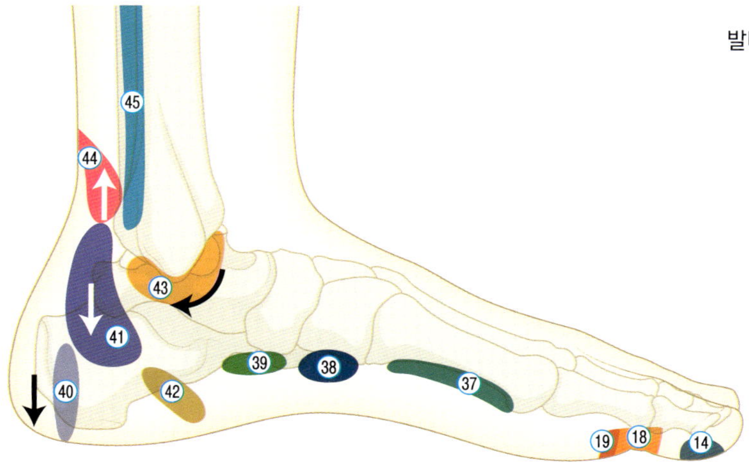

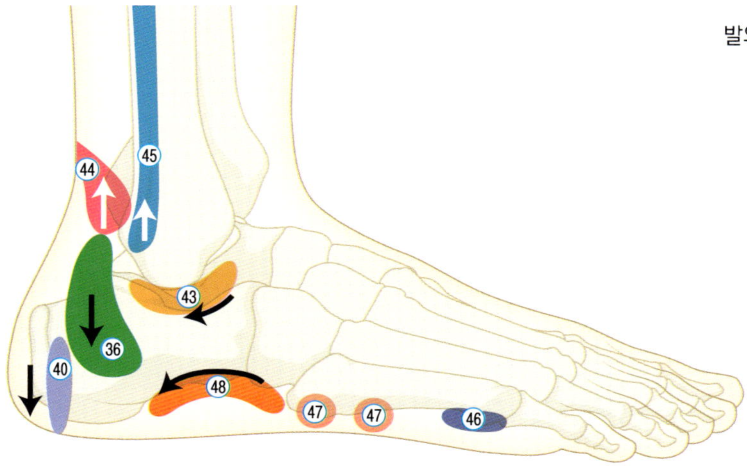

37. **흉추**(등의 통증, 만성피로)
38. **요추**(요통, 허리디스크)
39. **천골**(좌골신경통, 생식기 기능강화)
40. **내 · 외미골**(좌골신경통, 미골손상, 하지마비)
41. **자궁 · 전립선**(자궁암, 자궁근종, 전립선비대)
42. **요도 · 음경 · 질**(요도염, 배뇨곤란, 발기부전)
43. **고관절**(고관절염, 요통, 좌골신경통)
44. **하복부**(월경통, 월경불순, 변비, 치질)
45. **좌골신경**(좌골신경통, 무릎동통, 부종)
46. **견관절**(오십견, 어깨결림)
47. **주관절**(팔꿈치동통, 염증)
48. **슬관절**(무릎동통, 염증)

〈 발등에 분포된 반사구 〉

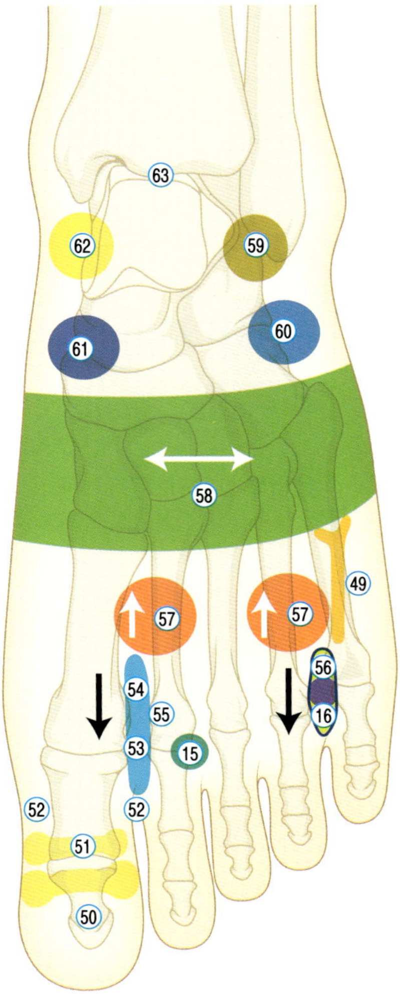

49. **견갑골**(오십견, 팔의 마비, 어깨동통)
50. **상악**(치통, 코골이, 치주염)
51. **하악**(치통, 치주염)
52. **편도선**(편도비대, 편도선염, 면역력강화)
53. **식도**(식도염, 식도질환)
54. **인후 · 성대 · 기관**(쉰목소리, 기침)
55. **흉선**(감기예방, 면역력강화, 암예방)
56. **내이신경**(이명, 멀미, 현기증)
57. **흉, 유방**(흉부압박감, 유선통)
58. **횡격막**(딸꾹질, 흉통, 폐기능강화)
59. **늑골**(흉통, 늑막염)
60. **상반신림프선**(면역력강화, 암예방)
61. **하반신림프선**(면역력강화, 암예방)
62. **서혜부**(하지저림 및 냉증, 불임, 면역력강화)
63. **객담배출구**(폐기능저하, 기침, 가래)

참고문헌

강두희 (1998). 생리학(개정5판). 신광출판사.

강호걸 (1999). 기적의 니시건강법. 태웅출판사.

고정식 외 8인 (2002). 인체해부학. 정문각.

김석범 (2001). 건강증진사업에 보완대체의학의 활용. 제53차 대한예방의학회 추계학술대회 연제집, 115-134.

김정혜, 김춘자, 이수경 (1999). 발건강 관리학. 청구문화사.

김태수 (1989). 반사요법. 홍익제.

노민희, 용준환, 이용덕 (1994). 인체해부학. 도서출판 정담.

동서간호학연구소 편저 (2000). 한방간호학총론. 수문사.

미쯔이도메꼬(2011). 체온을 다스려 건강을 찾는다. 아이프렌드.

아보도오루(2011). 체온면역력. 중앙생활사.

용준환, 김정혜, 조광필 (2002). 인체해부생리학. 도서출판 정담.

왕명자, 김정아, 이재온, 이안호, 이춘희, 차남현 (2002). 건강증진을 위한 발관리학. 현문사.

이영일 (2002). 족심도건강법. 미디어 성지.

이종구 (1996). 심장병 알면 이길 수 있다. 고려원미디어.

임난영 외 6인 (2001). 보완대체요법과 간호. 수문사.

양경희 외 4인 (1998). 한방간호학. 현문사.

양상규 (1997). 발건강예방 · 치유요법. 도서출판 성문.

정현모편저 (2000). 쉽게 배우는 발반사요법. 푸른솔.

최명애, 황애란, 홍해숙, 김희승, 최스미, 서화숙 편저 (1999). 인체구조와 기능. 계축문화사.

최영순, 강경호, 이인호, 한말란 (1999). 발관리학. 청구문화사.

한방간호연구회 편저 (1998). 대학한방간호. 현문사.

함기선, 신문균, 최흥식 (1996). 임상 신경해부학. 현문사.

홍화진 (1998). 태극발건강관리법. 도서출판 현재.

히가시 시게요시. 고다 미쓰오(2009). 건강을 위해 꼭 알아야할 혈액의 모든 것. 살림출판사.

Niels Baekgard and Henrik Vibe–Hansen (1981). Ureteric Colic and Zone Therapy. Ugeskr. Laeg., 143, 676–678.

Niels Baekgard and Henrik Vibe–Hansen (1993). Reflexology Use in Ureter and Kidney Stone Attacks. Glostrup County Hospital Reported by Leila Ericksen, FDZ Research Committee, Zoneterapeutin, 6.

Gabriella Bering Liisberg (1989). Easier Births Using Reflexology. Tidsskrift for Jordemodre, 3.

Hayes J and Cox C (1999). Immediate effects of a five–minute foot massage on patients in critical care. Intensive Critical Care Nursing, 15(2), 77–82.

Hodgson H (2000). Does reflexology impact on cancer patients' quality of life?. Nursing stand, 14(31), 19–25.

Waterman Hulme J and Hillier H (1999). The effect of foot massage on patients' perception of care following laparoscopic sterilization as day case patients. Journal of Advanced Nursing, 30(2), 460–471.

Launso L (1999). An exploratory study of reflexological treatment for headache. Alternative Therapies in Health and Medicine, 5(3), 57–65.

Eva Lila Launso and Soren Brendstrup (1999), An expioratory study of reflexological treatment for headache. Alternative Therapies in Health and Medicine, 5, 57–66.

Lisbeth Nuchel Petersen, Peter Faurschou, Ole Thor Olsen and Ulrik Gerner Svendsen (1992). Foot Zone Theray and Bronchial Asthma. Ugeskr Laeger, 154, 2065–2068.

Grealish L, Lomasney A and Whiteman B (2000). Foot massage: A Nursing intervention to modify the distressing symptoms of pain and nausea in patients hospitalized with cancer. Cancer Nursing, 23(3), 237–243.

Mildred Carter and Tammy Weber (1996). Healing Yourself with FOOT Reflexology. REWARD BOOKS.

Doris Milton (1998). Using alternative and complementray therapies in the emergency setting. The Emergency Nurses Association, 24(6), 500–508.

Nelson D, Heitman R and Jennings C (1986). Effects of tactile stimulation on premature infants weight gain. Journal of Obstetric Gynecological and Neonatal Nursing, May–June, 262–267.

Shirley Christopher (2001). Theories of how reflexology works. Pacific institute of Reflexology.

Stephenson NL, Weinrich SP and Tavakoli AS (2001). The effects of foot reflexology on anxiety and pain in patients with breast and lung cancer. Oncology Nursing Fourm, 28(3), 445–446.

Watson Steve and Watson Sue (1997). The effects of massage: an holistic approach to care. Nursing Standard, 11(47), 45–47.

Sudmeier I, Bodner G, Egger I, Mur E, Ulmer H and Herold M (1999). Changes of renal blood flow during organ–associated foot reflexology measured by color doppler sonography. Forsch Komplementarmed, 6(3), 129–134.

Terry Oleson and William Flocco (1993). Randomized Controlled Study of Premenstrual Symtoms Treated with Ear, Hand and Foot Reflexology. American Journal of Obstetrics and Gynecology, 82(6).

Ulla Fosholt (1992). Asthma and Reflexology. Mit Helbred (My Health), 10.

X. M. Wang (1993). Treating Type II Diabetes Mellitus with Foot Reflexotherapy. Chung Kuo Chung His I Chieh Ho Tsa Chih (China), 13(9), 536–581.

Zeller–Dobbs B and Poletti R (1980). Reflexology and nursing care. Krankenpfl soins Infirm, (11), 549–552.

찾아보기 INDEX

ㄷ

ㄹ

ㅁ

ㅂ

T

U

V